Du même auteur

Favoriser le développement de l'enfant. Psychomotricité et action éducative, PUL et Chronique Sociale, 1996.

Aider les enfants en difficulté d'apprentissage, PUL et Chronique Sociale, 1998.

Aider les enfants en difficulté d'apprentissage, Cahier d'exercices, PUL, 1998.

La personne autiste et le syndrome d'Asperger, avec la collaboration de Guy Héraud, PUL et Chronique Sociale, 2003.

La psychomotricité au service de la personne âgée. Réfléchir, agir et mieux-vivre, PUL et Chronique Sociale, 2010.

La personne ayant une déficience intellectuelle

Jean-Charles Juhel

La personne ayant une déficience intellectuelle

Découvrir, comprendre, intervenir

CHRONIQUE SOCIALE

PUL
Presses de l'Université Laval

Les Presses de l'Université Laval reçoivent chaque année du Conseil des Arts du Canada et de la Société de développement des entreprises culturelles du Québec une aide financière pour l'ensemble de leur programme de publication.

Nous reconnaissons l'aide financière du gouvernement du Canada par l'entremise du Fonds du livre du Canada pour nos activités d'édition.

Dessins : Judith Beaudoin
Illustration de la couverture : Caroline Merola
Maquette de couverture et mise en pages : Mariette Montambault

ISBN PUL : 978-2-7637-9386-3
ISBN CHRONIQUE SOCIALE : 978-2-85008-920-6

Dépôt légal 1er trimestre 2012
Les Presses de l'Université Laval
www.pulaval.com

Table des matières

Liste des tableaux et des figures

Chapitre 2

Chapitre 3

Chapitre 5

Remerciements

Cet ouvrage constitue une synthèse de mon expérience de travail et de recherche auprès des personnes ayant une déficience intellectuelle depuis plus de trente ans.

Je désire exprimer ma reconnaissance à tous ceux et celle qui m'ont apporté leur concours durant la rédaction de ce livre. Je remercie André Baril, des Presses de l'Université Laval, qui a relu et commenté chacune des parties de cet ouvrage ainsi que André Soutrenon, mon éditeur français depuis de nombreuses années.

Une fois le texte écrit, il est très difficile de prendre du recul. Une lecture par d'autres s'avère donc essentielle. Merci à mes amis de longue date, Mario Goulet, Guy Fiset et Michel Langlais, qui m'ont donné des avis éclairés concernant certains chapitres.

Il m'importe également de remercier Judith Beaudoin qui a agrémenté de ses dessins cet ouvrage.

Ma reconnaissance s'adresse aussi aux permanents de l'Association pour l'intégration sociale de Québec pour leur précieuse collaboration.

Je tiens à exprimer ma gratitude aux parents qui, tout au long des années, m'ont accordé leur confiance et dont l'expérience m'a permis de renouveler mes perspectives de réflexion.

Enfin, je remercie les membres de ma famille qui m'ont particulièrement encouragé au cours de cette démarche : je leur en suis profondément redevable.

Jean-Charles Juhel

Avant-propos

Le contenu de ce livre ne prétend pas être une anthologie de tout ce qui a été fait, dit ou pensé sur la déficience intellectuelle. Il est davantage une occasion, pour l'intervenant, de réfléchir aux défis qu'un très grand nombre de personnes ayant une déficience intellectuelle doivent relever en fréquentant nos garderies, nos écoles, nos loisirs et notre communauté.

La lecture de cet ouvrage est une invitation à mieux comprendre la personne ayant une déficience intellectuelle. Elle possède une vision bien personnelle du monde dans lequel elle évolue et elle se le représente en fonction de ses habiletés, de ses ressources et de ses croyances.

Notre objectif est de fournir un tableau le plus complet possible de la personne ayant une déficience intellectuelle : les caractéristiques et les principales causes de la déficience ainsi que la dimension affective qui s'y rattache. Nous avons tenté de mettre l'accent sur « les interventions éducatives et pédagogiques », connaissant la préoccupation des intervenants et des parents à cet égard.

Le chapitre 1 présente un bref historique, depuis l'Antiquité à nos jours, de la prise en charge de la personne ayant une déficience intellectuelle et il examine les droits la concernant. *Le chapitre 2* définit la déficience intellectuelle telle qu'elle est perçue actuellement par le réseau de la santé et les différents organismes d'adaptation-réadaptation. Il traite aussi de ses causes possibles. *Le chapitre 3* étudie les aspects particuliers du développement de la personne trisomique en vue de favoriser une plus grande compréhension de ses besoins. *Le chapitre 4* décrit l'univers de la personne ayant une déficience intellectuelle ; il permettra à l'intervenant de mieux la comprendre ainsi que l'importance du rôle de sa famille et du milieu dans son intégration sociale. *Le chapitre 5* propose des moyens et des stratégies pour aider l'intervenant. Des exemples de techniques y sont présentés. *Le chapitre 6* aborde l'affectivité chez la personne ayant une déficience intellectuelle et le rôle primordial de l'intervenant dans son savoir-être et son savoir-faire. *Le chapitre* 7 concerne l'enfant ayant des déficiences multiples. Nous y présentons les causes possibles ainsi que les caractéristiques physiques, cognitives et affectives. Enfin, des méthodes d'intervention sont proposées pour travailler auprès de ces enfants.

Notre ouvrage est en quelque sorte un répertoire de gestes et de ressources dans lequel chaque intervenant puisera ce qui lui convient, selon la personne qu'il aura à accompagner.

Les sigles utilisés en France

AAH	Allocation aux adultes handicapés
AEMO	Action éducative en milieu ouvert
AES	Allocation d'éducation spéciale
AIS	Adaptation et intégration scolaire
AMP	Aide médico-psychologique
AP	Atelier protégé
APEI	Amis et parents de personnes handicapées mentales /(anciennement Association de parents d'enfants inadaptés)
AVS	Auxiliaire de vie scolaire
CAMSP	Centre d'action médico-sociale précoce
CDA	Commission des droits et de l'autonomie
CDAPH	Commission des droits et de l'autonomie des personnes handicapées
CDCPH	Conseil départemental consultatif des personnes handicapées
CDES	Commission départementale de l'éducation spécialisée
CIF	Classification internationale du fonctionnement du handicap et de la santé
CIH	Classification internationale des handicaps
CLIC	Centre local d'information et de coordination
CLIS	Classe d'intégration scolaire
CMP	Centre médico-psychologique
CMPP	Centre médico-psycho-pédagogique
CNCPH	Conseil national consultatif des personnes handicapées
CNRH	Comité national pour la réadaptation des handicapés

COTOREP	Commission technique d'orientation et de reclassement professionnel
CREAI	Centre régional pour l'enfance et l'adolescence inadaptées
CTNERHI	Centre technique national d'études et de recherches sur les handicaps et les inadaptations
DDASS	Direction départementale des affaires sanitaires et sociales
DGAS	Direction générale de l'action sociale
EEAP	Établissement pour enfants et adolescents polyhandicapés
EMP	Établissement médico-pédagogique
EPE	Équipe pluridisciplinaire d'évaluation
ESAT	Établissement ou service d'aide par le travail
FAM	Foyer d'accueil médicalisé
FV	Foyer de vie
IME	Institut médico-éducatif
IMP	Institut médico-pédagogique (voir SEES)
IMPro	Institut médico-professionnel (voir SIPFP)
MAS	Maison d'accueil spécialisée
MDPH	Maison départementale des personnes handicapées
PEI	Projet éducatif individualisé
PII	Projet d'intégration individualisé (voir PPS)
PIIS	Projet individuel d'intégration scolaire
PISA	Projet d'intégration scolaire aménagé
PPRE	Programme personnalisé de réussite éducative
PPS	Projet personnalisé de scolarisation (ex-PII)
SEAPH	Service pour enfants et adolescents polyhandicapés
SEES	Section d'éducation et de l'enseignement spécialisés (ex-IMP)
SEGPA	Section d'enseignement général et professionnel adapté
SEHA	Section d'éducation pour enfants avec handicaps associés

SES	Section d'éducation spécialisée
SESSAD	Service d'éducation spécialisée et de soins à domicile
SIPFP	Section d'initiation et de première formation professionnelle (ex-IMPro)
SMIC	Salaire minimum interprofessionnel de croissance
SMPR	Service médico-psychologique régional
SSAD	Service de soins et d'aide à domicile
SSEFIS	Service de soutien à l'éducation familiale et à l'intégration scolaire
SSESD	Service de soins et éducation spécialisée à domicile
ULIS	Unité localisée pour l'inclusion scolaire
UNAPEI	Union nationale des associations de parents d'enfants inadaptés
UPI	Unité pédagogique d'intégration

Les principaux sigles utilisés au Québec

AAMR	American Association on Mental Retardation
AISQ	Association pour l'intégration sociale de Québec
APA	American Psychiatric Association
AQIS	Association québécoise pour l'intégration sociale
ASSS	Agence de la santé et des services sociaux
CHSLD	Centre hospitalier de soins de longue durée
CITEC	Centre d'intégration au travail et d'éducation communautaire
CLSC	Centre local de services communautaires
COPHAN	Confédération des organismes de personnes handicapées du Québec
CPE	Centre de la petite enfance
CPEJ	Centre de protection de l'enfance et de la jeunesse
CPQ	Curateur public du Québec
CR	Centre de réadaptation
CRDI	Centre de réadaptation en déficience intellectuelle
CRDITED	Centre de réadaptation en déficience intellectuelle et en troubles envahissants du développement
CRPDI	Centre de réadaptation pour les personnes présentant une déficience intellectuelle
CS	Commission scolaire
CSSS	Centre de santé et de services sociaux
CTA	Centre de travail adapté
CTQ	Centre travail Québec

EHDAA	Élève handicapé ou en difficulté d'adaptation ou d'apprentissage
FA	Famille d'accueil
FQCRDI	Fédération québécoise des centres de réadaptation en déficience intellectuelle
IQDI	Institut québécois pour la déficience intellectuelle
MELS	Ministère de l'Éducation, du Loisir et du Sport
MEQ	Ministère de l'Éducation du Québec
MSSS	Ministère de la Santé et des Services sociaux
OMS	Organisation mondiale de la santé
ONU	Organisation des Nations unies
OPHQ	Office des personnes handicapées du Québec
PDI	Personne déficiente intellectuelle
PII	Plan d'intervention individualisé
PPH	Processus de production du handicap
PSI	Plan de services individualisé
RI	Ressource intermédiaire
RNI	Ressource non institutionnelle
RTF	Ressource de type familial
SAHT	Service d'apprentissage aux habitudes de travail
SEMO	Service externe de main-d'œuvre
TED	Trouble envahissant du développement
TEDSDI	Trouble envahissant du développement sans déficience intellectuelle
TES	Technique d'éducation spécialisée
TS	Travailleur social
VRS	Valorisation des rôles sociaux

CHAPITRE I

La déficience intellectuelle d'hier à aujourd'hui

« La tolérance n'est pas une position contemplative, dispensant les indulgences à ce qui fut ou à ce qui est. C'est une attitude dynamique, qui consiste à prévoir, à comprendre et à promouvoir ce qui veut être. »

Claude Lévi-Strauss

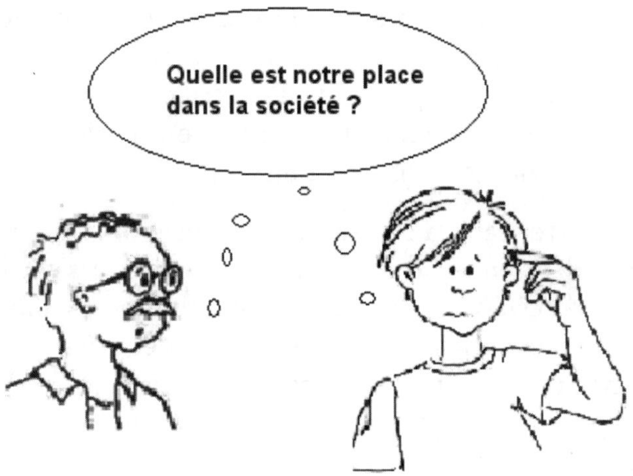

Depuis toujours, les personnes déficientes intellectuellement existent. Heureusement, l'évolution des sciences médicales, psychopédagogiques et sociales, associée à la transformation des systèmes de valeurs dans nos sociétés, a changé, au fil du temps, le traitement qui leur est réservé.

Après un bref historique des services donnés aux personnes présentant une déficience intellectuelle depuis le début de la civilisation européenne et en Amérique du Nord, nous analysons les orientations qui sont prises actuellement dans le domaine de la déficience intellectuelle. **Une modification des attitudes et des façons de faire des intervenants est en cours et nous en dégageons les principales lignes de force** en soulignant, notamment, le rôle des associations de parents dans l'évolution de la qualité des services.

Ce chapitre aborde aussi les droits des personnes présentant une déficience intellectuelle tels qu'ils sont inscrits dans la Constitution française et dans la législation de la province de Québec.

1.1 HISTORIQUE

La déficience intellectuelle a existé dans toutes les civilisations, mais sa perception négative en a souvent occulté la réalité. Les peuples primitifs se débarrassaient volontiers des personnes handicapées, car elles exigeaient des soins et imposaient des sacrifices à la famille et à la tribu. Leurs proches s'arrogeaient alors le droit de supprimer ces êtres considérés comme inutiles et embarrassants.

Par contre, dans la civilisation islamique, on a eu pitié des personnes ayant une déficience intellectuelle et on les a « pris en charge », ce que des peuples très civilisés, comme les Grecs et les Romains, n'ont pas fait. Leurs dirigeants ordonnaient la mise à mort des personnes handicapées en recourant à un raisonnement très simpliste au nom de la science et de la charité : le droit de mettre un terme à la vie inutile, à la vie de souffrances de ces malheureux.

Avec l'avènement du christianisme, on a cessé d'exploiter et de maltraiter les personnes ayant une déficience intellectuelle. On les enfermait dans des « asiles ». On ne faisait alors rien pour comprendre et améliorer leur état, mais on se préoccupait, cependant, de leur procurer des conditions de vie plus ou moins acceptables, ce qui a marqué un certain progrès.

1.1.1 La situation en France

Jusqu'au XVIIIe siècle, la France est encore essentiellement un pays agricole et artisanal. Le développement industriel du début du XIXe siècle, toutefois, modifie l'organisation sociale. Il force le déplacement des populations vers les villes. La famille traditionnelle se transforme pour alors se restreindre aux parents et à leurs enfants. Les conséquences sociales de cette transformation sont importantes. Les personnes les plus démunies se retrouvent, en effet, subitement privées de l'appui de la communauté.

La société de cette époque prend conscience qu'elle négligeait son devoir en se contentant de permettre aux personnes handicapées de vivre. C'est d'abord auprès des enfants présentant des déficits de communication que les premiers services furent offerts. Ainsi, l'abbé de l'Épée (1755) invente une communication gestuelle pour les enfants sourds. Valentin Haüy (1780) et son élève Louis Braille créent un système de signes tactiles pour les enfants aveugles. Un groupe de médecins et de pédagogues encouragés par les résultats proposent des méthodes d'éducation auprès des enfants ayant une déficience intellectuelle. C'est le cas, par exemple, du docteur Jean-Marc Itard (1805) avec Victor, l'enfant sauvage de l'Aveyron, ainsi que de l'enseignant Édouard Seguin (1830), qui propose une pédagogie adaptée, et de Désiré-Magloire Bourneville, qui ouvre le premier institut médico-pédagogique (1893). Il faut aussi souligner les travaux novateurs d'Alfred Binet en France (1911), de Maria Montessori en Italie (1910) et de Ovide Decroly en Belgique (1920). Ces recherches, bien qu'elles aient été limitées, peuvent être considérées comme le point de départ du courant médico-pédagogique.

Dans la foulée de ce nouveau courant de pensée, les autorités politiques et l'opinion publique changent leur façon de percevoir les personnes handicapées. Ces « incurables », « idiots », « imbéciles », « arriérés », « demeurés » et « insensés », comme on les nommait à cette époque, vont devenir l'objet de soins curatifs, d'essais pédagogiques et d'éducation adaptée. La loi d'avril 1909 marque la création des classes spéciales au sein des écoles primaires, s'adressant aux enfants « arriérés ». Cette démarche d'éducation oriente certains enfants venant des asiles et contribue à favoriser une meilleure prise en compte de ces enfants « anormaux ».

La création de la Sécurité sociale en 1945, en France, ainsi que les décrets successifs permettent de mettre en place les conditions nécessaires à une approche psychopédagogique et médico-sociale dans le traitement des enfants handicapés. Par le fait même, les instituts médico-pédagogiques prennent un essor très important. La création des associations de parents d'enfants handicapés (UNAPEI, 1956) va jouer un rôle déterminant dans cette nouvelle philosophie.

Ainsi, vers 1960, les intervenants puisent dans la psychologie et la psychanalyse, ces disciplines étant considérées comme pouvant éclairer la question des objectifs éducatifs à poursuivre et des méthodes d'intervention à adopter. La psychologie génétique, dédiée au développement intellectuel, élaborée par Jean Piaget (1960), offre de nouvelles pistes pour la mise en place de méthodes et de programmes d'intervention. Les travaux de Renée Zazzo (1969) et de Roger Misès (1975) permettent de comprendre certaines déficiences intellectuelles. Il revient à ce dernier, d'ailleurs, d'avoir ouvert la voie à une vision psychodynamique de la déficience intellectuelle. Par ses recherches, il montre que les difficultés d'apprentissage de certains enfants déficients intellectuels sont liées à « un défaut d'investissement de l'activité mentale ayant pour origine une relation précoce inadéquate avec l'environnement humain ». À partir des années 1970, les préoccupations du législateur délaissent le problème de l'adaptation au profit de celui de l'insertion. Il s'agit de prouver l'existence des compétences et de rompre avec la notion d'incapacité. Les années 1970 voient apparaître le courant de « normalisation et d'intégration » de la défense des droits des personnes handicapées. La loi d'orientation de 1975 et le rapport Lasry en 1982 confirment ce nouveau courant.

La la loi française du 11 février 2005 sur l'égalité des droits et des chances, la participation et la citoyenneté des personnes handicapées, issue d'un long travail de réflexion et de concertation, apporte des modifications importantes dans l'organisation de la prise en charge des personnes ayant un handicap. Par exemple, pour la scolarisation des enfants affectés, l'intégration scolaire au milieu ordinaire le plus proche de leur domicile est devenue une priorité. Avec cette loi, le gouvernement français a souhaité rendre la cité accessible à tous ses citoyens dans leur diversité. Les institutions et les services doivent s'adapter à cette nouvelle directive. L'intégration des enfants et des adolescents en situation de handicap nécessite un changement des mentalités basé sur un renouvellement des méthodes et des procédures pédagogiques et partenariales.

La France, comme le Québec, aborde le deuxième millénaire avec une philosophie de « normalisation et d'intégration ». Cela suppose que la personne ayant une déficience intellectuelle maîtrise d'autres types de compétences, notamment celles qui sont requises pour vivre et travailler dans la communauté. Cette **philosophie** appelle des pratiques différentes de la part des intervenants. Elle propose de porter une plus grande attention aux rôles sociaux que la personne déficiente intellectuelle peut jouer dans la société, dont ceux d'étudiant, de consommateur, de travailleur, de citoyen, de locataire, de voisin, etc. La reconnaissance de la dignité des personnes ayant une déficience intellectuelle a induit de nouvelles interventions visant à repérer les compétences d'un acteur social.

1.1.2 La situation au Québec

Jusqu'à la fin du XIXe siècle, les services aux personnes ayant une déficience intellectuelle étaient une responsabilité familiale. Ainsi, chaque famille veillait aux soins de ses malades, de ses infirmes et de ses orphelins. Une personne handicapée qui ne pouvait être prise en charge par sa famille était confiée aux hôpitaux ou aux communautés religieuses. À cette époque, le Québec ne comptait que trois hôpitaux : l'Hôtel-Dieu de Montréal (1642), l'Hôpital général de Québec (1692) et l'Hôtel-Dieu de Québec (1639).

Progressivement, les communautés religieuses mettront sur pied, à la fin du XIXe siècle et au début du XXe siècle des crèches, des orphelinats et des hôpitaux psychiatriques pour accueillir les jeunes orphelins et les enfants illégitimes. Une bonne proportion d'entre eux seront adoptés, tandis que les autres, ceux présentant un handicap physique ou intellectuel ou une carence affective grave, seront laissés-pour-compte. À la préadolescence, ils seront transférés vers de grands hôpitaux psychiatriques, tels Saint-Jean-de-Dieu (1873) et Mont-Providence (1950) à Montréal, Saint-Michel-Archange à Québec (1845), Sainte-Anne (1936) à Baie-Saint-Paul et Saint-Julien (1872) à Saint-Ferdinand d'Halifax.

Les congrégations religieuses voulaient avant tout « garder » dans des conditions hygiéniques « impeccables » les personnes internées. On les « gardait » parce qu'on jugeait impossible le développement intellectuel de ces « idiots », terme utilisé à l'époque pour ces personnes.

Les conditions de vie étaient pénibles et dépersonnalisantes. On vivait dans de grands établissements pourvus de vastes « départements », c'est-à-dire de grands espaces comprenant essentiellement un dortoir où étaient entassés des lits, une salle de séjour et une salle à manger. Parfois, il y avait quelques chambres d'isolement servant, à l'occasion, à la contention physique. Certains « malades » pouvaient effectuer de petits travaux d'entretien à l'extérieur. La science en était encore à ses balbutiements pour ce qui est de la déficience intellectuelle.

Le monde médical a établi les premières classifications de la déficience intellectuelle en évaluant ses causes et ses effets ainsi que l'apparence physique. Une intervention était faite en fonction de la cause de la déficience ou des déficiences associées que l'on voulait traiter ou guérir. La déficience intellectuelle était souvent perçue comme une maladie ou un trouble mental, d'où la confusion qui existe encore dans une partie de la population entre la maladie mentale et la déficience intellectuelle. En somme, avant la Révolution tranquille, le traitement de la déficience intellectuelle se résumait à l'internement.

À partir du milieu des années 1960, l'idéologie de la « normalisation » naît dans les pays scandinaves et se développe aux États-Unis, notamment dans le Nebraska, et elle arrive au Québec. Désormais, les personnes ayant une déficience intellectuelle ne sont plus considérées comme des « idiots » ou des « débiles profonds » et leurs conditions de vie doivent être les plus normales possible. Selon cette théorie, elles devraient aller en classe, travailler et profiter de moments de loisirs dans la communauté. Il faut mettre l'accent sur leurs capacités, cesser de ne voir que leurs limites et combattre les obstacles que la société dresse sur leur route. Ce principe révolutionnera les mentalités.

Par ailleurs, les recherches démontrent, au même moment, les avantages de vivre dans un milieu naturel et les conséquences négatives de l'institutionnalisation. Les mouvements idéologiques, principalement celui de la normalisation, et l'action des associations de parents et de l'Office des personnes handicapées du Québec (OPHQ) sont autant de facteurs à l'origine de l'intégration sociale. Parallèlement à ce mouvement, le vocabulaire change. Par exemple, pour bien distinguer le malade mental du déficient mental, on verra apparaître l'expression « déficient intellectuel ».

À l'aube des années 1970, divers secteurs de l'activité économique et sociale, notamment l'ensemble des services publics et particulièrement les services de santé, les services sociaux et l'éducation, sont profondément modifiés. De cette réorganisation naissent les premiers internats de rééducation pour les personnes ayant une déficience intellectuelle : l'Institut Val-du-Lac à Rock Forest, près de Sherbrooke, et l'Institut Doréa à Franklin, près de Montréal.

L'éclosion des connaissances en sciences sociales favorise également le développement d'internats spécialisés. Entre autres, la psychopédagogie et la psychoéducation élaborent des approches et des techniques d'intervention faisant davantage référence à la psychopédagogie qu'à la psychiatrie. La formation des éducateurs marque la fin de l'intervenant « surveillant » ou « gardien ». On assiste alors à des efforts marqués pour mieux classifier les personnes et expérimenter de nouveaux programmes et de nouvelles techniques d'intervention, dont le behaviorisme.

La personne ayant une déficience intellectuelle est perçue selon une approche globale, la vie de groupe et les activités quotidiennes servant de moyens d'adaptation et de réadaptation.

Au tournant des années 1980, le principe de normalisation se développe. On valorise dès lors l'intégration physique dans l'environnement le plus normal possible et on parle de valorisation des rôles sociaux (VRS) assumés dans la société par des personnes présentant des besoins spéciaux. Cette valorisation comprend deux volets : le développement des capacités et des habiletés personnelles et l'amélioration de l'image sociale de la personne ayant une déficience intellectuelle.

D'autres concepts découlent de cette vision et de nouveaux modèles conceptuels d'intervention se profilent : de qualité de vie, d'approche positive, d'autodétermination, etc. Ces concepts tendent vers l'autonomie optimale de la personne ayant une déficience intellectuelle. Ils font la promotion de **trois principes** : la conviction qu'existe un potentiel de développement tout au long de la vie de la personne ayant une déficience intellectuelle et que ses besoins sont similaires à ceux de toute autre personne ; la certitude quant à l'importance de considérer son point de vue ; la reconnaissance de sa citoyenneté à part entière.

En 1984, l'OPHQ publie *À part... égale. L'intégration des personnes handicapées*. Ce document, qui adhère au principe de la valorisation des rôles sociaux, représente une étape décisive dans la reconnaissance des droits des personnes ayant une déficience intellectuelle. En 1988, de nouvelles orientations se dégagent et le ministère de la Santé et des Services sociaux (MSSS) publie *L'intégration des personnes présentant une déficience intellectuelle : un impératif humain et social*. Ces orientations poursuivent les objectifs d'intégration des personnes ayant une déficience intellectuelle. En 1999, le ministère de l'Éducation du Québec (MEQ) adopte la Loi sur l'instruction publique, laquelle favorise l'intégration des élèves ayant une déficience intellectuelle dans une classe ordinaire. En 2000, le ministère de l'Éducation, du Loisir et du Sport (MELS) publie une nouvelle politique d'adaptation scolaire stipulant principalement que l'enfant est au centre de ses démarches de réussite. En 2001, le MSSS annonce une politique de soutien intitulée *De l'intégration sociale à la participation sociale*. Elle s'inscrit dans la continuité des orientations instituées par les politiques précédentes et elle est fondée sur les notions d'intégration et de participation sociales.

En 2004, la Déclaration de Montréal sur la déficience intellectuelle, sous la présidence de l'Organisation mondiale de la santé (OMS) réitère l'importance de reconnaître les mêmes droits aux personnes ayant une déficience intellectuelle qu'à l'ensemble de la société. En 2008, l'Organisation des Nations unies (ONU) a adopté la Convention relative aux droits des personnes handicapées. Cette convention s'applique aux personnes ayant une déficience intellectuelle. En 2007, l'OPHQ propose une politique pour accroître la participation sociale des personnes handicapées intitulée *À part entière : pour un véritable exercice du droit à l'égalité*. Elle a pour objectif d'accroître la participation sociale des personnes ayant une déficience intellectuelle au cours des dix prochaines années. En 2009, le Conseil des ministres du Québec adopte cette politique souhaitée par tous les partenaires qui désirent faire du Québec une société plus inclusive.

1.1.3 Les tendances actuelles

De nos jours, nous reconnaissons pleinement la nécessité du droit à l'égalité de tous ainsi que la valeur des droits, quelle que soit la capacité de l'individu, et nous admettons les différences qui font de chaque personne un être humain unique. Parce que celle ayant une déficience intellectuelle est d'abord et avant tout une humaine dans sa globalité et avec ses particularités, après l'avoir respectée à cet égard, nous pouvons ensuite parler de sa différence.

Il semble que cette évolution du vocabulaire reflète surtout une meilleure compréhension de la notion de handicap. On parle maintenant, au Québec, du modèle connu sous le nom de « processus de production du handicap (PPH), lequel apporte une nouvelle organisation des approches d'intervention. Selon ce modèle, une personne handicapée ne l'est pas toujours. Le handicap est fonction des rapports de la personne ayant une déficience avec son environnement. Il surgit lorsqu'elle rencontre des obstacles physiques ou sociaux, tels les préjugés (Fougeyrollas, 2010).

Pour bien nuancer la part du handicap inhérente à l'individu et celle due à l'environnement, il importe de distinguer les termes déficience, incapacité et handicap. En 2003, l'ONU a adopté des définitions reprenant les distinctions faites par l'OMS :

- *Déficience* : toute perte ou anomalie d'une structure ou d'une fonction physique, psychologique ou anatomique.
- *Incapacité* : toute restriction ou tout affaiblissement de faculté (découlant d'une déficience) permettant de faire les activités considérées comme normales pour un être humain.
- *Handicap* : résultant d'une déficience ou d'une incapacité, c'est un préjudice, pour une personne donnée, qui l'empêche ou la limite dans l'accomplissement d'un rôle social considéré comme normal selon l'âge, le sexe et les facteurs sociaux et culturels.

Le handicap est donc fonction de la relation entre les personnes ayant une déficience et leur environnement. Il survient lorsqu'elles rencontrent des barrières culturelles, physiques ou sociales qui les empêchent d'avoir accès aux systèmes de la société que les autres citoyens peuvent utiliser. Ainsi, le handicap est une perte ou une limitation des opportunités permettant de prendre part à la vie de la communauté au même titre que les autres.

Le PPH engendre une pensée orientée vers l'actif et met l'accent sur le potentiel de l'individu handicapé, sur l'exercice de son rôle de citoyen. La personne ayant une incapacité n'est pas perpétuellement en situation de handicap ; cela dépend de son incapacité, de l'activité qu'elle pratique et de l'environnement dans lequel se déroule celle-ci. Par exemple, une personne ayant une déficience intellectuelle pourrait pleinement pratiquer un loisir comme la natation, mais rencontrer des obstacles à l'école. L'application du PPH favorise aussi une terminologie qui priorise la neutralité au lieu de la négativité. Ainsi, la personne handicapée n'est pas confinée dans un fauteuil roulant, elle se déplace en fauteuil roulant.

L'OPHQ partage les concepts du PPH en ce qui a trait à **l'approche inclusive** consistant à concevoir dès le départ l'environnement physique et social pour qu'il soit accessible à tous et qu'il permette une réelle intégration sociale. Cette évolution dans les concepts met l'accent sur la non-discrimination et sur l'accessibilité. L'OPHQ articule ses actions en fonction de ce modèle et doit aussi veiller à ce que les organismes et les ministères gouvernementaux s'en inspirent lorsqu'ils prennent des décisions relatives aux personnes handicapées.

En conclusion à ce bref historique sur la situation en France et au Québec, nous constatons que **le XXe siècle a apporté beaucoup de changements** dans la vie des personnes ayant une déficience intellectuelle de même que dans celles des membres de leur famille et des intervenants. Nous nous sommes éloignés de l'approche basée sur la charité pour adopter une approche en conformité avec les droits de la personne afin d'aider les individus ayant une déficience intellectuelle à participer à tous les aspects de la vie.

1.2 LES TYPES DE SERVICES ET D'ÉTABLISSEMENTS

Il n'y a pas si longtemps, les personnes ayant une déficience intellectuelle vivaient presque toutes en institution. Au fil des ans, des idéologies soutenues par des politiques sociales ont permis de trouver des réponses mieux adaptées à leurs besoins. Ainsi, ont été mises en place graduellement de nouvelles formules d'hébergement et de services.

1.2.1 En France

Voyons les principaux types de services qui ont cours en France pour les personnes ayant une déficience intellectuelle. Dans un premier temps, nous décrirons les services pour l'ensemble des personnes handicapées, dans un deuxième temps, ceux pour les enfants et adolescents et en dernier lieu, ceux pour les adultes.

Les services pour les personnes handicapées

a) La Maison départementale des personnes handicapées

La loi du 11 février 2005 crée un lieu unique destiné à faciliter le cheminement des personnes handicapées : la Maison départementale des personnes handicapées (MDPH). Celle-ci offre, dans chaque département, un accès unifié aux droits et aux prestations prévus pour les personnes handicapées. La MDPH a pour vocation de traiter en un seul endroit toutes les questions concernant le handicap et de faciliter ainsi les démarches des personnes handicapées et de leur famille.

La Maison départementale des personnes handicapées a huit missions :

1) Elle informe et accompagne les personnes handicapées et leur famille dès l'annonce du handicap et tout au long de son évolution.

2) Elle met en place et organise l'équipe pluridisciplinaire qui évalue les besoins de la personne sur la base du projet de vie et propose un plan personnalisé de compensation du handicap.

3. Elle assure l'organisation de la Commission des droits et de l'autonomie des personnes handicapées (CDAPH) et la mise en œuvre de ses décisions ainsi que la gestion du fonds départemental de compensation du handicap.

4) Elle reçoit toutes les demandes de droits ou des prestations qui relèvent de la compétence de la Commission des droits et de l'autonomie.

5) Elle organise une mission de conciliation par des personnes qualifiées.

6) Elle assure le suivi de la mise en œuvre des décisions.

7) Elle organise des actions de coordination avec les dispositifs sanitaires et médico-sociaux et désigne en son sein un référent pour l'insertion professionnelle.

8) Elle fournit un numéro téléphonique pour les appels d'urgence et une équipe de veille pour les soins infirmiers.

Source : Ministère de la Santé et des Solidarités.

b) La Commission des droits et de l'autonomie (CDA)

La CDA a pour mission de faire l'évaluation des besoins de compensation de la personne handicapée et de son incapacité permanente sur la base de son projet de vie. Une évaluation globale, mais individualisée, est réalisée par une équipe pluridisciplinaire d'évaluation (EPE). Cette équipe est constituée de professionnels ayant des compétences pédagogiques, médicales ou paramédicales. La CDA prend des décisions relatives à l'ensemble des droits de la personne handicapée, notamment l'attribution de prestations et l'orientation. Elle désigne les établissements ou les services correspondant aux besoins de l'enfant, de l'adolescent ou concourant à la rééducation, à l'éducation et au reclassement de l'adulte handicapé.

Elle est composée des représentants du département, de services de l'État, des organismes de protection sociale, des organisations syndicales, des associations de parents d'élèves et, pour au moins un tiers de ses membres, de représentants des personnes handicapées et de leurs familles désignés par les associations représentatives et un membre du Conseil départemental consultatif des personnes handicapées (CDCPH). Des représentants des organismes gestionnaires d'établissements ou de services siègent à la CDA et ont une voix consultative.

Les établissements et les services pour les enfants et les adolescents

Les établissements et les services pour les enfants et les adolescents sont : a) les instituts médico-éducatifs (IME) ; b) les établissements pour enfants et adolescents polyhandicapés (EEAP) ; c) les centres d'action médico-sociale précoce (CAMSP) ; d) les services d'éducation spécialisée et de soins à domicile (SESSAD) ; e) les centres médico-psycho-pédagogiques (CMPP) ; f) le projet personnalisé de scolarisation (PPS) ; g) les classes d'intégration scolaire (CLIS) ; h) les auxiliaires de vie scolaire (AVS) ; et i) les unités localisées pour l'inclusion scolaire (ULIS). Regardons en détail les établissements et les services.

a) Les instituts médico-éducatifs

Le premier institut médico-éducatif a été créé par le docteur Bourneville, à Vitry-sur-Seine en 1893, pour recevoir des enfants « arriérés et faibles d'esprit ». Il prenait alors le relais de l'« asile ». Aujourd'hui, plus de 1 500 de ces établissements sont répartis dans toute la France.

Les IME sont des établissements médico-sociaux agréés pour donner une éducation et un enseignement spécialisés aux enfants et aux adolescents atteints de déficience à prédominance intellectuelle. Les tranches d'âge varient selon les établissements spécialisés en fonction du degré et du type de handicap. Les IME regroupent les anciens instituts médico-pédagogiques (IMP) et les instituts médico-professionnels (IMPro).

Il existe actuellement deux types d'instituts médico-éducatifs : ceux qui ont pour mission de donner une éducation générale et pratique, adaptée aux possibilités intellectuelles de la personne, et ceux qui offrent, à partir de 14 ans, une formation préprofessionnelle ou professionnelle en complément à l'enseignement général. Les IME sont financés par la sécurité sociale. L'orientation vers ces établissements est proposée par la Commission des droits et de l'autonomie des personnes handicapées de la Maison départementale des personnes handicapées. Le coût est à la charge de la Sécurité sociale.

Les instituts médico-éducatifs offrent à l'enfant l'accès à une scolarisation adaptée, en proposant des activités pédagogiques et éducatives ainsi que des prises en charge individuelles, psychologiques, psychomotrices et orthophoniques, en fonction de ses besoins et de son projet.

La famille est associée à l'élaboration, à la mise en œuvre et à l'évaluation du projet. Elle est informée des aspects de la prise en charge, des acquisitions et des activités. Enfin, elle est soutenue dans toutes les situations spécifiques du processus.

Les enfants sont admis dans les instituts médico-éducatifs à partir de l'âge de 6 ans, mais certains établissements obtiennent un agrément pour accueillir des enfants dès l'âge de 3 ans. Il est possible, selon le degré de déficience intellectuelle des enfants, d'envisager une solution mixte, par exemple, d'accueillir l'enfant à temps partiel à l'école et à l'institut médico-éducatif. Les IME sont de plus en plus ouverts sur l'extérieur et ils n'hésitent pas à coopérer avec d'autres partenaires, comme les écoles.

Compte tenu des caractéristiques des IME, le personnel est composé de représentants des corps médical et paramédical, notamment des psychiatres, des infirmiers, des rééducateurs, des psychologues, des enseignants, des éducateurs, spécialisés et des aides médico-psychologiques (AMP).

b) Les établissements pour enfants et adolescents polyhandicapés

Les EEAP accueillent des enfants ayant une déficience intellectuelle sévère et une déficience motrice importante qui entraîne une diminution extrême de leur autonomie. Leur mission est d'offrir à ces enfants une éducation spéciale et de développer leur autonomie relativement aux actes de la vie quotidienne et à leur environnement immédiat.

L'intervention éducative privilégie l'apprentissage de moyens de communication adaptés, l'éveil et le développement sensoriel, psychomoteur et psychoaffectif. Elle favorise ainsi l'acquisition de connaissances et elle participe à l'insertion sociale du jeune en situation de handicap.

c) Les centres d'action médico-sociale précoce

Les CAMSP sont des établissements de prévention et de soins pour les enfants de 0 à 6 ans qui sont atteints d'une déficience intellectuelle, motrice ou sensorielle. Ils ont pour mission de les conduire au maximum de leurs potentialités. Une aide à l'adaptation sociale et éducative dans leurs lieux de vie, qu'il s'agisse d'une halte-garderie, d'une crèche ou d'une maternelle, leur est aussi procurée.

d) Les services d'éducation spécialisée et de soins à domicile

Les SESSAD interviennent davantage sur le plan éducatif que les CAMSP. Ils peuvent accueillir des enfants, des adolescents et des jeunes adultes de 0 à 20 ans. Ils relèvent de l'État et sont financés par la Sécurité sociale. Les intervenants agissent directement dans les lieux de vie de la personne ayant une déficience intellectuelle : domicile, crèche ou école maternelle. Le but d'un tel service est d'accompagner la personne ayant une déficience intellectuelle afin que s'élabore pour elle, le plus vite possible, un projet individuel précisant les objectifs et les actions des intervenants. C'est la CDAPH qui oriente un enfant vers un SESSAD.

e) Les centres médico-psycho-pédagogiques

Les CMPP accueillent des enfants de 0 à 18 ans qui présentent soit des difficultés scolaires, soit des troubles psychomoteurs ou de comportement. Les intervenants établissent un diagnostic et mettent en œuvre une action éducative et thérapeutique. Les interventions s'effectuent exclusivement sous la forme de consultations de quelques heures par semaine, le but étant de maintenir l'enfant dans son cadre de vie (famille, école, etc.).

f) Le projet personnalisé de scolarisation

L'enfant ou l'adolescent a droit à une prise en charge éducative adaptée à ses besoins. C'est ce qu'offre le PPS élaboré par la CDAPH avec la participation des parents.

Le PPS définit le cadre de la prise en charge globale nécessaire à la scolarisation de l'enfant ou de l'adolescent. La scolarisation en milieu ordinaire est aujourd'hui la priorité. Cependant, l'accompagnement de certains enfants ou adolescents se fera intégralement ou partiellement au sein d'un institut médico-éducatif.

Par ailleurs, les enfants ayant une déficience intellectuelle peuvent bénéficier d'un service d'éducation spécialisée et de soins à domicile ou du soutien d'un centre médico-psycho-pédagogique. Il s'agit d'une aide complémentaire à leur scolarisation dans des structures classiques, dont ils peuvent profiter dès leur petite enfance.

g) Les classes d'intégration scolaire

Les CLIS ont pour vocation d'accueillir les enfants ayant une déficience intellectuelle afin de leur permettre de suivre, totalement ou en partie, un cycle scolaire régulier. Les CLIS accueillent aussi des enfants pouvant présenter un handicap moteur, sensoriel ou mental. La scolarisation de l'élève s'articule autour du projet personnalisé de scolarisation. Généralement, dans ces classes, il y a douze élèves pour un enseignant.

h) Les auxiliaires de vie scolaire

Le rôle de l'AVS est de permettre l'accueil et le maintien de l'enfant ayant une déficience intellectuelle ou un autre type de handicap en milieu scolaire en lui apportant un soutien pratique et pédagogique.

L'auxiliaire de vie scolaire chargé du suivi individuel d'un enfant ayant une déficience intellectuelle peut être amené à effectuer divers types d'activités, par exemple :

- interventions dans la classe en concertation avec l'enseignant : aide à la manipulation du matériel scolaire, aide lors de certains enseignements, facilitation et stimulation de la communication entre l'enfant ayant une déficience intellectuelle et son entourage, aide au développement de son autonomie ;
- participation et collaboration aux sorties de classes occasionnelles ou régulières ;
- aide aux gestes d'hygiène ne requérant pas une qualification médicale ou paramédicale particulière ;
- participation et collaboration à la mise en œuvre et au suivi des projets individualisés de scolarisation.

L'auxiliaire de vie scolaire intervient principalement pendant l'activité scolaire ; il peut aussi agir lors d'activités parascolaires (cantine, garderie), mais il ne peut intervenir au domicile de l'enfant.

i) Les unités localisées pour l'inclusion scolaire

Les ULIS proposent, en milieu scolaire ordinaire, des possibilités d'apprentissages souples et diversifiées. Elles accueillent en petits groupes des adolescents de 11 à 16 ans qui sont en situation de handicap. Le nombre d'élèves d'une unité (classe) ne dépasse généralement pas 10.

L'inscription d'un élève handicapé à une ULIS nécessite obligatoirement l'application de la Commission des droits et de l'autonomie des personnes handicapées.

Les principaux objectifs des ULIS sont de :

- permettre la consolidation de l'autonomie personnelle et sociale de l'adolescent ;
- développer les apprentissages sociaux et scolaires, l'acceptation des règles de vie de la communication scolaire et l'amélioration des capacités de communication ;

– concrétiser un projet d'insertion professionnelle concerté.

Enfin, quelle que soit son orientation, chaque enfant ou adolescent ayant une déficience intellectuelle peut être inscrit à l'école de son quartier, qui peut ou non l'accueillir, mais qui devient son établissement de référence dans le cadre de son suivi de scolarisation.

Les établissements et les services pour les adultes

Les établissements et les services pour les adultes ayant une déficience intellectuelle sont : a) les établissements ou services d'aide par le travail (ESAT) ; b) les foyers de vie (FV) ; et c) les maisons d'accueil spécialisées (MAS). Regardons en détail les établissements et les services.

a) Les établissements ou services d'aide par le travail

Archétypes des ateliers protégés, les ESAT sont la plupart du temps gérés par des associations privées à but non lucratif. Leur vocation est d'aider à l'insertion professionnelle et sociale des personnes ayant une déficience intellectuelle qui ne peuvent travailler, momentanément ou définitivement, dans un milieu de travail ordinaire. L'âge d'admission est généralement de 18 ans. Pour travailler dans un ESAT, il faut être un travailleur handicapé reconnu et orienté par la Commission des droits et de l'autonomie des personnes handicapées. La personne peut être engagée à temps plein ou à temps partiel, selon ses capacités. La personne ayant une déficience intellectuelle accueillie dans un ESAT signe avec ce dernier un contrat de soutien et d'aide par le travail qui définit les droits et les obligations réciproques des deux parties concernant les activités à caractère professionnel et la mise en œuvre du soutien médico-social ou éducatif afférent.

Les travailleurs touchent une rémunération garantie comprise entre 55 % et 110 % du salaire minimum interprofessionnel de croissance (SMIC) ; pour un plein temps, le travailleur est aussi couvert dans les cas de risques sociaux (maladie, maternité, invalidité, accident du travail, vieillesse, décès). Le personnel des ESAT est généralement composé de moniteurs d'atelier, d'éducateurs techniques et d'aides médico-psychologiques (AMP).

b) Les foyers de vie

Lorsque les personnes ayant une déficience intellectuelle ne sont pas aptes à travailler, elles peuvent être accueillies dans un foyer de vie où elles se voient proposer des activités conformes à leurs capacités. Ces activités, même si elles ne sont pas productives au sens de l'industrie, doivent être en relation avec le projet individuel de chacune. Évidemment, ces personnes doivent avoir une autonomie suffisante pour se livrer à des occupations quotidiennes ludiques et éducatives. Elles sont, par conséquent, moins dépendantes que celles accueillies en maisons d'accueil spécialisées. L'admission se fait d'après l'orientation de la Commission des droits et de l'autonomie des personnes handicapées.

c) Les maisons d'accueil spécialisées

Les personnes ayant une déficience intellectuelle peuvent être hébergées en MAS. Ces institutions reçoivent des personnes adultes atteintes d'une déficience sévère ou polyhandicapées qui n'ont pu acquérir un minimum d'autonomie. Leur état nécessite, outre le recours à une tierce personne pour accomplir les actes de la vie courante, une surveillance médicale et des soins constants.

L'accès et la détermination de la forme d'accueil requise se font d'après l'orientation de la Commission des droits et de l'autonomie des personnes handicapées. La MAS est un établissement médico-social financé en totalité par l'assurance maladie. On y propose trois modalités d'accueil : permanent, de jour et temporaire. La mission des MAS est d'assurer l'hébergement et de rencontrer les besoins quotidiens, d'offrir l'aide et l'assistance nécessaires, des soins médicaux et paramédicaux ainsi que des activités occupationnelles, d'éveil, d'épanouissement et d'animation et une ouverture à la vie sociale et culturelle.

1.2.2 Au Québec

Les conditions de vie des personnes ayant une déficience intellectuelle ont été modifiées en profondeur aux cours des trente dernières années. De la normalisation à la valorisation du rôle social, nous sommes arrivés à l'inclusion et à la « communautarisation » des services, laquelle est une façon de définir l'organisation communautaire des réseaux d'entraide informelle et formelle ou professionnelle. Elle a pour objet le maintien et l'intégration ou **l'inclusion de la personne ayant une déficience intellectuelle dans le milieu naturel** qu'est sa famille ou sa communauté d'appartenance. Elle signifie que la famille et la communauté sont concernées tant par l'intervention que par le soutien nécessaire à la personne pour qu'elle vive dans son milieu naturel. Ainsi, le milieu de vie préconisé pour les personnes ayant une déficience intellectuelle est identique à celui des autres personnes, à savoir, pendant l'enfance, sa famille ou une famille d'accueil et, à l'âge adulte, différents modes tels que l'appartement supervisé, la ressource non institutionnelle, etc.

Regardons, dans un premier temps, les services offerts à l'ensemble des personnes handicapées et, dans un deuxième temps, les établissements et les services accessibles aux enfants et aux adolescents ayant une déficience intellectuelle, et en dernier lieu, aux adultes.

Les services pour les personnes handicapées

Le Québec a mis en place un réseau de services intégrés qui offre aux personnes ayant une déficience intellectuelle et à leurs proches une gamme de moyens pour soutenir le développement optimal de leur potentiel, leur intégration et leur participation sociale. Regardons-les plus en détail.

a) Le centre de santé et de services sociaux

Le centre de santé et de services sociaux (CSSS) est, au Québec, un organisme public qui a pour mission d'offrir en première ligne, à la population du territoire qu'il dessert, des services de santé et des services sociaux courants, de nature préventive ou curative, de réadaptation ou de réinsertion, comme le maintien à domicile des personnes âgées ou handicapées, etc. Le personnel des CSSS intervient, dans un premier temps, pour effectuer le dépistage et le diagnostic du handicap, de la déficience ou du retard de développement ainsi que pour assurer les traitements médicaux lorsqu'ils sont requis ; dans un deuxième temps, il offre le soutien aux familles et les dirige vers les services spécialisés et les organismes de soutien. Les CSSS gèrent le programme de soutien aux familles, en leur accordant une allocation financière directe pour qu'elles aient accès à des services de répit, de gardiennage et de dépannage. Une entente de services doit intervenir entre les CSSS et les centres de réadaptation en déficience intellectuelle (CRDI). Cette entente est impérative pour réaliser l'harmonisation des services auprès des personnes ayant une déficience intellectuelle.

b) L'Office des personnes handicapées du Québec

Dans le but de favoriser l'intégration scolaire, professionnelle et sociale des personnes handicapées, l'OPHQ a pour mandat général de veiller à la coordination des actions relatives à l'élaboration et à la prestation des services qui leur sont destinés ainsi qu'à leur famille. L'Office les informe, les conseille, les assiste et fait des représentations en leur faveur, tant sur une base individuelle que collective.

c) Les centres de réadaptation en déficience intellectuelle

Les CRDI font partie du paysage québécois depuis plus de quarante ans et ils sont présents dans toutes les régions de la province. Ils possèdent une expertise de longue date au sujet des personnes ayant une déficience intellectuelle et leur environnement. Ils demeurent les principaux fournisseurs de services aux personnes ayant une déficience intellectuelle. Leur mission est de leur assurer « le droit à une qualité de vie égale à celle de tout citoyen et de jouer un rôle actif dans la société » (Fédération québécoise des CRDI, 2005).

Les CRDI interviennent dès que possible en offrant des services de stimulation précoce, d'assistance éducative au domicile de l'enfant et de conseil dans les milieux fréquentés par l'enfant (service de garde, école, centre de loisirs, etc.). Ils offrent également selon des ententes avec des personnes qui accueillent chez elles des résidants ayant une déficience intellectuelle des services résidentiels et socioprofessionnels.

Dans une perspective communautaire et dans le respect de la personne, le rôle du CRDI est de contribuer à réduire les situations de handicap en rendant accessibles des services d'adaptation, de réadaptation et d'intégration sociale aux personnes présentant une déficience intellectuelle et en soutenant leur famille et leur entourage afin d'améliorer leur qualité de vie. Selon cet objectif, les CRDI doivent adhérer aux principes suivants :

- la personne est au cœur du processus et au centre de toute intervention ;
- la reconnaissance de l'unicité de la personne et la considération de sa globalité ;
- la croyance dans les capacités de la personne et celles de sa famille ;
- la nécessité d'informer les parents concernant les solutions à l'égard des services offerts et de les soutenir dans leurs démarches auprès de leur enfant ;
- le respect des caractéristiques du milieu de vie de la personne : culture, religion, valeurs, etc. ;
- la valorisation des forces et des capacités présentes dans le milieu naturel ;
- la croyance dans l'inclusion sociale pour que la personne joue un rôle valorisé et ait des relations interpersonnelles significatives et gratifiantes.

En vertu de cette philosophie, les CRDI doivent établir des relations de collaboration avec le réseau communautaire (famille, association de parents, etc.), le réseau de la santé et des services sociaux (centres locaux de services communautaires (CLSC), centres hospitaliers, etc.) et les partenaires des autres secteurs d'activité (commissions scolaires, cégeps, entreprises de services publics, employeurs, municipalité, etc.). C'est aux centres d'adapter leurs structures aux personnes.

En 2006, les CRDI ont adopté collectivement une offre de services commune qui intègre l'ensemble des activités proposées par les CRDI dans six grands domaines, soit :

- accès, évaluation et orientation ;
- adaptation et réadaptation de la personne ;
- adaptation et réadaptation en contexte d'intégration au travail ;
- adaptation et réadaptation en contexte d'intégration communautaire ;
- assistance éducative spécialisée aux familles et aux proches ;
- soutien spécialisé aux partenaires.

d) Les services de stimulation précoce

La stimulation précoce est nécessaire afin de maximiser les possibilités de développement de l'enfant ayant une déficience intellectuelle. Les services de stimulation précoce, créés par les CRDI, constituent le point de départ du soutien aux enfants et à leur famille. Ils se sont largement modifiés depuis les dernières années. Des centres de jour de stimulation précoce qui offraient, au cours des années 1980, une intervention structurée d'environ trois demi-journées par semaine, on est passé à un modèle misant généralement sur une aide à l'intervention des parents et des services de garde auprès de l'enfant, services qui se traduisent par une visite d'un intervenant à raison d'une heure ou deux par semaine. Ce n'est plus l'intervenant qui est le seul maître d'œuvre de la réadaptation, mais aussi le parent avec les conseils de l'intervenant. Les enfants de 0 à 5 ans ayant une déficience intellectuelle fréquentent de plus en plus les services de garde courants. Les parents utilisent également le service de garde à domicile.

Les services éducatifs du primaire au secondaire

Depuis les années 1960, les orientations et les politiques québécoises ont conduit à l'amélioration de la participation sociale des personnes handicapées et de l'intégration scolaire des élèves handicapés.

Ces dernières années, un concept est de plus en plus utilisé dans le milieu de l'adaptation scolaire : « l'inclusion ». Ce concept diffère de la notion « d'intégration », car il comporte que tous les enfants participent à tous les aspects de la vie de l'école, et pas seulement dans un « cadre scolaire normal ». **La notion d'inclusion vise à construire un système qui tienne compte des besoins de chaque élève et que celui-ci soit structuré en conséquence**. Les nouvelles orientations du ministère de l'Éducation, du Loisir et du Sport (MELS) découlent de ce concept.

La Loi sur l'instruction publique est sans ambiguïté : les commissions scolaires ont le devoir d'adapter leurs services aux élèves handicapés ; l'intégration dans la classe ordinaire devant être privilégiée ; le recours à la classe spéciale ne pouvant, quant à lui, être justifié qu'en présence d'une contrainte excessive empêchant l'adaptation des services dans la classe ordinaire. La politique ministérielle précise ces concepts. Elle assure que c'est dans la classe ordinaire que sont offerts la plupart des services éducatifs et que c'est l'adaptation de ces services aux élèves en difficulté qui doit être privilégiée. La Loi sur l'instruction publique oblige la commission scolaire, avant de prendre la décision d'intégrer un élève, à faire l'évaluation de ses besoins et de ses capacités. Les enfants ayant une déficience intellectuelle peuvent accéder aux services scolaires dès l'âge de 4 ans et poursuivre jusqu'à 21 ans.

Tout enfant ayant une déficience intellectuelle fait l'objet d'un plan d'intervention individualisé adapté à ses besoins. La direction de l'école bénéficie d'une période de 30 jours suivant l'entrée de l'élève pour le mettre en place. Ce plan est un outil de planification des interventions éducatives nécessaires pour répondre aux besoins de l'enfant. Il découle de l'analyse de ses exigences et de ses capacités et il précise les objectifs, les moyens, les responsabilités, les échéanciers de même que les modalités prévues pour évaluer ses progrès. Le MELS a élaboré un guide sur ce sujet intitulé *Le plan d'intervention... au service de la réussite de l'élève*. Cadre de référence pour l'établissement des plans d'intervention (2004).

Le plan d'intervention est établi avec l'aide des parents et la participation de l'enfant, à moins qu'il en soit incapable. Le personnel de l'école y participe aussi ainsi que, s'il y a lieu, les ressources externes concernées sur demande de la direction de l'école.

Plusieurs types d'enseignements sont offerts aux enfants ayant une déficience intellectuelle. Regardons plus en détail a) la classe ordinaire, b) la classe spécialisée dans une école ordinaire et c) l'école spécialisée.

a) La classe ordinaire

L'intégration d'un élève en classe ordinaire est choisie lorsque l'évaluation de ses capacités et de ses besoins démontre qu'elle est de nature à faciliter son apprentissage et son insertion sociale. Ce choix d'intégrer ne doit pas constituer une contrainte excessive ou porter atteinte de façon importante aux droits des autres élèves.

Lorsque l'élève est intégré dans une classe ordinaire, les mesures mises en place sont :

- plan d'intervention individualisé ;
- soutien à l'enseignant par un technicien en éducation spécialisée ;
- sensibilisation du personnel, des élèves de la classe et de l'école ;
- formation continue du personnel.

b) La classe spécialisée dans une école ordinaire

Les classes spécialisées ou classes d'adaptation sont destinées à des élèves qui, en raison de certaines caractéristiques, sont regroupés afin de recevoir une formation adaptée à leurs intérêts, à leurs capacités et à leurs besoins. L'enseignement est donné par un enseignant en adaptation scolaire et selon les exigences, il bénéficie du soutien d'un technicien en éducation spécialisée à temps plein ou partiel. À la suite du plan d'intervention individualisé, des objectifs sont ciblés et mis en place dès le début de l'année scolaire pour chaque élève.

En complément à la classe ordinaire et spéciale, d'autres modalités permettent de répondre aux besoins de certains élèves. Par exemple : la classe-répit pour regrouper temporairement les élèves ayant des troubles de comportement, la classe-ressource qui réunit les élèves ayant des difficultés d'apprentissage pour l'enseignement d'une matière de base, etc.

c) L'école spécialisée

L'école spécialisée est une institution scolaire régie par une loi du ministère de l'Éducation, du Loisir et du Sport (MELS). Elle accueille des enfants et des adolescents ayant une déficience intellectuelle moyenne, sévère ou profonde avec ou sans un handicap moteur ou sensoriel associé. Son objectif est le développement optimal de l'élève et le programme pédagogique est adapté en fonction des possibilités de chaque élève. L'enseignement est donné par un enseignant en adaptation scolaire et selon les besoins celui-ci bénéficie du soutien d'un technicien en éducation spécialisé.

Les établissements et les services pour les adultes

En 2005, la Fédération québécoise des centres de réadaptation en déficience intellectuelle a proposé les objectifs des services offerts par les CRDI pour les adultes et les aînés en ces termes :

- maximiser le développement de la personne dans son autonomie personnelle, résidentielle et communautaire ;
- faciliter le développement et l'exercice d'habiletés sociales et relationnelles de l'adulte dans ses milieux de vie ;
- faciliter le développement d'un répertoire de comportements attendus aidant l'intégration dans un contexte le plus naturel possible et favorisant la participation sociale ;
- développer ou consolider l'autonomie de l'usager ;
- faciliter l'exercice de son pouvoir décisionnel ;
- expérimenter de nouvelles solutions comportementales ou situationnelles ;
- développer, consolider ou maintenir un réseau social ;
- exercer ses droits et ses responsabilités de citoyen ;
- développer des connaissances sur son diagnostic ;
- développer des connaissances sur la sexualité ;
- soutenir la personne dans son processus de vieillissement et de deuil ;
- vérifier l'état de santé physique et mentale de la personne ;
- favoriser le maintien du réseau de l'usager (patrimoine humain)

a) Les résidences pour les personnes ayant une déficience intellectuelle

La vie en résidence pour personnes ayant une déficience intellectuelle représente un volet important d'intégration dans la mission des CRDI. Ainsi que pour les personnes elles-mêmes. Regardons en détail les ressources de type familial (RTF), les ressources intermédiaires (RI) et les types d'appartements.

b) Les ressources de type familial

Les ressources d'hébergement de type familial se composent des familles et des résidences d'accueil. Elles assurent l'hébergement de la personne (gîte, couvert et entretien) :

- la famille d'accueil peut être reconnue comme telle lorsqu'elle accueille de quatre à cinq enfants ayant une déficience intellectuelle. Elle offre des conditions de vie favorisant une relation de type parental dans un contexte familial ;
- la ressource d'accueil, quant à elle, héberge un maximum de cinq adultes ayant une déficience intellectuelle et elle leur offre des conditions de vie se rapprochant le plus possible de celles du milieu naturel.

c) Les ressources intermédiaires

Les ressources intermédiaires sont rattachées au CRDI. Elles procurent un milieu de vie adapté aux besoins des personnes ayant une déficience intellectuelle et elles leur offrent les services de soutien et d'assistance requis par leur condition. Elles offrent des services d'hébergement et des activités d'adaptation et de réadaptation. Les responsables des RI doivent appliquer des plans d'intervention individualisés en concertation avec les intervenants du CRDI afin d'évaluer les interventions et de les ajuster au besoin. Les RI hébergent de quatre à cinq personnes ayant une déficience intellectuelle. Elles sont caractérisées par leur adaptabilité aux exigences de la personne hébergée et par la capacité des responsables à intervenir de manière professionnelle auprès des individus qu'elles accueillent.

Les responsabilités sont déterminées par un contrat liant le CRDI et les personnes responsables des RTF/RI, lesquelles sont encadrées et suivies par un intervenant résidentiel du CRDI afin de veiller au bien-être des personnes ayant une déficience intellectuelle.

d) Les appartements supervisés

Les appartements supervisés sont des ressources destinées aux adultes qui résident seuls ou en petits groupes de deux ou trois. Ils reçoivent une assistance continue ou un soutien léger, selon leurs besoins, de la part d'intervenants du CRDI. Il existe trois types d'appartements supervisés : d'apprentissage, de soutien continu et standard.

1) L'appartement d'apprentissage

   Il est pour une personne ayant une déficience intellectuelle qui manifeste le désir d'expérimenter la vie en appartement pour une courte ou moyenne durée.

2) L'appartement de soutien continu

   Il est pour une personne ayant une déficience intellectuelle qui nécessite de l'assistance et un soutien continu dans ses apprentissages.

3) L'appartement standard

   Il est pour une personne ayant une déficience intellectuelle qui nécessite la supervision régulière d'un intervenant et un soutien en éducation et en intégration résidentielle et communautaire.

Les services socioprofessionnels

L'accès au marché du travail demeure très difficile pour les adultes ayant une déficience intellectuelle. Depuis les dernières années, on observe une évolution des services d'intégration socioprofessionnelle qui leur sont offerts. Ces adultes passent ainsi de plus en plus de milieux occupationnels ségrégés (ateliers protégés) à des postes réguliers de travail. Regardons en détail les formes de services socioprofessionnels : a) le stage en milieu de travail ; b) les entreprises adaptées ; c) le plateau de travail ; et d) les services d'apprentissage aux habitudes de travail (SAHT).

a) Le stage en milieu de travail

Le stage en milieu de travail peut se faire en partenariat avec un établissement comme un CRDI et une entreprise où travaillent des personnes sans incapacités. Il peut s'agir d'un stage subventionné ou d'un stage non rémunéré. Le stage de travail vise à développer au maximum l'employabilité de la personne. L'objectif est qu'elle occupe une fonction, un rôle de travailleur, dans un contexte le plus normalisant possible. Le stage lui permet aussi d'interagir avec des travailleurs sans incapacités et de réaliser des activités professionnellement valorisantes. Un intervenant du CRDI lui fournit de l'aide pour qu'elle devienne compétitive sur le marché de l'emploi. Ce soutien varie selon ses besoins.

b) Les entreprises adaptées

Les entreprises adaptées emploient en majorité des personnes handicapées qui, en raison de leurs incapacités, sont considérées comme étant productives, mais non compétitives sur le marché régulier du travail. Ces entreprises œuvrent dans de nombreux secteurs d'activité et offrent une diversité de produits.

Emploi-Québec accrédite ces entreprises et subventionne certaines dépenses liées à leur fonctionnement comme une partie des salaires versés aux personnes handicapées ou l'adaptation d'un poste de travail exigée par les incapacités fonctionnelles d'un employé handicapé.

L'objectif du programme de subventions est la création d'emplois de qualité qui sont adaptés aux besoins des personnes handicapées. Les travailleurs de ces entreprises ont un statut de salariés et reçoivent au moins le salaire minimum. Ils sont régis par le Code du travail et par la Loi sur les normes du travail. Ils ont droit à des avantages sociaux.

c) Le plateau de travail

Le plateau de travail permet à un groupe de personnes ayant une déficience intellectuelle de travailler dans un lieu physique intégré à la communauté (par exemple, une entreprise, un centre commercial, un collège). Il leur fournit des occasions de côtoyer des travailleurs réguliers tout en accomplissant des tâches valorisantes et utiles à la communauté. L'encadrement est sous la responsabilité du CRDI.

d) Les services d'apprentissage aux habitudes de travail

Les services d'apprentissage aux habitudes de travail sont offerts aux personnes ayant une déficience intellectuelle par les centres de réadaptation afin de les initier au monde du travail. Même si elles effectuent un certain travail, celles à qui s'adressent ces services ne reçoivent pas de salaire. Bien que le terme atelier protégé soit encore utilisé dans la langue courante lorsque l'on veut parler de ces services offerts aux personnes handicapées, au Québec, on utilise dorénavant le terme service d'apprentissage aux habitudes de travail. Le SAHT permet à la personne de développer des habiletés normalement exigées sur le marché du travail régulier (ponctualité, vitesse, respect des directives, prise de décisions, etc.). Il permet d'accroître des capacités précises, telles que la dextérité, la mémoire et la concentration.

1.3 LES ASSOCIATIONS DE PARENTS

Les associations nationales de parents ont commencé à se développer en France et au Québec dans les années 1950 et 1960. À l'origine, ces associations étaient surtout un lieu d'accueil et d'information pour les nouveaux parents. Très vite, leur champ d'activité s'est élargi pour pallier le vide juridique concernant la protection des personnes ayant une déficience intellectuelle et le manque de structures pour les accueillir ; en effet, les problèmes liés à la déficience intellectuelle n'étaient pas encore une préoccupation pour les responsables chargés des affaires sociales. Peu à peu, les associations sont devenues de véritables groupes de pression, interlocuteurs incontournables des pouvoirs publics. Elles jouent aussi un rôle déterminant dans la mise en œuvre de solutions autres que l'institutionnalisation.

Il est à noter, toutefois, que le pouvoir des associations est différent d'un pays à l'autre ; de fait selon les pays, le système de sécurité sociale varie pour des raisons historiques et culturelles. Au Québec, où la sécurité sociale et l'aide sociale sont entièrement à la charge du secteur public, les associations ne gèrent aucune structure de CRDI pour les personnes ayant une déficience intellectuelle. Les associations de parents ont pris le mandat d'organiser des séminaires et des cours pour leurs membres et le grand public et de défendre les droits de la personne ayant une déficience intellectuelle ainsi que ceux de leurs familles. Ces associations sont considérées par les pouvoirs publics comme des interlocuteurs indispensables à consulter pour la planification des programmes en faveur des personnes ayant une déficience intellectuelle. Elles ont la possibilité d'émettre leur avis sur les projets de loi, de participer aux groupes d'étude et de travail. Au moyen de campagnes de financement menées dans leurs communautés, elles participent à la mise sur pied de services venant en aide aux personnes ayant une déficience intellectuelle. Elles sont ainsi devenues d'importants groupes de pression sociopolitiques.

1.4 Le rôle de l'éducateur et de l'éducatrice

Le mouvement d'intégration a contribué à transformer les attitudes des intervenants ; il a aussi fait reculer les préjugés du grand public à l'égard de la personne déficiente intellectuelle, ce qui a favorisé ainsi son acceptation dans la société. Ce mouvement n'aurait cependant pas si bien réussi s'il n'y avait eu, simultanément, la transformation des anciens gardiens en des techniciens en éducation spécialisée ou en aides médico-psychologiques.

Le rôle de l'éducateur dans un modèle écosystémique est fondamentalement différent de son rôle traditionnel ; il devient celui d'un généraliste, d'un promoteur et d'un organisateur communautaire qui contribue au maintien de l'équilibre du réseau social. Il se retire d'un champ relationnel, car il ne peut se substituer au réseau social réel de la personne et il transforme ces relations compensatoires en véritable empathie professionnelle et en ouverture à son réseau. Il s'agit, pour l'éducateur et les autres intervenants, de développer une vision unifiée des besoins de la personne déficiente intellectuelle, de la voir non plus comme un être isolé, mais comme appartenant à un système qui lui est propre : sa famille, son quartier et les ressources disponibles dans son milieu. L'éducateur doit composer avec les autres organismes et réseaux, car le contexte commande une mise en commun des expertises des divers professionnels. Il s'agit pour lui de pouvoir mener ses interventions dans une perspective à trois dimensions : la personne déficiente intellectuelle, sa famille (au sens le plus large) et la communauté dans laquelle elle vit.

Par contre, si l'éducateur ne renforce pas l'apprentissage des rôles sociaux chez les personnes déficientes intellectuelles et qu'il ne les aide pas à trouver une place dans la société où elles se sentent à l'aise, elles seront rejetées, dépréciées et inaptes au travail. Elles seront encore perçues comme des objets de pitié et elles seront traitées de façon à diminuer leur dignité, à ne pas favoriser leur compétence, ce qui les obligera à vivre en groupe dans des milieux marginalisés et défavorisés.

Opter pour cette approche exige d'accepter de repenser ses valeurs et sa perception des personnes ayant une déficience intellectuelle ; c'est aussi faire confiance aux capacités d'une personne différente à s'intégrer à la communauté. Pour l'éducateur, cela compprte de sortir de sa routine afin d'acquérir des habiletés de pratique auprès d'autres intervenants et de la personne concernée. Cela exige également un souci de développer un sentiment de confiance et de compétence. C'est accepter de partager ses connaissances et son pouvoir avec la famille et l'entourage des personnes ayant une déficience intellectuelle.

Les principes qui devraient guider l'action de l'intervenant dans l'organisation et la planification de son intervention auprès des personnes ayant une déficience intellectuelle sont les suivants :

- le respect de la différence ;
- la quête de l'autonomie ;
- la présomption de compétence de la personne ;
- le respect des droits et des privilèges de la personne ;
- la participation de la personne, de ses parents ou de son représentant ;
- la contribution de la communauté ;
- la collaboration de l'État.

Le respect de la différence

Ce principe rappelle que c'est la personne que l'on accueille dans ce qu'elle a d'universel comme dans chacun des traits de son individualité. Les caractéristiques accidentelles, de quelque nature qu'elles soient, ne devraient pas avoir pour effet de nous distraire de sa rencontre. Le respect de la différence est une attitude qui se situe au milieu entre deux écarts mutuellement opposés, mais également répréhensibles : d'une part, l'ignorance ou la méconnaissance de la déficience intellectuelle et, d'autre part, une attention exagérée et obsessive qui débouchent sur la marginalisation de la personne et qui s'expriment souvent par des comportements de surprotection.

La quête de l'autonomie

Peut-être convient-il de se rappeler que toute intervention éducative n'a de sens ou de légitimité que si elle tend et contribue à stimuler et à inciter l'enfant ou l'adolescent à évoluer par lui-même vers ses propres objectifs et selon ses propres moyens.

Il en découle que l'attitude contre-éducative consiste à surprotéger l'enfant ou l'adolescent ayant une déficience intellectuelle et à le dispenser des efforts requis pour l'apprentissage de l'interdépendance et de l'autonomie sur tous les fronts.

Une manière subtile de surprotéger consiste parfois à survaloriser certaines performances de l'enfant ou de l'adolescent en situation de handicap. Cette attitude risque de développer chez lui la tendance à se faire une fausse image de lui-même, laquelle pourra l'amener dans l'avenir à être déçu de sa personne ou de la simplicité des apprentissages qu'on exigera de lui.

Enfin, si du chemin a été parcouru face à l'accueil et à l'intervention des personnes ayant une déficience intellectuelle, il en reste encore à faire pour reconnaître leur pleine humanité. Les personnes ayant une déficience intellectuelle nous invitent à partager leur expérience de vie et à respecter leurs droits. Elles ont le goût de vivre dans un cadre le plus normal possible, c'est-à-dire d'avoir une participation active dans la communauté.

1.5 LES DROITS DE LA PERSONNE AYANT UNE DÉFICIENCE INTELLECTUELLE

Les gouvernements français et québécois reconnaissent que la personne ayant une déficience intellectuelle a des droits et des besoins au même titre que les autres citoyens. Regardons en détail ces droits dans les deux pays.

1.5.1 En France

En France, depuis la Déclaration des droits de l'homme et du citoyen en 1789, les élus ont réaffirmé constamment dans les constitutions successives un certain nombre de principes généraux, notamment le fait que les hommes et les femmes naissent et demeurent libres et égaux en droits et que les distinctions sociales ne peuvent être fondées que sur l'utilité commune. C'est dans cet esprit que l'organisation sociale et médico-sociale française a progressé, surtout depuis la loi d'orientation du 30 juin 1975, date à partir de laquelle plusieurs textes de loi ont donné un nouvel essor à l'action sociale. Les décrets du 27 avril 1989 ont précisé le fonctionnement, les principes et les obligations des institutions du secteur médico-social. En voici quelques éléments :

- favoriser le maintien en milieu naturel et l'intégration scolaire de la personne ayant une déficience intellectuelle, au besoin avec des aides, service d'éducation spéciale et de soins à domicile) ;
- dépasser la simple notion psychométrique et regarder la déficience intellectuelle d'abord d'un point de vue qualitatif ;
- retenir l'internat comme dernière solution dans le cas où le placement familial n'est pas envisageable ;
- établir des projets éducatifs pédagogiques et thérapeutiques pour chaque personne qui présente une déficience intellectuelle ;
- informer la famille ou le tuteur et, dans la mesure du possible, les amener à participer aux projets.

Au-delà des dispositions prévues par ces décrets, plusieurs mesures sont venues apporter des protections particulières aux personnes ayant une déficience intellectuelle. Mentionnons : la protection contre les discriminations (loi 1990), le conseil d'établissement (loi 1991), la curatelle et la tutelle. Regardons en détail les deux dernières mesures.

a) La curatelle

La curatelle est instaurée à la demande de la personne ayant une déficience intellectuelle ou de sa famille proche auprès du juge des tutelles. Ce régime place un curateur (souvent un membre de la famille) auprès de la personne ayant une déficience intellectuelle pour la conseiller et la guider, sans lui retirer sa capacité juridique.

b) La tutelle

La personne ayant une déficience intellectuelle qui est placée sous le régime de tutelle est totalement déchargée de l'exercice de ses droits et elle ne peut passer aucun acte seule. Le tuteur agit en son nom ; il doit s'assurer qu'elle reçoit les services auxquels elle a droit, entre autres, le respect de la qualité de vie, l'équité et la défense de ses intérêts.

La loi de juin 2005 « pour l'égalité des droits et des chances, la participation et la citoyenneté des personnes handicapées » repose sur le principe philosophique « de non-discrimination et sur l'obligation de la collectivité nationale de garantir les conditions de l'égalité des droits et des chances aux personnes handicapées quelle que soit la nature de leur handicap ». Elle apporte des changements importants dans l'organisation de la prise en charge des personnes ayant un handicap. Depuis la loi de 1975, les enfants et les adolescents handicapés ont droit à une éducation ordinaire. Cette loi renforce ce droit et donne la responsabilité au système éducatif d'être garant de la pérennité du cheminement de la formation de chaque élève. Cette loi affirme aussi la primauté de la participation des personnes handicapées à leur projet de vie.

1.5.2 Au Québec

L'État québécois reconnaît que la personne ayant une déficience intellectuelle a des droits et des besoins au même titre que les autres citoyens. En vertu de la Charte des droits et libertés, la personne déficiente intellectuelle jouit des droits suivants :

- le droit de bénéficier des mêmes conditions que tout le monde (logement, travail) ;
- le droit de développer au maximum et à son rythme son potentiel, indépendamment de sa (ses) déficience (s) ;
- le droit de choisir et de prendre des décisions.

Selon la loi, les personnes ayant une déficience intellectuelle possèdent et jouissent des mêmes droits qui sont reconnus à tous les êtres humains. Ainsi, elles ont droit à la liberté, à la sécurité et doivent être traitées avec dignité. De même, elles ont le droit de prendre leurs propres décisions et elles ont droit au respect de leur vie privée. Elles ont aussi le droit de disposer librement de leurs biens et leur lieu de résidence est inviolable, c'est-à-dire qu'on ne peut y pénétrer sans leur permission. Enfin, elles ont le droit de s'exprimer librement.

Si certaines lois distinguent les personnes ayant une déficience intellectuelle des autres personnes, ce n'est pas dans le but de leur enlever des droits, mais plutôt de garantir et de faciliter leur exercice. En vertu de la Charte québécoise des droits et libertés, il est interdit de refuser d'offrir des services pour des motifs de discrimination fondés sur « la déficience intellectuelle ». On entend par services : ceux qui sont publics, ceux qui sont offerts par l'école, par les commerces, par les cinémas, ceux de santé et sociaux, etc.

La famille (ou les personnes qui en tiennent lieu) a l'obligation légale de fournir à la personne ayant une déficience intellectuelle les choses nécessaires à la vie (nourriture, logement, vêtements) de même qu'un environnement ne mettant pas en danger sa vie ou sa santé.

Il arrive que la personne ayant une déficience intellectuelle ne connaisse pas ses droits ou qu'elle les exerce difficilement. Pour favoriser le respect et l'exercice de ses droits, la loi prévoit, entre autres, la possibilité de mettre en place un régime de protection, lequel permet qu'un représentant légal agisse pour la personne, dans son intérêt, en prenant soin d'elle, en administrant ses biens et en assurant pour elle l'exercice de ses droits.

Ce représentant pourra consentir aux soins médicaux pour la personne protégée. Soulignons, cependant, en ce qui concerne le consentement aux soins médicaux, que si la personne est incapable de prendre une décision éclairée et qu'elle n'a aucun représentant légal, le conjoint, les proches parents de même que toute personne qui démontre un intérêt particulier pour la personne inapte peuvent, depuis le 15 avril 1990, consentir à sa place.

En effet, la loi sur la curatelle publique a profondément modifié les régimes de protection pouvant être mis en place pour une personne qui ne peut prendre soin d'elle-même ou administrer ses biens en raison d'une maladie ou d'une déficience altérant ses facultés mentales ou son aptitude physique à exprimer sa volonté. Les régimes de protection visent à assurer à la personne jugée inapte la protection dont elle a besoin pour elle-même et ses biens et à permettre que ses droits puissent être exercés.

Les droits fondamentaux

En vertu de la loi :

- une personne majeure jugée inapte à prendre soin d'elle-même ou à administrer ses biens pourra se voir nommer un curateur si son inaptitude est totale ou permanente et celui-ci la représentera alors pour assurer l'exercice de tous ses droits ;
- si l'inaptitude n'est que temporaire ou partielle, un tuteur, soit à la personne, soit aux biens, soit à la personne et aux biens, pourra être nommé pour représenter et assister la personne inapte dans l'exercice de ses droits, selon l'étendue que déterminera le tribunal ;

- enfin, si la personne est généralement capable de prendre soin d'elle-même et d'administrer ses biens, mais qu'elle a besoin d'être aidée ou conseillée pour certains actes, un conseiller l'assistera alors pour les actes qui seront déterminés par le tribunal.

La personne ayant besoin de protection, son conjoint, ses parents, le curateur public de même que toute personne intéressée peut demander au tribunal l'ouverture d'un régime de protection. Un conseil de famille doit être convoqué. Un rapport médical et un rapport psychosocial établissant l'étendue de l'inaptitude de la personne devront être rédigés. La personne en faveur de laquelle le régime de protection est demandé a le droit d'être avisée et entendue lors de l'audition de la demande. Une fois en place, le régime de protection peut être révisé en tout temps, mais il doit l'être au moins tous les cinq ans pour le régime de curatelle et tous les trois ans pour les régimes de tutelle et de conseiller.

Quant au curateur public, il peut, lorsqu'aucune personne de l'entourage de la personne jugée inapte ne peut ou ne veut accepter la fonction de curateur ou de tuteur, demander au tribunal l'ouverture d'un régime de protection et occuper lui-même la fonction de tuteur et de curateur. Le curateur public doit cependant chercher à se faire remplacer par une personne de l'entourage de la personne protégée et cessera d'occuper la fonction dès qu'une telle personne acceptera d'occuper cette fonction.

Le curateur public doit, de plus, informer les curateurs et les tuteurs et les aider à remplir leurs fonctions de même qu'il doit surveiller la qualité de leur administration. Il peut même demander leur destitution si ceux-ci ne remplissent pas adéquatement leurs fonctions dans l'intérêt de la personne protégée. Pour entreprendre les démarches d'ouverture d'un régime de protection, une personne devrait consulter un notaire ou un avocat.

Les parents ne sont plus responsables des actes de leurs enfants après que ceux-ci ont atteint l'âge de 18 ans. S'ils deviennent tuteurs ou curateurs de leur enfant majeur, ils ne seront responsables des dommages qu'il pourrait occasionner que s'ils ont été eux-mêmes particulièrement négligents ou s'ils ont contribué au dommage fait par leur protégé.

Les biens

Toute personne peut posséder des biens et en disposer comme elle l'entend. Toutefois, la loi impose certaines restrictions si elle n'a pas l'aptitude mentale suffisante pour ce faire ; c'est alors son représentant légal, soit le tuteur ou le curateur, qui s'en occupe. La loi prévoit toutefois qu'une personne sous tutelle peut garder une assez grande autonomie sur la gestion de ses biens. Ainsi, elle peut conserver le produit de son travail.

À l'égard de la gestion de ses biens, la personne ayant une déficience intellectuelle qui ne bénéficie pas d'un régime de protection peut décider seule de la façon dont elle les utilise. Si ses proches craignent qu'elle ne les dissipe ou que d'autres se les approprient à son préjudice, ils peuvent demander l'ouverture d'un régime de protection. Dans une telle situation, on n'applique que la protection minimale selon la nature de chaque cas.

Les comités des usagers

La Loi sur les services de santé et les services sociaux oblige les centres d'accueil de réadaptation, les centres d'accueil d'hébergement et les centres hospitaliers de soins de longue durée à mettre sur pied des comités d'usagers. Ces comités sont composés de cinq membres, dont au moins trois usagés et jusqu'à deux bénévoles. Là où les usagers ne sont pas en mesure de participer aux activités du comité, la loi prévoit que les parents (père, mère, frère, sœur, fils, fille ou conjoint) peuvent faire partie du comité.

Le comité des usagers a pour principale fonction de voir à la défense des droits des usagers de l'établissement. Il peut en assister un qui veut porter plainte contre un établissement ou toute autre autorité compétente. Il participe à l'élaboration des loisirs et, de façon générale, il renseigne les usagers sur le fonctionnement de l'institution.

La loi oblige le directeur général de l'établissement à rencontrer le comité des usagers périodiquement. De plus, l'établissement doit lui fournir des locaux où la confidentialité des dossiers est assurée et prévoir des normes de financement appropriées. Un ou deux membres du comité siègent au conseil d'administration de l'établissement. L'objectif est de donner aux résidants un droit de regard sur leur milieu de vie et aussi le pouvoir de l'influencer. Cette loi ne s'applique qu'aux résidants d'établissements publics et privés. Par conséquent, elle ne s'applique pas aux bénéficiaires de ressources non institutionnelles d'hébergement (RNI).

Les régimes de protection visent à assurer à la personne jugée inapte la protection dont elle a besoin pour elle-même et ses biens et à permettre que ses droits puissent être exercés. Bien sûr, tous ces droits ne sont pas absolus ; si chaque personne possède des droits dont elle peut exiger le respect, elle a aussi l'obligation de respecter ceux des autres. La personne ayant une déficience intellectuelle a donc les mêmes obligations que tous les citoyens.

La Loi sur la protection de la jeunesse (1977)

La loi énonce les responsabilités des citoyens adultes et particulièrement celles des professionnels qui sont en contact constant avec les jeunes. La Loi sur la protection de la jeunesse vous tient responsable des enfants qui vous sont confiés, tant comme citoyen que comme professionnel de l'éducation ou de la santé.

Dans toute situation où le développement de l'enfant semble être menacé, vous êtes tenu de prendre les dispositions nécessaires pour corriger cet état de choses : discussions avec le jeune, rencontres avec les parents et consultations auprès des psychologues et des travailleurs sociaux de l'institution. Si ces interventions ne sont pas suffisantes, la loi vous oblige à signaler sans délai la situation au directeur de la protection de la jeunesse de votre région (art. 39).

La Loi assurant l'exercice des droits des personnes handicapées (1978)

Le but de cette loi est que les droits des personnes handicapées soient reconnus comme ceux des autres citoyens. Elle a également créé l'Office des personnes handicapées du Québec pour s'assurer que les services soient rendus par les organismes responsables et qu'ils soient complémentaires, par exemple, l'obligation des organismes publics de transport d'offrir du transport adapté (art. 67). De plus, elle a modifié la Charte des droits et libertés de la personne afin d'y interdire toute discrimination à l'endroit des personnes handicapées.

> Toute personne a droit à la reconnaissance et à l'exercice, en pleine égalité des droits et libertés de la personne, sans distinction, exclusion ou préférence fondée sur la race, la couleur, le sexe, la grossesse, l'orientation sexuelle, l'état civil, l'âge sauf dans la mesure prévue par la loi, la religion, les convictions politiques, la langue, l'origine ethnique ou nationale, la condition sociale, le handicap ou l'utilisation d'un moyen pour pallier ce handicap (art. 10).

En juin 2004, le projet de loi 56 est déposé. Ce dernier modifie la Loi assurant l'exercice des droits des personnes handicapées (loi 9) en Loi assurant l'exercice des droits des personnes handicapées en vue de leur intégration scolaire, professionnelle et sociale. Ce projet propose de nouveaux moyens légaux et un renforcement des rôles de l'Office des personnes handicapées adaptés aux réalités actuelles et destinés à faire progresser l'intégration. À la suite de l'adoption de cette loi, la politique *À part égale* est mise à jour et devient, en juin 2009, *À part entière : pour un véritable exercice du droit à l'égalité*. Interpellant tous les secteurs de l'action gouvernementale, elle est la première du genre à être adoptée au Québec.

Cette politique constitue, avec la Loi assurant l'exercice des droits des personnes handicapées en vue de leur intégration scolaire, professionnelle et sociale, une assise solide pour orienter l'action gouvernementale à l'égard des personnes handicapées et de leur famille.

CHAPITRE 2

Les connaissances actuelles sur la déficience intellectuelle

« La science trouve plus facilement des remèdes que des réponses. »

JEAN ROSTAND, *Inquiétudes d'un biologiste*

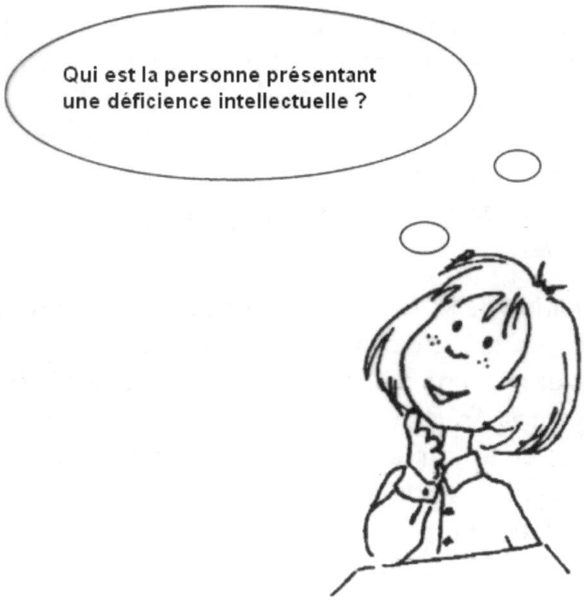

Essayons de nous mettre à la place de la personne qui a une déficience intellectuelle. Imaginons ce que peut être la vie d'une personne « différente », de quelqu'un pour qui l'adaptation nécessite un effort à sa limite maximale. Naturellement, vous n'êtes pas cette personne et vous ne pouvez savoir exactement ce qu'est le monde dans lequel elle vit ni la façon dont elle le voit. Cependant, en la côtoyant, au fur et à mesure que vous gagnez son amitié, cela peut vous aider à prendre conscience de vos propres sentiments de pitié, de condescendance ou même de sympathie malencontreuse. Ce deuxième chapitre rassemble l'essentiel des connaissances qui nous aideront ensuite à mieux comprendre la personne ayant une déficience intellectuelle. Après avoir défini le terme « déficience intellectuelle », nous verrons le diagnostic et ses limites. Nous aborderons ensuite les principales causes de la déficience intellectuelle, soit : les facteurs génétiques et biologiques et les causes psycho-socio-économiques. Enfin, nous verrons quels sont les niveaux de prévention généralement reconnus en déficience intellectuelle.

2.1 DÉFINITION DE LA DÉFICIENCE INTELLECTUELLE

Pour décrire la personne déficiente intellectuelle, il est facile d'utiliser des termes vagues et abstraits et d'oublier qu'on parle d'un état qui afflige des individus. Une définition ne trouve son utilité que si elle sert à préciser les écarts d'un problème ou d'un état par rapport à un autre jugé normal. Ainsi, dans notre société, nous jugeons normales certaines manières d'apprendre et de se comporter et nous nous en servons pour établir ou fixer la norme.

La définition de la déficience intellectuelle dépend donc, pour une bonne part, de ce qui est considéré comme normal pour une société donnée. Par exemple, une personne qui vit dans une société qui accorde peu d'importance aux réalisations intellectuelles ou aux aptitudes sociales complexes peut être en mesure de se comporter d'une façon utile et « normale » malgré des aptitudes intellectuelles moindres. Dans notre société dite évoluée, il est évident que les aptitudes intellectuelles, celles qui servent à manier des concepts abstraits et à faire face à des rapports et à des cadres sociaux compliqués et variés sont des critères importants. Cela signifie qu'une personne dont les facultés intellectuelles sont atteintes sera considérée comme anormale ou hors des normes et qu'elle sera généralement tenue à l'écart du courant directeur de la vie de la collectivité.

La dernière définition (2003) de l'American Association on Mental Retardation (AAMR) est basée sur un modèle fonctionnel : elle tient compte de la façon dont les personnes fonctionnent dans leur environnement.

> La personne présentant une déficience intellectuelle se caractérise par des limitations significatives du fonctionnement intellectuel et du comportement adaptatif. Cette incapacité se manifeste dans les habiletés conceptuelles, sociales et pratiques et survient avant l'âge de 18 ans.

Selon cette définition, trois éléments doivent être présents pour établir un diagnostic de déficience intellectuelle : des limitations significatives du fonctionnement intellectuel associées à des limitations significatives du comportement adaptatif et apparaissant durant la période de développement. L'AAMR formule cinq postulats relatifs à sa définition :

1) les limitations dans le fonctionnement actuel doivent tenir compte des environnements communautaires typiques du groupe d'âge de la personne et de son milieu culturel ;
2) une évaluation valide tient compte à la fois de la diversité culturelle et linguistique de la personne ainsi que des différences sur les plans sensorimoteur, comportemental et communicationnel ;
3) chez une même personne, les limitations coexistent souvent avec des forces ;
4) la description des limitations est importante, notamment pour déterminer le profil du soutien requis ;
5) si la personne reçoit un soutien adéquat et personnalisé pendant une période soutenue, son fonctionnement devrait s'améliorer.

La Fédération québécoise des centres de réadaptation en déficience intellectuelle (FQCRDI) (2003) apporte à la définition de l'AAMR un autre aspect au sujet de l'enfant ayant un retard de développement :

> On retrouve également l'enfant identifié comme ayant un retard global de développement. Celui-ci a moins de six ans et par rapport à son âge

chronologique, il a un retard significatif dans plusieurs sphères de son développement, soit au niveau de la motricité, de la cognition, du développement socio-émotionnel, de la communication et de l'autonomie. Souvent, ce retard est un signe précurseur d'une déficience intellectuelle qui pourra être confirmée après l'âge de six ans.

Bien des gens ne voient pas très bien, avec raison d'ailleurs, la différence entre déficience intellectuelle et maladie mentale, car la distinction n'est pas toujours évidente, d'autant plus qu'il arrive qu'une personne ayant une déficience intellectuelle puisse aussi être mentalement malade.

La déficience intellectuelle est un état et non une maladie. La maladie mentale affecte le comportement des gens ; leur façon de ressentir et d'agir diffère de leur manière de se comporter ou d'agir avant que la maladie ne les frappe. Les malades mentaux peuvent souffrir de perturbations affectives, mais cette situation n'est aucunement reliée à leur intelligence.

Dans le cas de la personne souffrant de maladie mentale, disons qu'elle est tellement absorbée par son bouleversement interne qu'il lui est impossible d'utiliser de façon efficace ses ressources intellectuelles. La différence avec la personne déficiente intellectuelle, c'est qu'elle ne manque pas d'intelligence, mais qu'elle ne peut pas s'en servir pour l'occasion. Et ce comportement est normal : pensons aux moments où nous sommes bouleversés par des événements qui nous touchent. Nos études ou notre travail en souffrent-ils ? Pouvons-nous penser aussi clairement que d'habitude ? Il est aussi important de faire une différence entre une déficience intellectuelle et le syndrome de l'autisme. Le tableau 2.1 démontre la différence entre l'autisme et la déficience intellectuelle.

TABLEAU 2.1

L'autisme et la déficience intellectuelle

Autisme	Déficience intellectuelle
Profil de développement très irrégulier (moteur-cognitif).	Profil de développement plus régulier.
Hypersélectivité des stimuli.	Peu de présence d'hypersélectivité.
Difficulté majeure de la communication verbale et non verbale (gestes-mimiques-paroles).	Peu de difficulté majeure de la communication verbale et non verbale.
Incapacité d'établir des relations sociales.	Aime en général les contacts sociaux.

2.2 LES STATISTIQUES ET LES FRÉQUENCES

Au Québec, le nombre exact de personnes présentant une déficience intellectuelle est difficile à obtenir, et ce, pour plusieurs raisons. Quatre-vingt pourcent des personnes ayant une déficience intellectuelle ont une déficience intellectuelle légère ; elles peuvent donc fonctionner convenablement dans la communauté sans exiger une intervention particulière de l'État qui, habituellement, regroupe les données statistiques sur la clientèle pour laquelle il intervient. De plus, la déficience intellectuelle légère ne se constate bien souvent que lors de la rentrée scolaire de l'enfant, contrairement aux déficiences moyennes, sévères et profondes qui sont diagnostiquées à la naissance.

Le ministère de la Santé et des Services sociaux estime que 3 % de la population québécoise présente une déficience intellectuelle, soit environ 200 000 personnes, dont 35 000 ont besoin de services spécialisés. Selon l'estimation de la FQCRDI, 23 814 personnes ayant une déficience intellectuelle étaient inscrites dans les services des CRDI en 2005.

D'après les statistiques de l'OPHQ, il y a, au Québec, 227 200 personnes présentant une déficience intellectuelle : 88 %, une déficience légère ; 7 %, une déficience moyenne ; 5 %, une déficience sévère à profonde ; 80 % sont des adultes et le nombre d'hommes et de femmes est équivalent (2009).

En France, selon le psychologue Denis Vaginay (2007), les personnes ayant une déficience intellectuelle profonde ou sévère ne représentent que 5 %, les déficiences intellectuelles moyennes, 7 % et les déficiences intellectuelles légères, 88 % de la population.

Selon les statistiques de l'Union nationale des associations de parents et amis de personnes, la France compterait 700 000 personnes ayant une déficience intellectuelle.

La neurologue Éveline Pannetier (2009) souligne qu'au moins 40 % des déficiences intellectuelles n'ont pas de cause connue ; dans le cas des déficiences intellectuelles graves, ce chiffre diminue à 25 %. Les causes connues sont :

- Chromosomes et autosomes 22 %
- Environnement 20 %
- Infection 5 %
- Sexe et hérédité 3 %

Sur les 250 syndromes catalogués, les seuls qui permettent d'établir un diagnostic précis à la naissance sont ceux qui s'accompagnent d'une morphologie particulière comme dans le cas de la trisomie 21, le syndrome de Cornelia de Lange et le Rubinstein-Taybi.

Une étude menée conjointement par les autorités scolaires, municipales et médicales en Écosse a donné des résultats assez surprenants. Ainsi, pour la période de 1956 à 1966, sur 10 000 naissances enregistrées, 1,2 pour 1 000 enfants de 4 ans et moins étaient apparemment déficients ; à 14 ans, il y avait 25,6 adolescents pour 1 000 ; des personnes de plus de 50 ans, il n'en restait que 4,9 pour 1 000. Des études similaires ont été faites en Scandinavie et à New York, où sensiblement les mêmes chiffres ont été obtenus. Il faut noter que la courbe des décès dans la population déficiente pour ces études est comparable à celle des gens normaux.

2.3 LES THÉORIES ET LES CONCEPTS SUR LA NOTION DE L'INTELLIGENCE

L'intelligence est un édifice extrêmement complexe et fragile et il est, par conséquent, très ardu de dissocier le concept de déficience intellectuelle de celui, plus général, de l'intelligence. Pour comprendre l'approche cognitive de la déficience intellectuelle, cela exige de se référer aux théories de l'intelligence.

La mesure de l'intelligence a une très longue histoire qui remonte au début du XXe siècle avec les travaux marquants d'Alfred Binet. Celui-ci a apporté une importante contribution à la psychologie, particulièrement à la compréhension de l'intelligence et du développement de la mémoire. Il a proposé une échelle métrique destinée à évaluer l'intelligence des individus. Il reliait l'intelligence à des facteurs comme l'attention, la faculté d'adaptation à la tâche, la mémoire et le jugement. Il proposait aussi quatre types d'opération dans la résolution d'un problème : la définition du but, la compréhension des données, la recherche d'une solution et l'autocritique.

Par ses travaux, Jean Piaget a approfondi l'analyse du fonctionnement cognitif faite par Binet. Il a décrit pour la première fois **les stades de développement cognitif de l'enfant**. Chaque stade est divisé en sous-stades. Chaque enfant passe par quatre stades dont chacun conditionne le suivant. Ce sont : le stade sensorimoteur, le stade préopératoire, le stade des opérations concrètes et le stade de l'intelligence formelle. Regardons-les en détail.

Le stade sensorimoteur (de 0 à 2 ans)

Au début, l'intelligence est essentiellement pratique. Elle permet à l'enfant d'organiser le réel selon un ensemble de structures spatiotemporelles et causales.

L'enfant, à ce stade, ne possède ni langage ni fonction symbolique. Les constructions s'effectuent en s'appuyant exclusivement sur des perceptions et des mouvements, autrement dit par une coordination sensorimotrice des actions sans que n'interviennent ni la représentation ni la pensée.

L'un des apprentissages essentiels au cours de cette période est celui de la compréhension de la permanence des objets. Comment l'enfant se représente-t-il ceux qu'il ne voit plus ? Pour Jean Piaget, il se rend compte de leur permanence par stades successifs : il fait référence à 6 sous-stades.

1er sous-stade (de 0 à 2 mois)

À la naissance, la vie mentale se réduit aux pulsions primaires, c'est-à-dire aux coordinations sensorielles et motrices, telle la nutrition. Le nouveau-né assimile une partie de son univers à la succion. Il n'a aucune réaction à la suite de la disparition d'un objet, car la pulsion est d'abord un automatisme de répétition.

2e sous-stade (de 2 à 4 mois)

Le bébé commence à saisir ce qu'il voit et cette capacité de préhension puis de manipulation décuple son pouvoir de former des habitudes nouvelles. Il a une réaction émotionnelle (pleurs, cris, etc.) à la disparition de l'objet, mais il n'entreprend aucune recherche. L'absence de satisfaction (objet) produit un déplaisir, mais aucune action n'est encore enclenchée.

3e sous-stade (de 4 à 8 mois)

L'enfant acquiert la permanence pratique et il revient au jouet qu'il a laissé. Par contre, si on recouvre l'objet d'une couverture, il ne le cherche pas, sauf si c'est lui qui l'a mis dessous (ou s'il en voit une partie).

4e sous-stade (de 8 à 12 mois)

L'enfant recherche systématiquement l'objet. Cependant, sa représentation de ce dernier n'est pas encore parfaite.

5e sous-stade (de 12 à 18 mois)

L'enfant résout le problème du stade précédent tant que les déplacements de l'objet sont visibles. S'ils sont invisibles (par exemple, on met l'objet dans une main, puis sans qu'il ne le voit, on le glisse sous un coussin), l'enfant recherche l'objet dans la main et il ne cherche pas ailleurs.

6e sous-stade (de 18 à 24 mois)

L'enfant est capable de retrouver l'objet même si les déplacements sont invisibles. Au stade sensorimoteur correspond une série de sentiments élémentaires, ou affects perceptifs, liés aux modalités de l'activité propre : l'agréable, le désagréable, le plaisir, la douleur, etc.

La fin du stade sensorimoteur est marquée par l'accès à la fonction symbolique.

Le stade préopératoire (de 2 à 6 ans)

Lorsqu'il acquiert la fonction symbolique, l'enfant est capable de se représenter des objets et des situations non directement perceptibles à l'aide de signes (mots) ou de symboles (dessin). On sait que la fonction symbolique est acquise lorsqu'on observe chez l'enfant cinq types de conduites : l'imitation, le jeu symbolique, le dessin, l'image mentale et le langage.

Au début de cette période, l'enfant maîtrise les notions d'espace, de temps et de fonction symbolique. Bien que généralement acquises lors du stade précédent, elles sont alors plus assurées.

La permanence de l'objet est aussi totalement acquise, car l'enfant peut se représenter son existence sans que celui-ci ne soit présent.

Cette période est surtout marquée par diverses acquisitions. En premier lieu, l'enfant développe fortement ses capacités langagières. Il est capable peu à peu de dialoguer. Par ailleurs, c'est aussi durant cette période que se forme la notion de quantité.

L'enfant, à ce stade, vit dans la contradiction, au sens où il peut affirmer une chose et son contraire immédiatement après sans que cela ne le gêne. Dans le cadre des opérations logiques, il commence à être capable de classer ou de sérier des objets, mais sans notion de réversibilité.

Le stade des opérations concrètes (de 6 à 11 ans)

L'enfant devient capable de coopération parce qu'il ne confond plus son point de vue et celui des autres ; il les dissocie pour les coordonner. Les discussions deviennent possibles et le langage égocentrique disparaît. Il pense avant d'agir et commence ainsi à conquérir la conduite difficile de la réflexion. Pendant cette période, il construit une structure intellectuelle lui permettant d'effectuer des opérations mentales de façon logique. Une acquisition importante est celle de l'invariance de certaines qualités des objets en dépit de transformations qu'on leur fait subir (à quantité de matière égale, une boule de pâte à modeler garde un poids invariant même si on le fait changer de forme).

Le stade de l'intelligence formelle (de 11 à 16 ans)

Cette période est celle de l'adolescence. L'adolescent va mettre en place les schèmes définitifs qu'il utilisera tout au long de sa vie. Alors que l'enfant, jusqu'alors, ne pouvait raisonner que sur du concret, l'adolescent peut maintenant établir des hypothèses. Vers l'âge de 11 ans, il ne peut plus se contenter d'une logique concrète et il commence à ressentir le besoin d'établir des hypothèses, des raisonnements hypothético-déductifs (du type si... alors) pour mieux appréhender le monde. L'accès à la logique formelle est la dernière étape d'un processus qui débute dès la naissance.

Plusieurs scientifiques, dont Howard Gardner (2006) et Reuven Feuerstein *et al.* (1980), ont fait mention de caractéristiques ou de formes d'intelligence. Pour eux, il n'existe pas une seule et même intelligence capable d'affronter toutes les situations, mais il y a des intelligences variées, plus ou moins aptes à résoudre chaque situation. Regardons en détail les différentes formes.

TABLEAU 2.2

Le développement cognitif selon Jean Piaget

Stades	Piaget	Niveaux scolaires et âges
Petite enfance	sensorimoteur 0-2 ans préopératoire 2-7 ans	maternelle / début du primaire 6-7 ans
Enfance	opérationnel-concret 7-12 ans	à partir de la 3e année du primaire 8-10/11 ans
Préadolescence	opérationnel-formel 12 ans et plus	fin du primaire / début du secondaire 11-14 ans
Adolescence	*idem*	secondaire / collégial 15-18 ans

L'intelligence abstraite

L'intelligence abstraite utilise des concepts, par raisonnement et déduction logique ; c'est une activité symbolique pure, par exemple les mathématiques. Dans l'intelligence abstraite sont répertoriées :

- l'intelligence logique appelée aussi le raisonnement ;
- l'intelligence verbale, incluant la compréhension du langage et l'étendue du vocabulaire ;
- l'intelligence spatiale, liée aux formes dans l'espace, permet de reproduire nos idées ou tout simplement ce que l'on a vu (dessin, peinture) ;
- l'intelligence relative à l'imagination (être capable de penser à des choses nouvelles ; partir d'un objet et le faire évoluer vers diverses représentations).

L'intelligence intuitive

L'intelligence intuitive permet de prendre des décisions plus rapidement et de s'adapter aux changements ; elle regroupe l'intelligence sociale, l'intelligence émotionnelle et l'intelligence pratique.

- *L'intelligence sociale*

Elle se manifeste dans les relations sociales. Elle représente la capacité à comprendre les émotions et les attitudes des autres envers soi. C'est l'aptitude qu'a la personne à utiliser son environnement social.

- *L'intelligence émotionnelle*

L'intelligence émotionnelle est l'aptitude qu'a la personne à percevoir ses émotions et à établir des rapports harmonieux avec les autres. Les capacités émotionnelles et sociales sont :

- être conscient de soi ;
- se comprendre et s'exprimer ;
- être conscient des autres, les comprendre, entretenir des rapports avec eux et faire preuve d'empathie ;
- faire face à des émotions fortes, avoir une maîtrise de soi, s'adapter au changement et régler des problèmes de nature sociale et personnelle.

- *L'intelligence pratique*

L'intelligence pratique, liée à des situations, est celle du « bricoleur astucieux, créateur du patenteux ». Si elle a un rapport avec l'intelligence logique, elle reste néanmoins différente.

En résumé, **l'intelligence est une faculté qui permet à l'être humain d'apprendre, de connaître, d'utiliser son savoir, de créer et de s'adapter au monde et à son environ-**

nement. De ce postulat, l'évaluation d'une personne ayant une déficience intellectuelle devrait reposer sur l'appréciation des :

- savoir-apprendre = le savoir = le cognitif
- savoir-dire = le savoir-être = le social = l'affectif
- savoir-faire = l'aspect moteur

2.4 L'ÉVALUATION DE LA DÉFICIENCE INTELLECTUELLE

Par le passé, on a eu tendance à se fier aux résultats du test évaluant le quotient intellectuel (QI) pour établir les catégories de déficience intellectuelle, de la déficience légère à la déficience profonde, comme l'illustre le tableau 2.3. Aujourd'hui, nous savons que le diagnostic psychologique d'une personne ayant une déficience intellectuelle ne peut se limiter aux seuls aspects cognitifs.

TABLEAU 2.3

Les catégories de déficiences intellectuelles

Déficiences	QI	%*
légère	75-50	88
moyenne	50-35	7
grave ou sévère	35-20	4
profonde	20-0	1

* Le pourcentage indique un rapport entre l'ensemble des personnes atteintes d'une déficience intellectuelle.

D'une part, une telle catégorisation est peu utile dans l'élaboration d'un plan d'intervention auprès d'une personne ayant une déficience intellectuelle, car elle ne fournit aucune information quant à ses capacités et ses caractéristiques. D'autre part, l'efficacité et la validité des tests mesurant le quotient intellectuel ont été remises en question pour de nombreuses raisons : la qualité du test, l'état dans lequel la personne se trouve lorsqu'elle le subit ; l'atmosphère de la pièce, la culture d'origine de cette personne, etc.

Il faut dire, de surcroît, qu'une personne est rarement désavantagée dans tous les domaines intellectuels et qu'elle réussira mieux dans certains que dans d'autres. Une simple évaluation peut donc fausser les données sur ses possibilités intellectuelles réelles.

Il faut se rappeler que du fait que les résultats des tests d'intelligence sont exprimés sous forme de nombres, leur précision apparente risque d'être trompeuse. Il faut également se rappeler qu'un adulte qui a 10 ans d'âge mental et 40 ans d'âge chronologique est très différent d'un enfant de 10 ans. Intellectuellement, il peut ne pas être en mesure de faire davantage qu'un enfant de 10 ans, mais il a 30 ans de plus d'expérience de la vie et, à cause de cela, ses conditionnements et sa maturité affective peuvent être très différents (Noyer et Kolb, 1966).

Pour le psychologue Samuel Gonzales-Puell (2009) : « Il y a peu à dire sur une personne déficiente intellectuelle en se basant uniquement sur le QI, car ce qui importe, c'est ce que la personne est capable de faire avec son QI et non pas le chiffre qui renvoie à un étalonnage. »

Chez l'enfant d'âge scolaire, la déficience intellectuelle se manifeste différemment selon son degré de sévérité.

Ainsi, on parlera de déficience intellectuelle légère chez l'enfant dont l'évaluation des fonctions cognitives révèle un fonctionnement significativement inférieur à la moyenne, accompagné d'une déficience du comportement adaptatif se manifestant graduellement pendant la période de croissance. Après avoir reçu une formation adéquate, il peut généralement, une fois adulte, mener une vie autonome (quotient de développement entre 50-55 et 70-75).

De même, on dira qu'un enfant présente une déficience intellectuelle de moyenne à sévère lorsque l'évaluation de ses fonctions cognitives révèle un fonctionnement nettement inférieur à la moyenne, accompagné de déficiences du comportement adaptatif se manifestant dès le début de la période de croissance. Une fois adulte, il devra vivre dans un milieu protégé, par exemple, un plateau de travail, une résidence de groupe ou un appartement surveillé (quotient de développement entre 20-25 et 50-55).

Chez l'enfant présentant une déficience intellectuelle profonde, l'évaluation de ses fonctions cognitives révèle un fonctionnement nettement inférieur à la moyenne, accompagné de déficiences du comportement adaptatif se manifestant dès le début de la période de croissance. La parole et le langage sont généralement inexistants ; la coordination physique et le développement sensoriel sont fortement atteints. Il présente parfois des incapacités physiques. Les acquisitions seront reliées aux notions de base de la vie courante, comme celle des automatismes : se moucher proprement, manger de façon convenable, etc. (quotient de développement inférieur à 25).

Enfin, on ne répétera jamais assez **qu'il faut utiliser ce genre de classification avec beaucoup de prudence** et dans le seul but d'adapter nos objectifs aux capacités réelles des personnes. Dans toute intervention, les règles à suivre consistent à voir les possibilités d'une personne plutôt que ses incapacités.

2.5 LE DIAGNOSTIC DE LA DÉFICIENCE INTELLECTUELLE

Il est possible de déceler assez tôt après la naissance certaines formes plus « visibles » de déficience, telles que les trisomies, qui ne sont pas nécessairement graves ; cependant, la déficience apparaît au fur et à mesure que l'enfant grandit. Plus la déficience intellectuelle est importante, plus vite on peut la diagnostiquer si l'on dispose des services appropriés et si la collectivité et la famille le permettent. Les jeunes parents et les médecins de famille connaissent bien les étapes normales du développement de l'enfant. S'il accuse un retard, une évaluation plus poussée peut conduire à un diagnostic de déficience. Souvent, on ne diagnostique nettement les enfants ayant une déficience intellectuelle, particulièrement ceux ayant une déficience intellectuelle légère, que lorsqu'ils commencent à fréquenter la garderie ou l'école et qu'ils sont en retard sur les autres (voir le tableau des étapes du développement de l'enfant de 0 à 6 ans à l'annexe I).

Le diagnostic a aussi ses limites du fait que d'autres états peuvent être confondus avec la déficience. Quelquefois, un enfant ayant une déficience auditive, visuelle ou physique grave peut sembler diminué intellectuellement. Un professionnel compétent, ayant une excellente connaissance pratique des tests, pourra réviser ce diagnostic incorrect.

Un enfant perturbé peut sembler avoir une déficience intellectuelle et, en fait, fonctionner à un niveau inférieur à ses possibilités. Des tests plus poussés pourront clarifier le problème.

Afin de confirmer un diagnostic de déficience intellectuelle, il faut évaluer le niveau intellectuel et les comportements adaptatifs de la personne.

Pour ce faire, les instruments les plus fréquemment utilisés au Québec sont le test Standford-Terman-Binet (1960), le test Wechsler (2003) et l'Adaptive Behavior Assessment System (2003). L'épreuve individuelle d'habileté mentale est produite en deux versions, l'une s'adressant aux enfants de 4 à 9 ans et l'autre, aux personnes de 10 à 86 ans (1989-1996) : les Bayley Scales of Infant Development (1993) et l'Échelle québécoise de comportements adaptatifs (1993).

Le test de Binet a d'abord servi de modèle à de nombreux psychologues. Il a ensuite été modifié en fonction de l'évolution des recherches et des expériences. Il a été profondément transformé par le psychologue Lewis Terman, de l'Université Leland, à Stanford. C'est pour cette raison que le nom du psychologue américain a été accolé à celui de Binet dans la dénomination du test, lequel mesure le niveau intellectuel de la personne.

Le quotient intellectuel (QI) est le rapport de l'âge « mental » à l'âge réel, multiplié par 100. Ainsi, un enfant de 10 ans montrant les mêmes résultats que la moyenne des enfants de 12 ans a « douze ans d'âge mental » et un QI de 120 = (12/10) x 100. Voici un autre exemple.

Âge mental (AM) 6 ans 3 mois = 75

Âge chronologique (AC) 8 ans 4 mois = 100

$$\frac{AM\ 75 \times 100}{AC = 100} = 75 \text{ de QI}$$

Note : les années sont comptabilisées en mois.

Les tests d'intelligence sont parfois peu ou pas très utiles dans les situations de déficience intellectuelle majeure. Il est alors souhaitable d'utiliser une échelle comme les Bayley Scales of Infant Development. Ce type d'outil permet d'établir un quotient de développement tout en identifiant les forces et les faiblesses de la personne ayant une déficience intellectuelle.

L'Échelle québécoise de comportements adaptatifs mesure le niveau d'adaptation sociale des personnes présentant un déficit intellectuel. Elle peut être utilisée par un éducateur spécialisé pour évaluer les sept paramètres suivants :

- l'autonomie ;
- les habiletés domestiques ;
- la santé et l'aspect sensorimoteur ;
- la communication ;
- les habiletés préscolaires et scolaires ;
- la socialisation ;
- les habiletés au travail.

Elle identifie aussi les comportements inadéquats, dérangeants (comportements stéréotypés, postures bizarres, etc.).

Certains établissements incluent dans leur batterie d'instruments d'évaluation l'Échelle de développement de Maurice Harvey (1984).

Pour être valide, un diagnostic de déficience intellectuelle doit être fondé sur les trois critères suivant :

- un fonctionnement intellectuel significativement sous la moyenne, c'est-à-dire inférieur à 70-75 ;
- des difficultés importantes du comportement adaptatif ;
- le tout se manifestant durant la période de croissance.

Il est important de cerner les forces et les faiblesses de la personne évaluée en regard de ses capacités cognitives. Ces composantes peuvent être très bénéfiques pour orienter la personne vers les services appropriés. L'évaluation ne devrait être effectuée que par des professionnels ayant une expertise relativement à l'évaluation de la personne ayant une déficience intellectuelle.

2.6 LES CAUSES DE LA DÉFICIENCE INTELLECTUELLE

Bien qu'il reste encore beaucoup de choses à apprendre sur les causes de la déficience intellectuelle, des études poussées en médecine, en biologie, en psychologie et en sociologie nous ont permis de réaliser des progrès considérables.

Beaucoup de nos préjugés envers la déficience intellectuelle sont liés à notre ignorance de ses origines. Ces attitudes sont un reliquat de l'époque moyenâgeuse où les gens croyaient que cet état résultait d'une sorte de châtiment de Dieu. Même de nos jours, des parents de jeunes enfants déficients intellectuels ont l'impression qu'ils ont été punis pour une faute qu'ils ont commise. D'autres se sentent terriblement coupables vis-à-vis de l'enfant et pensent qu'ils sont, d'une certaine manière, responsables de son état. Souvent, une personne peu sympathique peut renforcer ce genre d'attitude par des phrases comme : « Seuls les faibles ont des enfants déficients. » En fait, la déficience est un accident de la nature et elle n'est pas liée au caractère moral des parents ni à leur faiblesse. Dans la majorité des cas, la cause exacte est la plupart du temps inconnue. Cependant, parmi les origines connues qui affectent le plus grand nombre des personnes ayant une déficience moyenne ou une déficience profonde, trois retiennent notre attention :

- les facteurs génétiques ou héréditaires ;
- les aberrations biologiques apparaissant pendant la vie intra-utérine, lors de l'expulsion utérine et après l'expulsion utérine ;
- les facteurs psycho-socio-économiques, c'est-à-dire l'environnement qui, sans causer de lésions biologiques, influence le développement psychomoteur et intellectuel de l'enfant.

Ces trois éléments ont sûrement un rôle à jouer ensemble dans l'étiologie de la déficience intellectuelle et il serait très difficile de les dissocier complètement.

Ainsi, les facteurs familiaux, les accidents de grossesse, les maladies épidémiques et les facteurs génétiques sont des causes spécifiques de déficience intellectuelle qui sont malheureusement exacerbées par un contexte social souvent inadéquat. Il suffit de voir la différence entre un jeune trisomique qui, dès la naissance, a été reclus et un autre enfant ayant la même pathologie qui a été élevé sans aucune contrainte sociale. Il est donc certain que le contexte social est un facteur qui accentue ou diminue la déficience intellectuelle.

Par ailleurs, il semble que des perturbations au cours des premières semaines de développement intra-utérin auront des répercussions plus tard.

2.7 LES FACTEURS GÉNÉTIQUES, HÉRÉDITAIRES ET SPÉCIFIQUES

Par facteurs génétiques, il faut entendre une altération cellulaire, organique ou fonctionnelle de l'être humain due à une aberration génétique lors de la conception ou pendant les premières semaines de vie intra-utérine. Il est actuellement admis de distinguer, à l'intérieur de ces facteurs, des aberrations issues d'anomalies chromosomiques, des aberrations liées à des anomalies génétiques et, enfin, celles pour lesquelles un processus génétique est susceptible d'intervenir.

Avant d'aborder directement la description de ces altérations telles que les aberrations chromosomiques (chromosome sexuel) et autosomiques (trisomie 21), les aberrations génétiques spécifiques (phénylcétonurie), les aberrations biologiques et les causes psycho-socio-économiques, quelques remarques nous paraissent nécessaires.

Grâce à la découverte de la technique cytologique (1956), la génétique humaine a fait des progrès énormes. Les observations numérales des chromosomes de l'homme sont enfin réalisables.

Ces progrès ont abouti en particulier à des distinctions et à des descriptions de plus en plus précises. Avec les années, ces nouvelles technologies permettent des diagnostics fiables et de plus en plus précoces.

Enfin, les divers facteurs énumérés ci-après s'accompagnent généralement de déficience intellectuelle. Le degré de gravité de cette dernière est variable d'un syndrome à l'autre et, parfois, d'une personne à une autre à l'intérieur d'un même syndrome.

2.8 LES ABERRATIONS CHROMOSOMIQUES

Pour comprendre la cause de la trisomie 21, il faut connaître le processus de la conception. Le fœtus normal reçoit 46 chromosomes de ses parents : 23 chromosomes de la mère, par l'ovule, et 23 autres du père, par le spermatozoïde. Lors de la fécondation, les 46 chromosomes s'associent pour former les 23 paires du fœtus. Les chromosomes sont ordonnés en séries selon leur longueur et ils sont numérotés de 1 à 22, du plus grand au plus petit. La 23e paire est constituée des chromosomes sexuels XX chez la femme et XY chez l'homme.

L'œuf fécondé, c'est-à-dire la première cellule du fœtus, contient, par exemple, deux chromosomes 21. Cette première cellule se divise à son tour en deux nouvelles cellules, contenant chacune 46 chromosomes, dont deux chromosomes 21. Ce mécanisme de division se poursuit chaque fois qu'une cellule se divise en deux et les chromosomes aussi se divisent. Ce processus se prolonge durant toute la grossesse (figure 2.1).

Chaque paire de chromosomes contient des milliers de gènes. Un gène est un code chimique qui donne des instructions relativement à une caractéristique physique (taille, couleur des cheveux, etc.). Les chromosomes sont faits d'ADN, une longue molécule en spirale qui constitue le bagage héréditaire. Un gène, c'est un bout d'ADN.

FIGURE 2.1

Le processus de développement d'un bébé

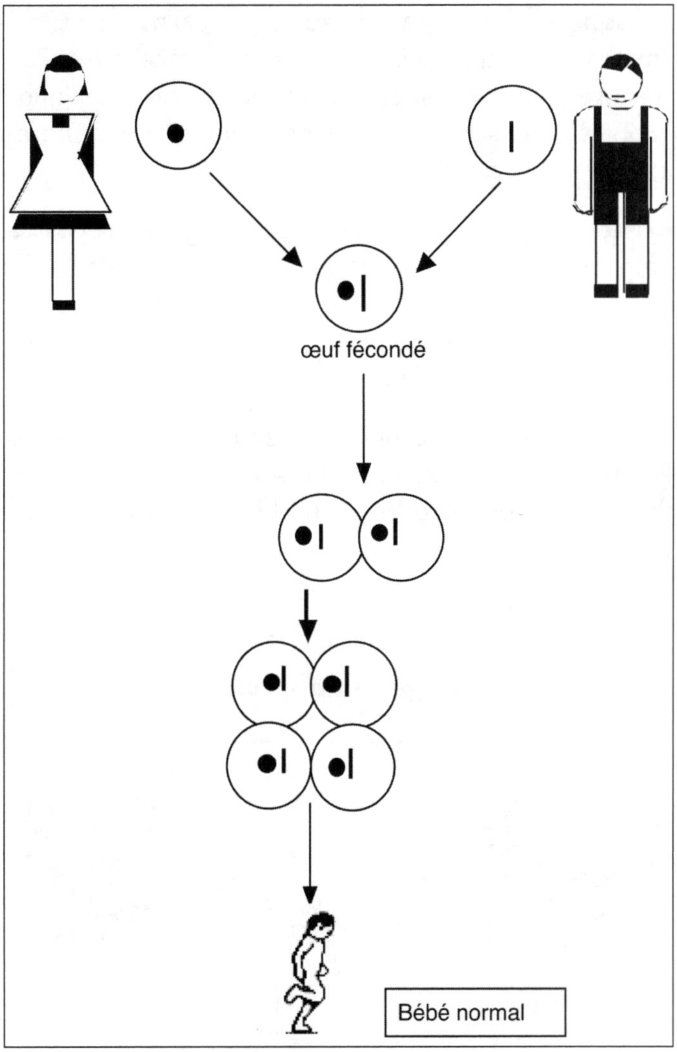

Toutes les caractéristiques physiques d'un enfant sont définies par les gènes que lui ont transmis ses parents. C'est son « héritage génétique ». Malheureusement, il peut arriver que dans celui-ci se trouvent des gènes défectueux. Ces derniers peuvent alors causer des affections que l'on nomme « maladies héréditaires ». Jusqu'à maintenant, près de 4 000 ont été identifiées à travers le monde.

On distingue deux grandes catégories parmi les maladies héréditaires : les maladies dominantes et les maladies récessives. Pour arriver à bien comprendre ce qui les différencie, il faut se rappeler que nous recevons deux copies de chacun de nos gènes, une de notre mère et l'une de notre père.

Il existe des gènes dominants et des gènes récessifs. Un gène dominant impose toujours ses instructions dès qu'il est présent et une seule copie suffit pour qu'il s'exprime. Un gène récessif ne peut pas imposer ses instructions s'il est présent en une seule copie et deux copies sont nécessaires pour qu'il s'exprime.

Un gène est appelé dominant lorsqu'à lui seul, il impose ses instructions et empêche l'autre gène d'imposer les siennes. Dans la figure 2.2, le gène « cheveux foncés » est dominant. Un gène dominant peut imposer ses instructions seul.

FIGURE 2.2

Le gène dominant

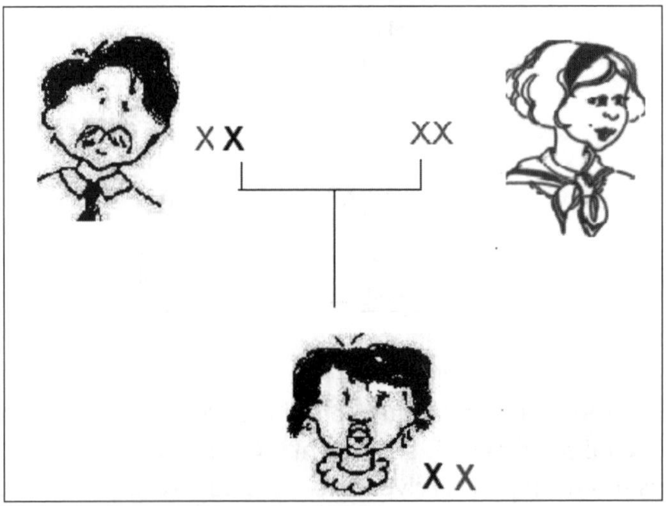

Un gène est appelé récessif lorsque deux copies doivent être présentes pour qu'il impose ses instructions. Dans la figure 2.3, le gène « cheveux pâles » est récessif. Un gène récessif ne peut imposer ses instructions seul.

FIGURE 2.3

Le gène récessif

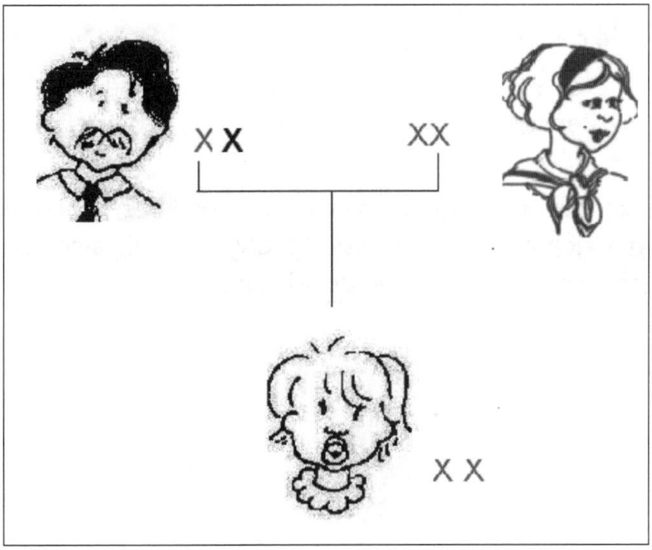

L'événement qui va provoquer l'apparition de la trisomie peut se produire au moment de la fécondation ou lors des premières divisions cellulaires. Ce qui survient, c'est une erreur dans la répartition des chromosomes. L'une des nouvelles cellules reçoit un chromosome 21 en trop, tandis qu'il en manque un à une autre. Toutes les paires se distribuent normalement, sauf la 21. L'enfant a donc 47 chromosomes au lieu de 46. Ainsi, il est trisomique dès sa conception et son développement cellulaire en fera un enfant plus ou moins atteint, selon la gravité de la déviation chromosomique.

Voici la description que donnait en 1983 le professeur Jérôme Lejeune à ses étudiants pour leur expliquer la trisomie.

S'il est possible de proposer une image simpliste, on peut prendre l'exemple d'un moteur d'automobile à quatre cylindres. L'adjonction d'une cinquième bougie, même totalement normale et fonctionnant parfaitement, ne peut nullement améliorer le moteur. Bien au contraire, il y a toutes les chances pour que les explosions qu'elle induira se produisent à contretemps et, donc, diminuent le rendement de la machine.

Dans le cas de la trisomie 21 :

- l'erreur est présente avant la fertilisation ou lors de la première division de la cellule (90 % des cas) (voir les figures 2.4a et 2.4b) ;
- l'erreur de distribution des chromosomes se produit lors de la deuxième ou de la troisième division cellulaire. La gravité des répercussions sur le développement cellulaire dépend du

FIGURE 2.4A

Le développement d'un bébé trisomique

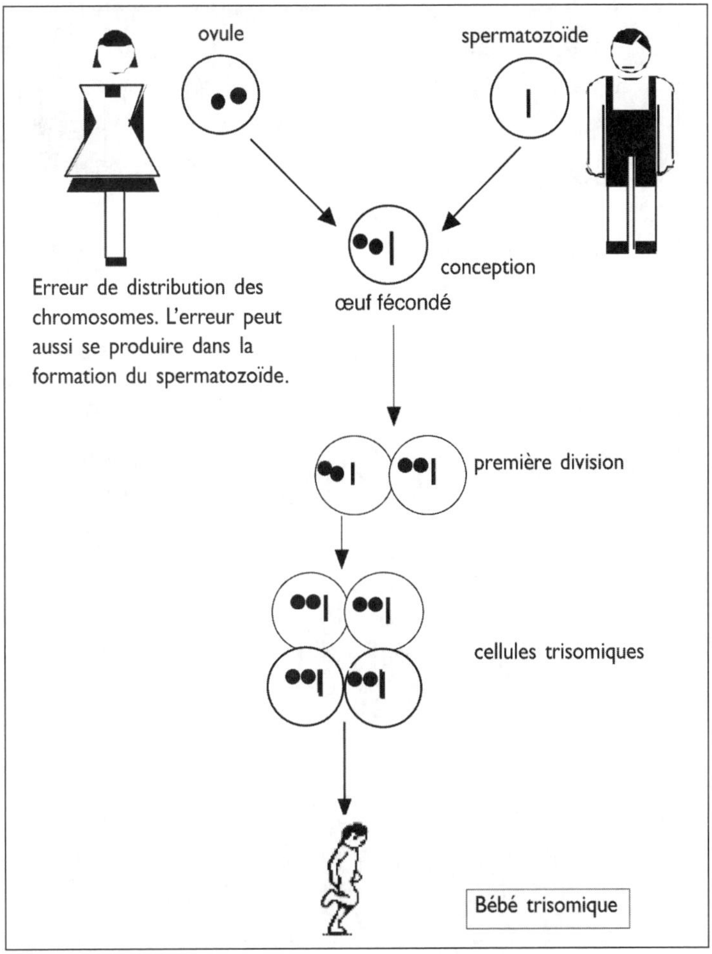

FIGURE 2.4B

Le développement d'un bébé trisomique

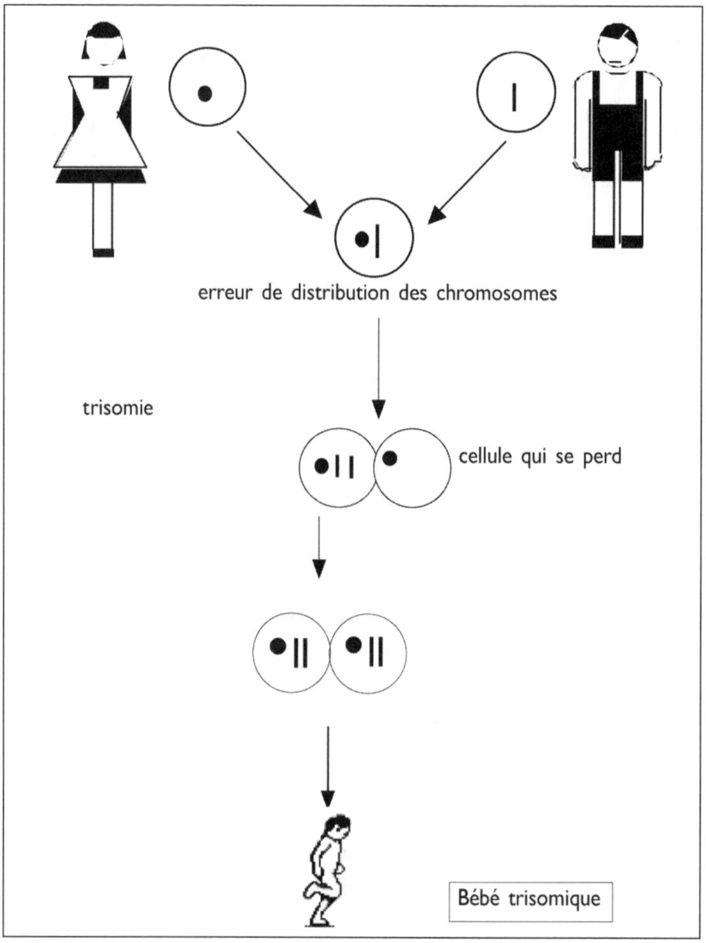

FIGURE 2.4C

Le développement d'un bébé trisomique (mosaïque)

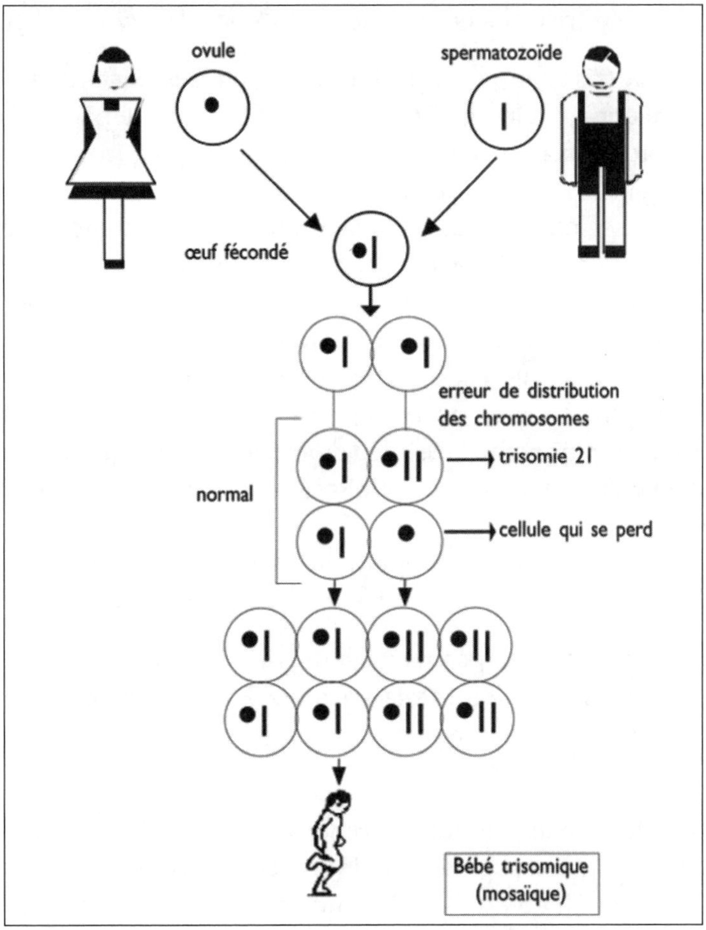

moment où se produit la division fautive. Le fœtus se développe alors avec un mélange de cellules normales de 46 chromosomes et de cellules anormales de 47 chromosomes. Ce mélange est appelé trisomie en mosaïque (5 % des cas) (voir la figure 2.4c).

Dans la trisomie par translocation, l'un des parents est porteur d'une translocation. Cela signifie que l'ensemble ou une partie d'un chromosome est attaché à une partie ou à la totalité d'un autre chromosome. L'exemple le plus fréquent est le suivant : le chromosome 21 et le chromosome 14 s'assemblent ; les cellules du fœtus vont donc contenir une paire de chromosomes 21 et le nouveau chromosome sera formé d'une partie d'un chromosome 21 et d'une partie d'un chromosome 14. Il en résulte que les cellules vont être constituées de trois chromosomes 21. Cette forme de trisomie est assez rare. Elle est plus fréquente chez les enfants trisomiques nés de parents jeunes. Il est important de la reconnaître, car elle comporte des risques de réapparition au sein d'une famille ayant déjà un enfant trisomique. En effet, dans un cas de translocation sur trois, l'anomalie est présente avant la fécondation (voir la figure 2.5). Nous regarderons en détail le développement psychomoteur de l'enfant trisomique dans le chapitre 3.

La découverte du premier syndrome directement associé à une anomalie chromosomique a été la trisomie 21 (syndrome de Down), en 1951, par le professeur Jérôme Lejeune. Depuis, maintes maladies ont été reconnues comme imputables à des anomalies chromosomiques.

Il faut faire la distinction entre les anomalies chromosomiques qui sont dues à un nombre supplémentaire de chromosomes, comme dans le cas de la trisomie 21, 18 et 13, et les anomalies chromosomiques qui sont dues à des pertes de fragment de chromosomes que l'on désigne sous le vocable de délétions et de microdélétions, comme dans les syndromes de Williams, de Prader-Willi, d'Angelman, de Smith-Magenis et de la maladie du cri-du-chat. Enfin, n'oublions pas les anomalies chromosomiques qui sont dues à des anomalies des chromosomes dits sexuels (X et Y), dont le syndrome de l'X-fragile est un exemple.

Les déficiences intellectuelles associées à ces anomalies sont nombreuses, alors nous nous attarderons aux syndromes les plus fréquents.

FIGURE 2.5

La formation d'un chromosome transloqué

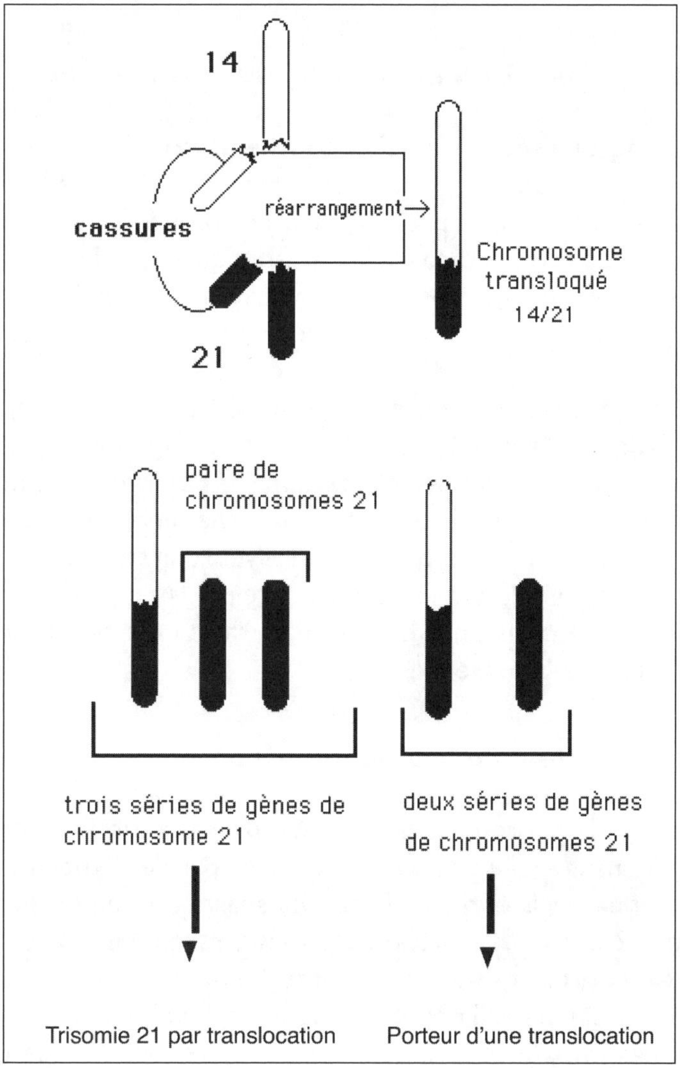

Le chapitre 3 portera une attention particulière au développement psychomoteur de l'enfant ayant une trisomie 21 en raison de sa grande fréquence dans les anomalies chromosomiques.

2.8.1 La trisomie 5 ou syndrome du cri-du-chat

Le syndrome du cri-du-chat touche environ un nouveau-né sur 50 000. Il a été découvert en 1963 par le généticien Jérôme Lejeune. Une délétion (cassure, perte d'un petit fragment) du bras court du chromosome 5 est à l'origine de cette anomalie chromosomique. La délétion 5p apparaît rarement en mosaïque et dans 20 % des cas, on a observé une translocation du 5e chromosome chez l'un des deux parents, le plus souvent chez la femme. On remarque une déficience intellectuelle de modérée à sévère. À cause d'une malformation du larynx, le bébé émet un cri monotone aigu et plaintif évoquant le miaulement d'un chaton, d'où son appellation. Ce cri est présent au cours des premières semaines de vie et il se modifie par la suite. Un visage circulaire, une petite bouche, une microcéphalie, une augmentation anormale de l'espace entre les yeux, un strabisme ainsi qu'une large base du nez complètent le diagnostic. Le poids est généralement petit à la naissance et la croissance est lente. La taille et le périmètre crânien restent inférieurs à la moyenne.

Le développement psychomoteur

Pendant la petite enfance, le bébé présente de l'hypotonie, mais elle disparaît ensuite. Elle peut être remplacée par de l'hypertonie accompagnée de réflexes vifs et d'une démarche spastique. La position assise se produit vers 2 ans et la marche autonome, rarement avant 4 ans. Les troubles de la coordination sont constants. Le langage reste le plus souvent réduit à quelques mots et il n'apparaît pas avant 4 ou 5 ans. Certains enfants ne parlent pas, mais ils peuvent se faire comprendre à l'aide de gestes, d'images ou de pictogrammes. L'enfant est généralement sociable, attachant et joyeux. Parfois, on remarque chez lui de l'hyperactivité et des comportements d'automutilation.

Les problèmes médicaux les plus fréquents au cours de l'enfance sont les infections des voies respiratoires, les otites et les constipations.

Les scolioses sont relativement fréquentes après l'âge de 8 ans ainsi que les malformations des pieds. On peut observer des handicaps visuels comme du strabisme ou des cataractes. De plus, on observe souvent des problèmes d'alimentation (régurgitations).

Une intervention précoce concernant le développement psychomoteur et la communication permet d'améliorer le pronostic d'une façon significative.

2.8.2 La trisomie 7 ou syndrome de Williams-Beuren

Les caractéristiques de la trisomie 7 ont été décrites par le Néo-Zélandais J.C.P. Williams en 1961 et par l'Allemand A.J. Beuren en 1962. Le syndrome de Williams-Beuren est un trouble métabolique congénital. Il est attribué à la perte d'une petite partie du chromosome 7 (microdélétion). Il s'agit d'un accident génétique non héréditaire. Sa fréquence est de l'ordre de 1 sur 20 000 naissances (Carlier et Ayoun, 2007).

Les enfants ayant le syndrome de Williams-Beuren présentent une dysmorphie du visage bien particulière que l'on désigne parfois sous le nom d'« elfe » ou de « lutin ». Les caractéristiques les plus fréquentes sont les suivantes : yeux écartés, iris étoilé, grande bouche, front élargi, nez retroussé, joues proéminentes, menton fuyant, dentition anormale et voix rauque. Les recherches médicales soulignent des malformations cardiaques et plusieurs types d'anomalies neurologiques, en particulier une anomalie du corps calleux et une hypersensibilité sensorielle, ainsi qu'une déficience intellectuelle de légère à moyenne.

Le développement psychomoteur

Pendant les premiers mois, le bébé a quelques difficultés à s'alimenter. Il est perturbé et il pleure fréquemment de façon ininterrompue. Les bruits habituels de son entourage semblent le perturber anormalement. Il présente souvent des troubles d'équilibre et un retard de croissance. La première année est habituellement marquée par des troubles digestifs.

Le langage est généralement acquis vers l'âge de 3 ans. Il est riche, bien formé et accompagné d'une bonne mémoire auditive. La marche débute vers 24-26 mois. L'enfant présente souvent des troubles de tonicité et de coordination visuo-motrice ainsi que des tremblements qui apparaissent surtout en période de stress. Il est décrit comme étant très sociable et empathique.

Les jeux qui demandent la connaissance et la maîtrise de notions spatiales ou de la structuration de l'espace (assembler les parties d'un objet de façon cohérente) sont souvent irréalisables. La notion de latéralité est acquise beaucoup plus tardivement et l'apprentissage de l'écriture est fréquemment ardu à cause d'une motricité fine altérée. Un trouble d'attention et de concentration est couramment présent.

À l'adolescence, l'enfant prend de plus en plus conscience de son handicap. Il devient hypersensible et très anxieux. Certains jeunes souffrent de difficultés relationnelles et manifestent parfois des troubles du comportement qui occasionnent des problèmes d'adaptation sociale. Ces adolescents ont un fonctionnement cognitif bien spécifique à eux, ce qui demande une approche pédagogique individuelle de la part des intervenants.

2.8.3 La trisomie 9 en mosaïque (T9M)

La trisomie T9M est la conséquence d'une copie supplémentaire du chromosome 9 sur quelques-unes des cellules du corps seulement. C'est ce qu'on appelle le syndrome de la trisomie 9 en mosaïque. Les fœtus atteints de trisomie 9 complète (T9) arrivent très rarement à terme, ils décèdent *in utero*. Toutefois, les personnes présentant la trisomie 9 en mosaïque peuvent vivre comme celles ayant une trisomie 21. Leurs caractéristiques physiques sont une microcéphalie légère accompagnée d'une dysmorphie du visage. On remarque un front aplati, une arête du nez large et proéminente, de courts doigts et des oreilles proéminentes. Parfois, une déformation de la voûte palatine peut rendre l'alimentation plus difficile et retarder le langage. On souligne aussi des anomalies oculaires.

Le développement psychomoteur

Pendant la petite enfance, le bébé présente un retard de croissance et une déficience intellectuelle moyenne à sévère. Il s'assoit généralement vers l'âge de 17 mois et il marche en donnant la main vers l'âge de 31 mois. Il marche seul vers l'âge de 5 ans.

Ces enfants parlent plus tardivement. Cependant, ils sont capables d'utiliser d'autres moyens que la parole pour se faire comprendre, comme les pictogrammes ou les signes. Ils ont parfois des lésions cardiaques congénitales. Les luxations des hanches et les pieds bots (pieds talus) sont fréquents. Leur hyperlaxité articulaire importante et leur faible tonus musculaire requièrent des services de physiothérapie. Enfin, les problèmes de vision sont fréquents.

Ces enfants ont un bon comportement social et ils sont généralement affectueux. La plupart ont besoin de soutien dans leurs apprentissages. Une prise en charge précoce est nécessaire.

2.8.4 La trisomie 13 ou syndrome de Patau

La trisomie 13 est aussi appelée syndrome de Patau en relation avec le docteur K. Patau qui en 1960 a fait la relation entre certains signes cliniques récurrents et la présence d'un chromosome 13 supplémentaire. La trisomie 13 peut aussi résulter d'une copie supplémentaire du chromosome 13 sur quelques-unes des cellules du corps seulement. C'est ce qu'on appelle le syndrome de Patau en mosaïque. Sa fréquence est d'environ 1 sur 10 000 naissances (Pannetier, 2009).

Ce type de trisomie présente un fort taux de mortalité : 80 % à 90 % des fœtus atteints de trisomie 13 décèdent *in utero* et 50 % des bébés, pendant la première année. Mais on trouve dans la littérature médicale que des enfants ayant la trisomie 13 ont vécu jusqu'à l'âge de 12 ans et même jusqu'à l'âge adulte dans le cas de trisomies 13 en mosaïque n'ayant pas de malformation cérébrale majeure. Le pronostic de survie est plus favorable chez les filles que chez les garçons. Les enfants ayant la trisomie 13 portent des signes caractéristiques, dont voici les principaux.

À la naissance, ils ont souvent un poids inférieur à la moyenne et une petite tête (microcéphalie). Leurs yeux sont rapprochés et accompagnés de malformations. Parfois, leur nez et leurs narines sont plus ou moins bien développés. Cinquante pourcent d'entre eux ont une malformation du tube neural (spina bifida), laquelle peut être plus ou moins marquée. Généralement, les bébés ont une déformation de la voûte palatine. Leurs oreilles peuvent avoir une forme spéciale et être plus basses que la normale. Ces enfants ont d'importants problèmes d'audition. On constate aussi des lignes inhabituelles dans la paume de leurs mains ainsi que des doigts et des orteils supplémentaires. On trouve également des malformations du cœur, du squelette, du système digestif et des altérations du système nerveux.

Le développement psychomoteur

Pendant la petite enfance, le bébé présente un retard de croissance et une déficience intellectuelle sévère. Les complications médicales limitent son développement psychomoteur. Selon le professeur A. Verloes (2008), la majorité des enfants ayant une trisomie 13 non mosaïque n'acquièrent qu'une autonomie très réduite (la marche et le langage sont absents). La prise en charge médicale d'une la personne ayant une trisomie 13 est limitée aux soins de soutien et de confort. Un traitement chirurgical des diverses malformations ne modifie pas le pronostic de façon notable. Enfin, il est rare qu'un enfant ait tous les symptômes, mais il peut en présenter plusieurs.

2.8.5 La trisomie 17 ou syndrome de Smith-Magenis

La trisomie 17 ou syndrome de Smith-Magenis est une maladie chromosomique qui est due à une délétion partielle du chromosome 17. Dans la plupart des cas, la délétion survient accidentellement lors de la conception de l'enfant. La première description en a été faite en 1982 par les docteurs A. Smith et H. Magenis. Cette maladie affecte 1 enfant sur 25 000 et elle touche autant les filles que les garçons.

Le syndrome de Smith-Magenis se caractérise par une malformation faciale (petites joues, mâchoire proéminente, anomalies des oreilles), une petite taille, de petits doigts des mains et des pieds et une hypotonie précoce (troubles du tonus). Les autres caractéristiques souvent observées sont : une voix rauque, une cardiopathie congénitale, des anomalies rénales, une scoliose, des problèmes urinaires et visuels et des troubles majeurs du sommeil. Beaucoup d'enfants atteints ne dorment que quelques heures par nuit.

Le développement psychomoteur

Pendant la petite enfance, le bébé présente un retard de croissance et une déficience intellectuelle moyenne à sévère. L'enfant marche généralement vers l'âge de 18 à 24 mois et on remarque souvent une claudication et des problèmes de tonicité musculaire.

Les enfants parlent plus tardivement et présentent souvent des troubles de langage. Cependant, ils sont capables d'utiliser d'autres moyens que la parole pour se faire comprendre, comme les pictogrammes ou les signes. À l'adolescence, on peut voir s'installer d'importantes déformations rachidiennes.

Si certains enfants ne présentent pas de troubles du comportement, tous sont néanmoins touchés à divers degrés par l'autoagressivité (automutilation, comportements destructeurs, crises de colère prolongées). Ces comportements sont particulièrement difficiles à supporter pour les parents. Les enfants affectés semblent plus ou moins insensibles à la douleur. L'un des troubles de comportement le plus significatif observé chez eux est l'autoserrement (s'étreindre soi-même et se servir de ses propres mains en périodes d'excitation, d'agitation, de frustration ou de joie).

Les enfants qui ont le syndrome de Smith-Magenis ont besoin de soutien dans leurs apprentissages. Une prise en charge précoce est nécessaire.

2.8.6 La trisomie 18 ou syndrome d'Edwards

La trisomie 18 ou syndrome d'Edwards tient son nom du généticien anglais J.H. Edwards depuis 1960. C'est une maladie chromosomique provoquée par la présence d'un chromosome surnuméraire sur la 18e paire. Dans 10 % des cas, il s'agit d'une trisomie 18 en mosaïque. La fréquence du syndrome est de 1 sur 6 000 naissances (Pannetier, 2009). Les filles sont plus souvent atteintes que les garçons. La survie moyenne des bébés est de 3 mois chez le garçon et de 10 mois chez la fille. Un petit nombre de personnes ayant une trisomie 18 en mosaïque ont survécu jusqu'à l'âge de 20 ans.

Le bébé ayant une trisomie 18 a une physionomie particulière avec les caractéristiques suivantes : petit visage, occiput saillant, petite bouche, voûte palatine étroite, oreilles implantées plus bas que la normale et pavillons des oreilles plus pointus dans leur partie supérieure. Au niveau des membres supérieurs, on remarque des anomalies des mains : les poings sont fermés, l'index recouvre le troisième doigt et le cinquième doigt recouvre le quatrième. Aux membres inférieurs, on observe une luxation congénitale de la hanche. Des malformations des pieds (pieds bots) sont fréquentes. Enfin, des malformations cardiaques et d'autres anomalies sont souvent présentes aux poumons, aux reins, à l'intestin, etc.

Le développement psychomoteur

Pendant les premières semaines, le bébé éprouve des difficultés de succion. Dans la petite enfance, il présente un retard de croissance et une déficience intellectuelle sévère. Son hypotonie se transforme en hypertonie. On remarque aussi une faible réaction aux stimuli sensoriels. L'encadrement thérapeutique de la personne ayant une trisomie 18 est axé sur les soins de soutien et de confort. Un traitement chirurgical des malformations ne modifie pas le pronostic de façon notable.

2.8.7 Le syndrome de Prader-Willi (SPW)

C'est en 1956 que les professeurs A. Prader, H. Willi et A. Labhart ont décrit le syndrome de Prader-Willi (SPW). Ils étaient les premiers. Le SPW est une maladie génétique qui est due à la modification de certains gènes du chromosome 15, généralement d'origine paternelle. Sa fréquence est de 1 sur 10 000 à 1 sur 15 000, selon Pannetier (2009). Pendant la période de gestation (anténatale), certaines manifestations peuvent déjà être observées dont une diminution des mouvements du fœtus parfois accompagnée d'un excès de liquide amniotique. Sur le plan physique, on remarque les caractéristiques suivantes : une bouche éversée, un diamètre frontal étroit ainsi que des mains et des pieds plus petits que la moyenne.

Le développement psychomoteur

À la naissance, le bébé présente une diminution du tonus musculaire (hypotonie) et des troubles de succion et de déglutition entraînant des difficultés à se nourrir. Le jeune bébé a souvent des infections respiratoires liées à une faiblesse de ses muscles respiratoires et à des troubles du sommeil.

À deux ans, ses difficultés à se nourrir disparaissent, mais l'enfant a tendance à manger trop, ce qui contribue à une obésité maladive. Parfois, son hyperphagie est incontrôlable. En vieillissant, il peut développer toutes sortes de stratégies pour avoir accès à de la nourriture. Un régime alimentaire adapté est indispensable tout au long de la vie d'une telle personne. L'acquisition de la marche a lieu autour de 24 mois, mais la coordination est difficile, ce qui occasionne une certaine maladresse pour la réalisation d'activités de motricité fine ou d'équilibre. La fatigue musculaire est souvent présente lors d'activités physiques. Un retard de croissance dû à un déficit en hormone de croissance entraîne une petite taille. Des problèmes d'élocution et d'articulation sont fréquents (dysarthrie). Le développement sexuel est perturbé (hypogonadisme). L'enfant est très sensible à la douleur. Sur le plan cognitif, on note très souvent une déficience intellectuelle légère à moyenne, accompagnée de troubles d'apprentissage.

Des troubles de comportement apparaissent également avec une alternance entre des périodes de crises et des comportements adéquats. Ces manifestations peuvent prendre la forme d'accès de colère, de rigidité ou d'obsessions. Elles peuvent être brutales et difficiles à contrôler. Parfois, elles sont accompagnées de destruction des objets environnants. Les troubles de comportement sont souvent la conséquence de plusieurs facteurs : changement de routine, fatigue physique ou frustration devant le refus de nourriture. On remarque aussi que les enfants ont tendance à avoir des rituels, des comportements obsessionnels et des manies répétitives ; par exemple, faire la collection d'objets ou, parfois, de l'écholalie. La gravité des manifestations varie beaucoup d'un enfant à l'autre.

Les sources de stress doivent être neutralisées au maximum et les exigences adaptées aux capacités de l'enfant. Son intégration sociale dépend principalement de la maîtrise des troubles alimentaires et de comportement. Une éducation orthophonique est souhaitable durant les premières années pour corriger les troubles de langage. Une prise en charge précoce est nécessaire pour répondre aux divers problèmes qu'entraîne le syndrome SPW.

2.8.8 Le syndrome d'Angelman

Le syndrome d'Angelman a été identifié par H. Angelman en 1965. C'est une anomalie chromosomique (délation) du chromosome 15, généralement d'origine maternelle. La fréquence est de 1 sur 12 000 à 1 sur 20 000, selon Pannetier (2009). On remarque chez le bébé un visage distinctif : un occiput plat, un strabisme, une bouche large avec des dents espacées, une protrusion de la langue et un menton saillant.

Le développement psychomoteur

Le bébé présente une microcéphalie et un retard psychomoteur. Il a souvent de la difficulté à s'alimenter. Il marche généralement plus tardivement. Il a une démarche instable et parfois saccadée, due à un problème d'équilibre et de coordination, un peu comme une « marionnette ». Il souffre d'insomnie et les crises d'épilepsie sont fréquentes. Il a de temps en temps un manque de pigmentation, ce qui explique son teint plus pâle. Il est hyperactif et il s'excite à la moindre stimulation extérieure. Son hyperactivité s'accompagne de battements des mains. Il a une fascination pour l'eau et les aliments sucrés. Son langage est très peu développé (quelques mots). La grande majorité des enfants ne parlent pas, mais certains d'entre eux communiquent avec un langage non verbal dont des pictogrammes, des symboles, etc. Sur le pan cognitif, ils ont une déficience intellectuelle de modérée à sévère. Leur capacité d'attention est généralement très limitée. En termes de compréhension, ils saisissent des messages simples et usuels. On remarque chez eux un comportement caractérisé par une attitude joyeuse, des sourires et des rires très faciles, une tendresse et une constante bonne humeur.

Une prise en charge précoce est nécessaire pour répondre aux problèmes que rencontre l'enfant sur les plans de la communication et des apprentissages psychomoteurs.

2.8.9 Le syndrome de Rubinstein-Taybi

En 1963, les docteurs J.H. Rubinstein et H. Taybi ont identifié un syndrome dû à une anomalie chromosomique (délétion) se situant sur le chromosome 16. On estime sa fréquence à 1 naissance sur 100 000 à 125 000. Les caractéristiques physiques des enfants atteints du syndrome Rubinstein-Taybi sont particulières, car la morphologie de leur visage change pendant les premières années de leur vie. Entre 4 et 6 ans, leur visage est rond et symétrique. Ensuite, il s'allonge et se présente une légère asymétrie. Leurs yeux sont orientés vers le bas, leurs sourcils sont très épais et leurs cils sont longs. Leurs oreilles sont situées assez bas et elles ont parfois une forme anormale. On remarque une configuration spéciale des mains, de gros et larges pouces, de gros orteils, des anomalies oculaires et cardiaques et, parfois, une déformation de la dentition et du palais.

Le développement psychomoteur

Le nourrisson présente souvent des problèmes d'alimentation ; il boit peu et lentement. Ces problèmes sont parfois accompagnés de vomissements et il est sujet à de la constipation.

Tout petits, les enfants sont généralement calmes. Plus tard, ils deviennent très spontanés, gais, sociables et coopératifs. Ils apprennent à s'asseoir et à ramper vers l'âge de 1 à 2 ans et à marcher entre 2 et 4 ans. Leur démarche est souvent rigide. Des problèmes de coordination et de motricité fine se manifestent, lesquels entraînent des troubles d'apprentissage de la vie quotidienne (habillage, alimentation, hygiène).

L'apprentissage de la propreté est atteint vers l'âge de 5 ans. L'obésité est relativement fréquente chez les adolescents. La puberté et le développement sexuel se font, quant à eux, normalement.

L'enfant présente une déficience intellectuelle sévère. Ses premiers mots sont prononcés entre 2 et 4 ans, parfois plus tard. Cependant, il est capable d'utiliser d'autres moyens que la parole pour se faire comprendre, comme les dessins, les symboles, les pictogrammes ou les signes. Il a besoin d'un encadrement et d'une routine afin de réduire ses comportements inadaptés.

Les enfants qui ont le syndrome de Rubinstein-Taybi requièrent du soutien pour faire leur apprentissage. Une prise en charge précoce est nécessaire afin de répondre aux exigences de stimulation du langage et du développement psychomoteur.

2.8.10 Le syndrome de Cornelia de Lange

Ce syndrome, découvert en 1933, doit son nom à la pédiatre hollandaise Cornelia de Lange. C'est une maladie génétique liée à une anomalie chromosomique dont le ou les gènes en cause ne sont pas encore identifiés. Des recherches sont en cours pour ce faire.

Sa fréquence est de 1 sur 20 000 naissances ; les hommes et les femmes sont atteints en proportion égale. Il est possible de le détecter *in utero* lors d'une échographie.

La caractéristique le plus souvent observée est une dysmorphie faciale très reconnaissable aux signes suivants : petit périmètre crânien (microcéphalie), sourcils bien dessinés et fournis se joignant au milieu du front, longs cils, paupières tombantes, nez court et retroussé, lèvre supérieure longue et mince, bouche aux coins tombants, basse implantation des oreilles et déformation du palais (arqué et parfois fendu).

On observe de temps en temps d'autres anomalies : cou court, malformations des membres supérieurs et inférieurs, pilosité excessive, petite taille, irrégularités cardiaques, rénales, des voies urinaires, parfois, des organes génitaux, perturbations des sens (visuel, auditif). Vingt pourcent des enfants sont épileptiques.

Le développement psychomoteur

À la naissance, les bébés ont généralement un petit poids et une petite taille ainsi que des difficultés à téter. Ils présentent de l'hypertonie et des raideurs articulaires. Une anomalie de la phonation (cri faible ou aigu) et de l'audition occasionne des troubles du langage. Les problèmes d'alimentation sont habituellement importants durant les premières années et souvent aggravés par un reflux gastro-œsophagien.

Le développement intellectuel va de la déficience légère à moyenne. Les enfants ont ordinairement une bonne capacité d'organisation spatiale et de mémoire visuelle. Mais on remarque des difficultés dans le langage expressif et la communication verbale. Une approche de communication non verbale (pictogrammes, signes) est parfois nécessaire.

Des troubles du comportement peuvent être associés à ce syndrome. Certains comportements peuvent être similaires à ceux rencontrés dans l'autisme. Une prise en charge précoce est nécessaire pour répondre aux problèmes auxquels fait face l'enfant sur les plans de la communication et des apprentissages psychomoteurs.

2.8.11 La neurofibromatose de Recklinghausen de type I

La maladie de neurofibromatose de Recklinghausen de type I (NFI), du nom de F.D. de Von Recklinghausen qui l'a décrite en 1881, est une affection héréditaire à transmission autosomique. Elle est due à une anomalie du chromosome 17. Sa fréquence est de 1 sur 13 000 naissances. Les caractéristiques les plus particulières sont : des taches pigmentées sur la peau, appelées taches de café au lait, ainsi que de petites taches de rousseur ; des neurofibromes (petites masses de cellules sous ou sur la peau) ; de petites taches de rousseur dans l'iris de l'œil ; des anomalies squelettiques ; parfois, une perte auditive, un bourdonnement d'oreilles et des problèmes d'équilibre.

Le développement psychomoteur

Présentement, on ne peut prédire à la naissance si le bébé aura une forme légère du syndrome et s'il aura des complications plus sérieuses en vieillissant. La majorité des enfants atteints n'ont que des symptômes légers et ils mènent une vie normale.

Généralement, ils ont une intelligence conforme à la moyenne. On remarque, toutefois, que 40 % à 60 % d'entre eux ont des difficultés d'apprentissage (dyslexie, dyscalculie) et une déficience intellectuelle légère dans moins de 5 % des cas.

Les recherches médicales ont mis en relief de petites différences dans le fonctionnement cérébral, lesquelles peuvent affecter les capacités de concentration et d'attention. Les enfants peuvent aussi avoir des problèmes de mémoire, d'organisation, de coordination motrice et des difficultés visuo-spatiales (de repérage dans le temps et dans l'espace). Des troubles du langage écrit ou oral et des complications orthopédiques sont parfois présents. À l'adolescence, l'apparition d'une scoliose est fréquente.

Une prise en charge précoce est nécessaire pour répondre aux problèmes que rencontre l'enfant sur le plan des apprentissages scolaires et psychomoteurs.

2.8.12 La sclérose tubéreuse de Bourneville

La sclérose tubéreuse de Bourneville (STB) a été décrite pour la première fois en 1880 par le docteur D. Bourneville. Deux gènes sont particulièrement responsables de cette maladie génétique. Le premier est le *TSC1*, localisé sur le chromosome 9, et le second, le *TSC2*, localisé sur le chromosome 16. La STB affecte environ un enfant sur 10 000.

La maladie se traduit le plus souvent par les pathologies suivantes : anomalies du système nerveux (épilepsie) et développement de tumeurs bénignes qui peuvent toucher différents organes (reins, yeux, cœur, poumons). Son évolution est extrêmement variable d'une personne à l'autre.

Le développement psychomoteur

La STB se reconnaît à la présence simultanée de plusieurs signes cliniques tels qu'une dépigmentation caractéristique de la peau (taches blanches visibles dès la naissance), des convulsions (spasmes en flexion), un retard du développement psychomoteur et des troubles du comportement (hyperactivité, traits autistiques). Les crises d'épilepsie sont fréquentes et difficiles à contrôler dans 60 % des cas.

Chez le jeune enfant, la maladie s'accompagne de taches cutanées. Ce sont de petites tuméfactions arrondies, de couleur rouge-brunâtre, situées sur les joues, les ailes du nez et parfois le menton. Des plaques « peau de chagrin », souvent situées dans le bas du dos, sont présentent dans 20 % à 40 % des cas. On remarque parfois des tuméfactions cutanées bénignes ayant la forme de petites excroissances de « chair ».

Les conséquences de la STB sur les conditions de vie sont très variables d'un enfant à l'autre, selon la gravité de la déficience intellectuelle, de l'état physique et des troubles de comportement. Les nouveaux traitements antiépileptiques et une prise en charge éducative adaptée permettent aux enfants de progresser plus favorablement.

2.8.13 Le syndrome de Seckel

La première description du syndrome de Seckel a été faite par R. Virchow, en Allemagne, en 1892. C'est en 1960 que H.P.G. Seckel a noté d'une façon plus précise les descriptions du syndrome. La cause de cette maladie est reliée à l'hérédité autosomique récessive. Trois gènes ont été identifiés siégeant sur trois chromosomes différents : le chromosome 14 (14q23), le chromosome 18 (18p11.31-q11-22) et le chromosome 3 (3q22-1q24). Les hommes et les femmes sont atteints en proportion égale. C'est une maladie génétique très rare.

Les caractéristiques physiques que l'on trouve le plus souvent sont : une petite taille (nanisme), un visage étroit, une microcéphalie, des oreilles basses, de la maigreur, une hyperlaxité ligamentaire, un nez en bec d'oiseau, l'absence ou très peu de cheveux et une ossification anormale qui se traduit par des malformations squelettiques.

Le développement psychomoteur

Le jeune bébé présente un retard de croissance. L'acquisition des habiletés motrices peut être entravée par les diverses anomalies du système osseux (scoliose, lordose, malformation des pieds, dislocations fréquentes, surtout associées aux hanches, aux coudes et aux genoux). À l'âge adulte, la taille est souvent inférieure à 128 cm. Sur le plan cognitif, on remarque une déficience intellectuelle légère à moyenne et des problèmes d'attention et de concentration. Généralement, les enfants ayant le syndrome de Seckel sont hyperactifs, mais ils ont un tempérament sociable et coopératif.

Les enfants et les adolescents ont besoin de soutien dans leurs apprentissages. Une prise en charge précoce est nécessaire afin de répondre aux exigences de stimulation sensorimotrice.

2.9 LES ABERRATIONS DES CHROMOSOMES SEXUELS

Par rapport à la plupart des problèmes héréditaires, les aberrations des chromosomes sexuels sont relativement fréquentes. Leurs causes possibles sont les mêmes que celles décrites précédemment dans le cas des trisomies. La plupart consistent en une augmentation du nombre de chromosomes sexuels, laquelle est causée par une non-disjonction au cours de la méiose (division cellulaire). Une telle augmentation n'a pas d'effets aussi graves que dans les cas de trisomie, bien qu'un certain degré de déficience intellectuelle apparaisse dans certains cas. Regardons en détail les syndromes les plus fréquents : le syndrome de l'X-fragile, le syndrome de Rett, le syndrome de Klinefelter et le syndrome de Turner.

2.9.1 Le syndrome de l'X-fragile

Le syndrome de l'X-fragile est, après la trisomie 21, la cause la plus connue de déficience intellectuelle. Sa fréquence est de 1 sur 4 000 chez les garçons et de 1 sur 6 000 chez les filles. Cette maladie est due à la mutation du chromosome sexuel X. Celui-ci est responsable, entre autres, de la production d'une protéine nécessaire au fonctionnement et à la croissance du cerveau. Les filles sont moins affectées que les garçons, mais elles présentent des troubles similaires d'intensité moindre. Le sexe masculin possède 1 chromosome X et le sexe féminin 2 en possède 2, ce qui explique la fréquence moins élevée et moins grave chez les filles. Identifier le syndrome de l'X-fragile à la naissance n'est pas toujours facile.

Le développement psychomoteur

Chez le bébé garçon, on observe un retard psychomoteur de l'acquisition de la station debout et de la marche. Des troubles de comportement et de langage (écholalie) sont présents. Le périmètre crânien, normal à la naissance, augmente rapidement et devient supérieur à la moyenne.

Avant l'âge de 5 ans, les signes sont beaucoup moins spécifiques et la dysmorphie faciale peut être absente ou atypique. Il faut attendre l'adolescence pour qu'elle se précise.

Les caractéristiques faciales les plus fréquentes sont un visage allongé et étroit, un front large avec de grandes oreilles proéminentes et décollées et des mâchoires saillantes.

Les enfants ont souvent une taille plus grande que la moyenne. À la puberté, les garçons développent une macro-orchidie (gros testicules).

Les garçons présentent une déficience légère à sévère, des troubles d'attention avec hyperactivité (TDAH) ainsi que des signes d'autisme. Les filles, dans la majorité des cas, n'ont qu'une déficience légère, parfois accompagnée de troubles d'apprentissage. Les caractéristiques morphologiques mentionnées ci-dessus sont de moindres importances chez les elles.

Les enfants ayant le syndrome de l'X-fragile présentent régulièrement un trouble de la motricité globale se traduisant par une mauvaise coordination et des problèmes de latéralité et d'équilibre. Ils ont souvent une hyperlaxité ligamentaire et peuvent présenter des complications squelettiques (pieds plats, scoliose).

Ils présentent parfois des troubles de la motricité fine (dyspraxie) qui se traduit par des difficultés d'apprentissage de l'écriture et de la réalisation de jeux d'assemblage.

Sur le plan cognitif, leur mémoire à court terme est faible, mais celle à long terme est généralement bonne. Ainsi, ils peuvent se souvenir plus facilement d'un lieu visité il y a quelques mois que de la consigne donnée il y a quelques instants. Leur mémoire visuelle est supérieure à leur mémoire auditive. Par conséquent, il est recommandé d'utiliser des indices visuels (dessins, pictogrammes, schémas) et de réduire autant que possible les consignes verbales trop longues pour expliquer des directives.

On observe souvent des troubles dits logico-mathématiques. Le traitement séquentiel et la mémoire de travail sont alors déficients. Les habiletés visuo-spatiales et l'organisation temporelle sont aussi déficitaires, et ce, particulièrement chez les filles. L'abstraction est très difficile pour ces personnes. Il faut être très concret dans les apprentissages.

Les troubles de comportement sont très présents chez les enfants ayant le syndrome de l'X-fragile. Ils sont d'autant plus marqués si leur déficience intellectuelle est sévère. On notera fréquemment une fuite du regard, une autre caractéristique du syndrome. Souvent, ces troubles sont accompagnés d'anxiété et d'intolérance aux changements. Les comportements sont parfois ritualisés et répétitifs. Les enfants éprouvent des difficultés à gérer leurs émotions et leurs interactions sociales, des manifestations comportementales qui sont associées à l'autisme. Dans certaines situations, des troubles de comportement peuvent apparaître sous forme d'automutilation.

Les enfants et les adolescents ont besoin de soutien dans leurs apprentissages. Une prise en charge précoce est nécessaire afin de répondre aux exigences de stimulation sensorimotrice et langagière. Des programmes de modification du comportement constituent des interventions envisageables dans certaines situations.

2.9.2 Le syndrome de Rett

Le syndrome de Rett est un désordre neurologique qui touche majoritairement les filles. C'est le docteur A. Rett, un pédiatre autrichien, qui l'a découvert en 1966. Sa découverte est restée inconnue jusqu'à ce qu'elle soit reprise en 1983 par le pédiatre suisse B. Hagberg, lequel a publié des articles sur les symptômes et le diagnostic dudit désordre qui affecte environ une fille sur 15 000.

On n'a pas, jusqu'à ce jour, déterminé de cause métabolique ou génétique précise de ce syndrome. Cependant, étant donné le fait que seules les filles en soient affectées, on a émis l'hypothèse qu'une mutation dominante du chromosome X est fatale au fœtus mâle. On croit, en effet, que le fœtus femelle (combinaison XX) qui présente une mutation d'un seul chromosome survit parce que le chromosome normal prend la relève. Chez le fœtus mâle, par contre (combinaison XY), le chromosome X qui présente une anomalie met fin à la grossesse avant terme. Une recherche menée à Houston au Texas et à Stanford en Californie en 1999 a mis en évidence des anomalies dans le gène MECP-2 sur le chromosome X des enfants atteints du syndrome de Rett. La recherche se poursuit pour tenter de comprendre s'il n'y a qu'un seul gène en cause et par quels mécanismes les anomalies retrouvées provoquent le syndrome. Il semblerait que le caractère héréditaire soit transmissible par l'intermédiaire de la mère.

L'autopsie d'une fillette souffrant du syndrome de Rett a révélé que son cerveau ne contenait que de faibles quantités de certains messages chimiques. Elle a démontré de façon évidente un retard de maturation des cellules nerveuses, ce qui a eu pour conséquence un moindre taux de production des messages chimiques, lesquels sont importants pour le fonctionnement du cerveau.

Une recherche menée par des généticiens démontre qu'une proportion importante de filles ayant reçu un diagnostic d'autisme présentent, en fait, le syndrome de Rett. On ne pourra bien le reconnaître que lorsqu'on possédera assez d'informations sur la croissance et le développement de la personne, et ce, dès son plus jeune âge.

Les filles atteintes du syndrome de Rett semblent tout à fait normales pendant les cinq premiers mois de leur vie ; puis vers l'âge de

18 mois, une rapide détérioration survient avec l'apparition des symptômes suivants :

- perte de l'habileté manuelle acquise jusque-là ;
- ralentissement de la croissance du crâne ;
- gestes répétitifs et stéréotypies (frappe des mains, porte ses mains à sa bouche) ;
- régression de la communication et du développement social ;
- problèmes de coordination et d'équilibre (difficulté à ramper, marche les jambes écartées, parfois sur le bout des orteils) ;
- grincement des dents, grimaces et tremblements du torse et des membres (plus fréquent quand l'enfant est bouleversée) ;
- hyperventilation ou arrêt de la respiration ;
- diminution du tissu adipeux et de la masse musculaire ;
- circulation imparfaite du sang dans les jambes et les pieds (pieds souvent froids et bleuâtres) ;
- problèmes de constipation ;
- déviation de la colonne vertébrale (scoliose) ;
- crises d'épilepsie ;
- présence d'une déficience intellectuelle ;
- diminution des traits autistes avec l'âge.

Ces symptômes ne sont pas nécessairement tous présents à la fois. Un neurologue-pédiatre doit être consulté pour confirmer le diagnostic.

Le diagnostic du syndrome de Rett (selon le manuel français du DSM-IV)

A) Présence de tous les éléments suivants :

- développement prénatal et périnatal apparemment normal ;
- développement psychomoteur apparemment normal pendant les cinq premiers mois après la naissance ;
- périmètre crânien normal à la naissance.

B) Après une période de développement normal, manifestation de tous les éléments suivants :

- entre 5 et 48 mois décélération de la croissance crânienne ;
- entre 5 et 30 mois, perte des compétences manuelles intentionnelles acquises antérieurement, suivies de l'apparition de mouvements stéréotypés (lavage et torsion des mains) ;
- perte de la socialisation dans la phase précoce de la maladie (bien que certaines formes d'interaction sociale puissent se développer ultérieurement) ;
- apparition d'une incoordination de la marche ou des mouvements du tronc ;
- altération grave du développement du langage de type expressif, associé à un retard psychomoteur sévère.

L'évolution du syndrome de Rett se fait en quatre stades (voir le tableau 2.4).

Les jeunes ont besoin d'une prise en charge au stade précoce de la maladie. Elle doit être assurée par des services spécialisés en psychomotricité et en physiothérapie. Pour suppléer au langage, la mise en place d'une communication gestuelle est essentielle pour l'enfant et l'entourage. L'évolution de la maladie est variable, mais le plus souvent, les filles touchées ont une déficience intellectuelle associée à une infirmité physique progressive.

TABLEAU 2.4

Les stades d'évolution du syndrome de Rett

Stade 1 : 6 à 18 mois

– Stagnation du développement.
– Arrêt progressif des acquisitions psychomotrices.
– Décélération de la croissance du périmètre céphalique.
– Diminution de l'intérêt pour les jeux.

Stade 2 : 1 à 3 ans

– Dégradation rapide sur une période allant de quelques semaines à quelques mois.
– Attitude autistique.
– Perte du langage.
– Insomnie.
– Perte de mouvements volontaires des mains.
– Stéréotypie.
– Hyperventilation et apnée intermittente.
– Comportement d'automutilation.

Stade 3 : 2 à 10 ans

– Déficience intellectuelle.
– Crises convulsives.
– Spasticité.
– Ataxie et apraxie (troubles de la coordination et de l'exécution d'un mouvement volontaire).
– Augmentation de la fréquence des comportements stéréotypés.
– Régression des traits autistiques.
– Amélioration du contact social.
– Dysfonctionnement respiratoire.

Stade 4 : après 10 ans

– Perte de la motricité (perte de la marche).
– Syndrome pyramidal (déficit moteur volontaire, suivi d'une spasticité).
– Scoliose, atrophie musculaire, rigidité.
– Retard de croissance.
– Absence de langage.
– Cachexie.
– Troubles trophiques des membres (cyanose).

2.9.3 Le syndrome de Turner

Ce syndrome a été décrit en 1938 par H. Turner. Il s'agit d'une maladie chromosomique parfois en mosaïque. Sa fréquence est de 1 sur 2 500 et elle est observée seulement chez les filles. Elle résulte de l'existence d'un seul chromosome sexuel au lieu de deux. Il existe une très grande variation des symptômes, des formes très légères (souvent des cas de mosaïques) à des formes plus sévères.

L'enfant présente généralement les manifestations suivantes : petite taille, cou palmé, implantation basse des cheveux sur la nuque, thorax en bouclier, mamelons très écartés et anomalie du fonctionnement des ovaires. Des problèmes cardiaques, rénaux et auditifs peuvent aussi apparaître.

Le développement psychomoteur

L'évolution cognitive atteint généralement la normale. Une déficience légère affecte moins de 6 %. L'enfant a souvent des troubles d'apprentissage, en particulier dans les tâches de perception visuo-spatiales (reconnaissances des formes) et en mathématiques. Sur le plan moteur, on note des difficultés de coordination. Afin de diminuer le retard statural (petite taille), de nombreuses études ont démontré que l'administration d'hormones accélère la vitesse de croissance de l'enfant lorsque le traitement est commencé tôt. La taille moyenne de ces personnes est de 140 cm quand elles ne sont pas traitées.

Enfin, il faut souligner que celles ayant le syndrome de Turner ne développeront pas toutes les anomalies ci-haut mentionnées.

2.9.4 Le syndrome de Klinefelter

Le syndrome de Klinefelter a été décrit pour la première fois en 1942 par H.F. Klinefelter. Il se définit par la présence, chez le bébé masculin, d'un chromosome X supplémentaire, le caryotype 47 XXY. Toutes les cellules du bébé atteint ne sont pas automatiquement XXY. Il peut y avoir certaines XXY et d'autres XY « normales » ; on parle, dans cette circonstance, de mosaïque. Il existe de très grandes variations de symptômes d'une personne à l'autre. Le syndrome se présente sous des formes très légères (souvent des cas de mosaïques) et sous des formes plus sévères. Sa fréquence est de 1 sur 600 à 1 sur 700 naissances. Elle augmente avec l'âge maternel.

La morphologie des personnes est variable. Certaines sont longilignes avec des membres longs, des hanches larges et une taille supérieure à celle de leur fratrie. Mais il existe cependant des hommes (XXY) dont l'anatomie est normale. D'autres caractéristiques du syndrome de Klinefelter peuvent se manifester : infertilité, faible libido et maladies du système immunitaire.

Le développement psychomoteur

L'évolution cognitive des enfants (XXY) est dans les limites de la normale. Mais on constate généralement des difficultés d'apprentissage, en particulier de la parole, du langage et de la lecture : la dyslexie se rencontre chez plus de 50 % des garçons atteints.

Les performances motrices peuvent être diminuées, entraînant maladresse, incoordination et trouble de l'équilibre. Chez plusieurs adolescents, on remarque un sous-développement des caractéristiques masculines, un niveau d'énergie plus bas, une hypotrophie de la masse musculaire et une faible pilosité faciale et corporelle. Le développement de la phase pubertaire présente un certain retard (testicules plus petits). Sur les plans social et affectif, on note de la timidité, de l'immaturité et une faible confiance en soi. Ces jeunes ont tendance à rester en dehors des activités de groupe. L'enfant ou l'adolescent peut avoir des excès d'affectivité ou d'agressivité et une intolérance à la frustration.

Enfin, il est important de souligner que les porteurs de l'anomalie chromosomique XXY ne développent pas tous le syndrome de Klinefelter et que ceux qui le développent ne présentent pas nécessairement tous les traits avec la même gravité.

2.10 LES ERREURS MÉTABOLIQUES

Les progrès récents de la biologie moléculaire permettent, dans un nombre croissant de cas, de détecter les déficiences hormonales ou erreurs métaboliques. C'est le cas pour la maladie des urines à odeur de sirop d'érable, la galactosémie et la phénylcétonurie. Regardons en détail ces affections qui entraînent parfois une déficience intellectuelle.

2.10.1 La maladie des urines à odeur de sirop d'érable ou syndrome de Menkes

Cette maladie a été décrite par J.H. Menkes en 1954. Sa fréquence est de 1 cas sur 185 000 naissances. Elle touche indifféremment les hommes et les femmes. Elle peut se présenter sous des formes variables. C'est un trouble métabolique héréditaire qui est caractérisé par l'incapacité de l'organisme à assimiler ou à fabriquer certains acides aminés, ce qui amène leur accumulation à des niveaux toxiques. Cette maladie se manifeste dès les premiers jours de la vie par une odeur typique de sirop d'érable dans le cérumen (substance jaunâtre, cireuse, sécrétée dans le conduit auditif externe).

Le syndrome de Menkes se caractérise par des vomissements, de la léthargie, des convulsions, des difficultés à téter et un manque d'appétit qui entraînent une perte de poids. Les enfants victimes du syndrome risquent de contracter une encéphalite et de souffrir de rigidité musculaire. Parfois, la maladie s'accompagne d'une déficience intellectuelle. Le traitement est constitué d'un régime diététique strictement contrôlé en apport d'acides aminés pendant toute la vie. Malgré cette intervention, des complications peuvent toujours survenir.

2.10.2 La galactosémie

La galactosémie est un trouble métabolique et héréditaire dû au manque de l'enzyme permettant la transformation du galactose. Elle touche 1 nouveau-né sur 20 000. Les enfants qui en sont atteints sont normaux à la naissance.

Les signes cliniques apparaissent dans les jours qui suivent le début de l'alimentation lactée. La diarrhée, les vomissements et l'anorexie entraînent une chute prompte de la courbe de poids. L'ictère (jaunisse) est constant et tenace. Même si les enfants sont traités dans les meilleurs délais, ils courent un risque accru de subir un retard du développement ou d'avoir des problèmes d'élocution, une anomalie des fonctions motrices et des problèmes visuels (cataractes).

Le traitement consiste en un régime sans galactose et sans lactose. Grâce à ce dernier, les troubles digestifs se dissipent et le développement psychomoteur de l'enfant reprend. Les lésions oculaires régressent modérément et les lésions cognitives cessent d'évoluer. En l'absence de traitement, l'évolution est fatidique.

2.10.3 La phénylcétonurie (PKU)

La phénylcétonurie affecte 1 nouveau-né sur 12 000 en Amérique du Nord. Elle a été découverte par le médecin norvégien I.A. Folling en 1934. Elle fait partie des erreurs innées du métabolisme, mais sous un angle différent. Dans ce cas, la cellule humaine semble normale, mais son fonctionnement est altéré de façon spécifique. Les enfants atteints semblent constitués normalement, mais ils ont une physiologie pathologique ; en effet, une substance, qui pour nous est non toxique dans des valeurs normales, devient toxique pour eux. Les cellules les plus nobles et les plus fragiles, celles du cerveau, souffrent de façon irrémédiable de cette toxicité. Dans la plupart des pays industrialisés, un test de dépistage (test de Guthrie) est systématique.

Les caractéristiques physiques du bébé phénylcétonurique sont : microcéphalie, yeux bleus, cheveux blonds, peau pâle et sèche. Dès ses premiers jours de vie, le bébé doit être assujetti à un régime ne comportant pas ou très peu de protéines. Sans traitement diététique, il développe des troubles neurologiques graves et irréversibles : déficience intellectuelle moyenne, troubles moteurs et de comportement, automutilation, épilepsie, manifestations autistiques. Une prise en charge précoce par un régime faible en protéines permet le développement normal de l'enfant. À l'adolescence et à l'âge adulte, si la diète n'est pas poursuivie, la personne peut présenter des difficultés d'attention et de concentration ainsi que de l'agitation et de la fatigue.

2.10.4 La maladie de Tay-Sachs

La maladie de Tay-Sachs est une affection neurologique qui s'explique par l'absence d'une enzyme essentielle (hexosaminidase A) au développement physique et cognitif de l'être humain. Elle a d'abord été décrite en 1881 par W. Tay qui, le premier, a souligné la présence d'une tache rouge sur la rétine de l'œil et, par la suite, les changements cellulaires de la maladie ont été décrits par B. Sachs. Sa fréquence est de 1 cas sur 320 000 naissances. Ses signes cliniques sont l'hypotonie, la surdité, la cécité, l'épilepsie, la paraplégie ou la quadriplégie et une déficience intellectuelle sévère.

Il existe trois formes de la maladie de Tay-Sachs :

- La forme infantile commence entre 3 et 6 mois. Le signe le plus précoce est l'apparition de sursauts. Puis surviennent des convulsions, un arrêt de développement, une cécité et un état végétatif. L'enfant décède généralement avant l'âge de 4 ans.
- La forme juvénile commence entre 2 et 6 ans par des troubles de comportement, un retard psychomoteur et une hypotonie. La faiblesse musculaire augmente et elle se termine par une paralysie. Sa progression est plus lente que dans la forme infantile.
- La forme adulte commence après l'âge de 10 ans, mais le diagnostic peut être plus tardif, jusqu'à l'âge adulte. Elle présente les mêmes signes que la forme juvénile. Elle peut être accompagnée d'une déficience intellectuelle ou de troubles de comportement sous la forme de maladie mentale (psychose maniaco-dépressive).

Les conséquences de la maladie de Tay-Sachs sur les conditions de vie sont très variables d'un enfant à l'autre, selon la gravité de la déficience intellectuelle, de l'état physique et des troubles de comportement. Une prise en charge éducative et thérapeutique adaptée aux besoins de l'enfant est nécessaire dès la naissance.

2.11 LES ABERRATIONS BIOLOGIQUES

Si l'on tient pour acquis qu'à l'exception des aberrations génétiques tout enfant est conçu dans l'égalité, il demeure qu'un certain nombre d'entre eux naissent avec des lésions pathologiques installées pour leur vie durant. Ces lésions peuvent se produire avant la naissance, lors de la naissance et après la naissance. Elles constituent des facteurs dits d'aberration biologique, c'est-à-dire des causes attribuées au manque d'oxygène au cerveau, à la maladie, aux habitudes de vie, à l'absorption de médicaments néfastes et à un accouchement difficile.

2.11.1 L'insuffisance d'oxygène

Tout ce qui vit dans le système aérobique a besoin d'oxygène pour exister. Or, nous sommes dans un système aérobique et, de cette façon, un manque d'oxygène complet nous détruit, mais avant de ce faire, notre organisme en souffre. Il est donc important de comprendre que les principales lésions causées au cerveau de l'enfant pendant la vie utérine et lors de la naissance sont dues au manque d'oxygène appelé anoxie cérébrale. Ainsi, l'enfant privé complètement d'oxygène meurt ; cependant, celui qui en est privé partiellement aura des lésions au cerveau. D'autres facteurs, comme les radiations et les injections, amènent aussi des lésions.

Chez un enfant, on peut trouver plusieurs lésions qui découlent de l'anoxie cérébrale pouvant être associées à une compression utérine ou à un traumatisme extérieur et, ainsi, il pourra présenter plus d'une pathologie à sa naissance.

2.11.2 La maladie et les habitudes de vie

Si la mère est affligée de pathologies graves, par exemple la tuberculose, la syphilis, l'obésité, la rubéole, le diabète, l'alcoolisme, la narcomanie ou l'érythroblastose fœtale, et que celles-ci nous présentent une femme amoindrie, il va de soi que l'enfant peut manquer, à divers degrés, d'oxygène. De plus, si la mère n'est pas dans un milieu favorable à sa propre intégrité physique, il y a des conséquences chez l'enfant. N'oublions pas que la grossesse n'est pas une maladie, mais un signe de jeunesse et que la mère doit d'abord être en bonne santé si elle veut mettre au monde un enfant en bonne forme.

Le développement intra-utérin de l'enfant est continuellement soumis à l'état de santé de la mère et toutes les pathologies mentionnées peuvent être directement responsables de lésions irrévocables chez l'enfant.

Par ailleurs, pour se développer, il faut que le fœtus vive dans des conditions ordinaires. Il doit être bien placé, non dans une trompe ni trop près du col. L'utérus doit lui fournir l'espace et les moyens suffisants pour prendre chez la mère les substances dont il a besoin pour se développer. Dans la même optique, tout ce qui peut causer des traumatismes à l'utérus, telles l'équitation, la motoneige ou une tentative d'avortement, peut aussi provoquer des traumatismes chez l'enfant. Regardons en détail le syndrome d'alcoolisme fœtal et son effet sur le développement de l'enfant et de l'adolescent qui en sont porteurs.

Le syndrome d'alcoolisme fœtal (SAF)

Le concept du syndrome d'alcoolisme fœtal (SAF) est apparu dans la littérature en 1973 pour décrire un nombre d'anomalies présentes chez les descendants de femmes alcooliques. Sa fréquence serait, selon C.A. Chiriboga (2003), entre 2,8 % et 4,8 %. Au Québec, environ 1 % de la population serait directement touchée. Les avortements spontanés et les accouchements prématurés sont très fréquents chez les femmes ayant consommé de l'alcool pendant leur grossesse.

Les caractéristiques les plus fréquentes de ce syndrome sont des anomalies du système nerveux, une dysmorphie faciale (paupière raccourcie, lèvre supérieure amincie, aplatissement de la région maxillaire et sillon mal dessiné entre la lèvre supérieure et le nez), un retard de croissance, des problèmes de comportement (hyperactivité) ; sur le plan cognitif, des troubles d'apprentissage et, généralement, une déficience intellectuelle légère à moyenne.

Les difficultés que rencontre le jeune bébé atteint du syndrome d'alcoolisme fœtal sont principalement de l'irritabilité, des tremblements, un faible réflexe de succion, des problèmes d'alimentation, des troubles du sommeil et de l'hyperactivité. On observe une petite circonférence crânienne, une croissance plus lente de sa taille et de son poids et un retard dans l'acquisition de la marche et de la propreté.

Durant la période préscolaire (2-5 ans), l'enfant a souvent des problèmes d'hyperactivité, d'attention, de perception, de langage, un retard de croissance, une mauvaise coordination et des troubles de l'équilibre.

À l'âge scolaire, les difficultés sont l'hyperactivité, la déficience de l'attention, des difficultés d'apprentissage, notamment en mathématiques et en communication orale (langage), et une mauvaise mémoire auditive (rythmes et séquences de chiffres). La visualisation spatiale peut aussi être touchée. Généralement, un déficit cognitif est présent ainsi que des problèmes de comportement. Sur le plan moteur, on constate un retard du développement, une détérioration de la motricité fine et des troubles de l'équilibre.

À l'adolescence et à l'âge adulte se manifestent des troubles de mémoire à court terme, d'attention et de concentration ainsi que des problèmes de jugement et de raisonnement abstrait. On remarque souvent une faible tolérance à la frustration, un comportement sexuel inapproprié, de la toxicomanie, des démêlés avec la justice et des problèmes de santé mentale.

Les enfants et les adolescents qui ont le syndrome d'alcoolisme fœtal ont besoin de soutien dans leurs apprentissages. Une prise en charge précoce est nécessaire afin de répondre aux exigences de stimulation psychomotrice du jeune enfant. La mère aura aussi besoin de soutien et d'accompagnement pour faire face à l'éducation de son enfant et à sa dépendance à l'alcool.

2.11.3 Les causes toxiques

Les radiations ionisantes naturelles ou artificielles font référence aux rayons X utilisés en radiologie ou aux produits radioactifs employés dans les domaines nucléaires civils et militaires (centrale atomique, médecine nucléaire).

Les pesticides, les insecticides et les défoliants sont aussi des éléments toxiques. L'« agent orange », utilisé par les Américains lors de la guerre du Vietnam, semble responsable d'une augmentation des malformations chez les descendants des personnes contaminées (Gendreau, 2006).

La toxoplasmose est une maladie infectieuse causée par un parasite que les animaux transmettent aux humains. Les femmes enceintes ayant déjà contracté dans le passé une infection liée à la toxoplasmose ont peu de soucis à se faire. En revanche, si une femme est infectée pour la première fois pendant une grossesse, elle court le risque que son fœtus soit infecté. Ce risque est d'environ 15 % durant le premier trimestre de la grossesse et les fœtus infectés à ce stade sont souvent expulsés. Le risque s'élève à 30 % pour une infection survenant durant le deuxième trimestre et à 60 % durant le troisième trimestre. Les fœtus infectés tardivement pendant la grossesse sont rarement expulsés, mais ils présentent les symptômes suivants : jaunisse, éruptions cutanées, augmentation du volume de la rate et du foie, affections oculaires, tête plus petite que la normale (microcéphalie), lésions au cerveau et problèmes psychomoteurs.

Il y a plusieurs façons de se prémunir contre la toxoplasmose. Empêcher le chat de compagnie de manger des souris ou de la viande crue ou insuffisamment cuite. Nettoyer sa litière chaque jour est nécessaire. Même si les fèces sont infectées par du toxoplasme, il faut au parasite 1 à 5 jours d'incubation avant de devenir infectieux. Pour plus de sécurité, une femme enceinte ne devrait pas nettoyer de litière de chat. La terre du jardin est aussi un lieu possible de contamination par des excréments de chat. La personne enceinte devrait mettre des gants afin d'éviter une contamination éventuelle par des ovocytes sur les mains.

La femme enceinte devrait éviter de manger de la viande crue ou insuffisamment cuite. Enfin, le carré de sable qu'utilisent les enfants quand ils n'y jouent pas devrait être recouvert pour éviter que les chats errants y défèquent. Même si les selles sont retirées, le sable peut rester contaminé par le parasite.

2.11.4 Les médicaments néfastes

Si l'on semble insister sur les lésions consécutives à l'anoxie cérébrale, c'est qu'elles sont d'emblée les plus importantes, tant par leurs conséquences que par leur facilité à se produire. Cependant, une multitude d'autres lésions moindres sont dues à une insulte organique pendant la vie utérine. Faut-il rappeler l'histoire de la thalidomide de 1956-1966 où des enfants sont nés sans bras, sans jambes, en raison d'une intoxication médicamenteuse fœtale à la suite, pourtant, d'une grossesse apparemment normale (Benkimoun, 2010). Plus près de nous l'accutane, un médicament contre l'acné, peut engendrer de graves malformations congénitales (Tremblay *et al.*, 1985). Ce remède est sur le marché canadien depuis 1983. Les femmes doivent prendre un contraceptif avant, pendant et au moins 30 jours après son usage. Le problème vient de ce qu'il est souvent prescrit à des adolescentes qui ne savent pas ou qui ne disent pas à leur médecin qu'elles sont enceintes.

Certains antiépileptiques sont parmi les médicaments qui peuvent aussi avoir des conséquences néfastes lorsqu'ils sont pris durant la grossesse. Les risques sont : malformations, anomalies cardiaques, microcéphalie et, parfois, déficience intellectuelle légère à moyenne (Pannetier, 2009).

Notons les effets tératogènes du médicament commercialisé sous le nom de distilbène ou stillbestrolBorne, un progestatif utilisé dans les menaces d'accouchements prématurés. Il a été retiré du marché en 1977 en France et en 1971 en Amérique du Nord en raison des risques importants de malformations du fœtus (entre autres).

Il est très difficile de savoir si un médicament comporte ou non un risque, celui-ci pouvant dépendre du moment où il est administré pendant la grossesse (les 3 premiers mois sont les plus critiques) et n'être détecté que de nombreuses années après sa mise sur le marché.

2.11.5 Les déficits vitaminiques

Un supplément en acide folique (vitamine B9), pris avant le début de la grossesse, a pu diminuer significativement la fréquence de certaines malformations du tube neural chez le fœtus, par exemple, le spina bifida dans laquelle ni le cerveau ni la colonne vertébrale ne réussissent à se développer normalement dans l'utérus. La plupart du temps, ces déformations sont situées dans la partie inférieure du dos ou au niveau des hanches.

Beaucoup de bébés atteints du spina bifida ont également des malformations dans la partie supérieure de la moelle épinière ou du cerveau.

2.12 LES FACTEURS PÉRINATAUX

D'après l'Organisation mondiale de la santé, la période périnatale démarre le 154e jour de la gestation et elle se termine le 7e jour après la naissance. Les principaux facteurs pouvant influencer l'état de l'enfant à la naissance sont l'anesthésie et la courte durée de l'expulsion, lesquelles sont reliées à la sortie du bébé, aux manœuvres qui doivent être faites lors de l'accouchement et à l'état physique de la mère et de l'enfant. Il existe plusieurs formes d'anesthésie dont certaines peuvent provoquer chez l'enfant une diminution d'apport oxygénique et lui être dommageables. Les plus fréquemment employées sont l'anesthésie générale et l'épidurale. De nos jours, elles sont administrées dans des conditions optimales et très peu d'accidents sont constatés.

Certaines maladies chez la mère nécessitent une sélection du type d'anesthésie. Par exemple, une jeune femme ayant souffert de rhumatisme articulaire aigu et étant atteinte d'insuffisance cardiaque ne saurait supporter une anesthésie générale profonde sans exposer son bébé à l'anoxie cérébrale.

Par ailleurs, les mauvaises présentations fœtales lors de l'expulsion peuvent être une cause d'anoxie cérébrale. Il va de soi qu'un bébé qui se présente par l'épaule, par le front, etc., ne peut être expulsé tel quel et le temps requis pour réaliser une manœuvre intra-utérine ou une césarienne peut être suffisant pour provoquer une anoxie cérébrale irrémédiable.

Ainsi, tout ce qui peut retarder l'évolution normale d'un accouchement peut être nocif pour l'enfant et, dans la majorité des cas, les lésions sont irrémédiables. La notion de forceps donnée comme cause d'atteinte cérébrale est grandement faussée car il est employé pour aider l'accoucheur à procéder à une expulsion fœtale rapide, dirigée et sans problèmes. Il est difficilement admissible d'entendre certaines personnes le mentionner comme cause de déficience intellectuelle. Il est beaucoup plus un moyen de pallier un accouchement difficile. Il en va de même pour l'épisiotomie (opération qui a pour but d'empêcher la rupture traumatique du périnée au cours de l'accouchement).

L'expulsion fœtale proprement dite est l'un des temps les plus importants dans la vie d'un être humain, car un accident de la nature, d'apparence très bénin, peut avoir des conséquences néfastes sur toute la vie de l'être concerné. L'enfant doit nécessairement devenir autonome du côté cardio-pulmonaire dans les trois minutes qui suivent sa naissance. Plusieurs facteurs peuvent directement influer sur cette courte période, notamment la souffrance fœtale pendant l'expulsion, une lésion cardiaque ou un dysfonctionnement pulmonaire. Ces trois premières minutes sont donc capitales étant donné que le nouveau-né doit respirer par lui-même et que tout ce qui peut entraver une oxygénation adéquate pendant ce temps peut entraîner des lésions allant de la simple anoxie cérébrale bénigne jusqu'à la mort.

2.12.1 La prématurité

La prématurité concerne les enfants qui naissent avant 33 semaines (de 5½ à 7 mois). Elle est associée à un risque plus élevé de séquelles graves (motrices et intellectuelles). La durée normale d'une grossesse est de 37 à 41 semaines. Les statistiques démontrent que les risques augmentent en fonction du terme gestationnel :

- 30 % à 50 % à 25 semaines de grossesse ;
- 10 % à 30 % entre la 27e et la 30e semaine de grossesse ;
- 6 % à 8 % à la 32e semaine de grossesse.

Selon l'OMS, de 6 % à 7 % des bébés nés avant 32 semaines de grossesse et ayant survécu à la période néonatale présentent plus tard un handicap majeur. Au Québec, on estime que 7,5 % des naissances vivantes surviennent prématurément (MSSS, 2002).

Dans la majorité des cas, les causes de la prématurité ne sont pas connues, mais le plus souvent, elle est le résultat d'une série de facteurs, dont les principaux sont :

- malformations utérines, décollement du placenta, saignements vaginaux, infection des voies urinaires, augmentation de la tension artérielle ;
- malformations chromosomiques ou congénitales ;
- situation socioéconomique complexe, absence ou manque de soins prénataux, mauvaise alimentation, poids insuffisant de la mère avant la grossesse, usage de tabac ou de drogues, contraintes liées au type d'emploi de la mère (travaux physiques pénibles) ;
- traumatismes extérieurs (coups, accident de la route, chute brutale) ;
- grossesses multiples, âge de la mère (plus de 35 ans et moins de 19 ans) ;
- attente de jumeaux ou de triplés.

Les risques de problèmes chroniques sont plus importants chez les prématurés de moins de 1 500 grammes. Les troubles énumérés après ne sont pas forcément vécus par tous les enfants. Ils dépendent de chacun, mais surtout de son terme gestationnel :

- troubles de la vue, immaturité de la rétine (rétinopathie aiguë) ;
- troubles respiratoires au cours des premières années de vie du prématuré ;
- troubles d'élocution : les difficultés à s'exprimer clairement sont fréquentes et elles sont principalement dus à un retard de développement des capacités d'attention et d'écoute ;
- troubles neurologiques : les plus fréquents sont la paralysie cérébrale, l'hydrocéphalie, les convulsions, un quotient intellectuel plus faible et des difficultés d'apprentissage ;
- troubles de l'audition : le risque de présenter des problèmes d'audition est plus élevé chez les enfants nés prématurément.

Les séquelles neurologiques (déficience intellectuelle, troubles moteurs, surdité ou cécité) atteignent 4 % à 6 % des prématurés, surtout ceux qui ont eu une réanimation respiratoire difficile (Harim et Mdouar, 2004).

Voici les particularités cliniques du prématuré :

- la peau est fine, rosée et laisse apparaître le réseau des vaisseaux sanguins ;
- la motilité spontanée est d'autant plus faible que le bébé est immature ;
- le temps de sommeil est très prolongé.

Les progrès technologiques ont fait en sorte qu'il est possible qu'un bébé prématuré puisse survivre à un âge gestationnel de plus en plus jeune. Toutefois, son organisme est immature et cette immaturité, qui dépend du nombre de semaines de gestation, peut causer, comme nous l'avons vu précédemment, de nombreuses difficultés. Ainsi, le bébé a besoin d'être suivi par une équipe médicale multidisciplinaire afin de combler ses besoins.

2.13 LES CAUSES OU LES CONDITIONS PSYCHO-SOCIO-ÉCONOMIQUES

Les causes ou les conditions psycho-socio-économiques sont au nombre des facteurs importants de déficience intellectuelle dans notre société. L'enfant peut naître en bonne santé physique, mais au fil des ans, voir son état se dégrader. Ainsi, avant même de sortir de la petite enfance, la pauvreté de l'environnement aura agi dans un sens défavorisant et, sur certains plans, de façon irréversible. Plus l'enfant est jeune, plus les effets du milieu sont puissants, que ce soit positivement ou négativement.

Ce n'est qu'à partir des années 1960 que le milieu où grandit l'enfant a été reconnu comme un facteur de déficience intellectuelle. La recherche actuelle détermine de plus en plus la privation d'éducation et d'autres facteurs sociaux, culturels et économiques comme des causes de déficience intellectuelle. Au bas âge de la vie, des stimuli sont nécessaires au développement intellectuel et leur absence nuit à l'adaptation à la société. Parmi toutes les conséquences de la maltraitance envers l'enfant, il est important de souligner le syndrome du bébé secoué. Regardons-le en détail.

2.13.1 Le syndrome du bébé secoué (SBS)

Le syndrome du bébé secoué est le nom le plus courant pour désigner des blessures spécifiques infligées à un enfant. Il survient à la suite de mouvements brusques et répétés où la tête du nourrisson est fortement secouée. C'est une forme d'abus jugée comme étant la conséquence d'une agression. Ce n'est pas le résultat d'un jeu ni d'une manipulation malhabile. Dans la plupart des cas, le SBS se produit entre 2 et 6 mois, mais les bébés sont à risque jusqu'à l'âge de 2 ans.

Au Canada, les statistiques révèlent que les agresseurs sont dans 50 % des cas le père biologique, dans 20 %, le conjoint de la mère, dans 12 %, la mère et dans 18 %, la gardienne, les grands-parents ou d'autres proches qui s'occupent du nourrisson. Les bébés prématurés ou handicapés sont plus à risque d'être secoués. Ils représentent pour les parents une charge de travail beaucoup plus importante que les autres nouveau-nés, puisqu'ils pleurent plus fréquemment et ne répondent pas toujours aux attentes des parents. Les garçons sont les plus vulnérables et ils représentent 60 % des victimes.

La tête du nourrisson est grosse et lourde par rapport au reste de son corps et les muscles de son cou ne sont pas assez forts pour la soutenir. Lorsque surviennent des secousses, elles sont transmises à sa tête et peuvent entraîner de graves lésions au cerveau. L'intensité de la blessure dépend principalement de la force utilisée et de la taille de l'enfant. Si elle est sérieuse, il présentera très rapidement des symptômes importants, comme des crises convulsives et des arrêts respiratoires. La blessure peut avoir des conséquences neurologiques irrémédiables, dont la cécité, la surdité, la paralysie cérébrale et dans 10 % des cas, le décès du bébé. Les recherches démontrent que les enfants exposés à une telle maltraitance ont généralement une déficience intellectuelle ainsi que des troubles d'apprentissage et de comportement.

2.13.2 La mauvaise alimentation

La mauvaise alimentation est probablement une autre cause courante de déficience intellectuelle dans certaines couches de notre société. Il semble probable que, chez le jeune enfant en pleine croissance, une mauvaise alimentation pendant des périodes assez longues puisse entraîner des modifications de la chimie du cerveau. Une mauvaise alimentation de la mère au cours de la grossesse peut également en être la cause.

2.13.3 Les maladies contagieuses

Parmi les autres causes possibles de déficience intellectuelle, notons les maladies contagieuses du nourrisson, dont les plus fréquentes sont la rubéole, la rougeole, la varicelle et la coqueluche. On sait qu'à la suite de ces infections, à virus pour la plupart, l'enfant peut présenter des complications d'allure cérébrale, entre autres, la méningite, l'encéphalite, la méningo-encéphalite et la myélite, dont les séquelles, en plus d'être sévères, sont malheureusement irrémédiables.

Il est inutile d'épiloguer longuement sur l'extrême importance de l'hygiène, tant périnatale que postnatale, surtout pendant les trois premières années de la vie qui sont les plus déterminantes pour le futur de l'enfant. Un jeune de trois ans et plus, normalement développé et élevé dans un milieu adéquat, devra subir un accident bien spécifique pour tomber dans la sous-normalité intellectuelle.

2.14 LES PATHOLOGIES ASSOCIÉES

Notre propos n'est pas de passer en revue toutes les pathologies de l'enfant et de rechercher leurs rapports avec la déficience intellectuelle. Nous voulons montrer les relations entre la déficience intellectuelle et quelques pathologies associées telles que l'infirmité motrice cérébrale. Certaines peuvent se rencontrer dans un même syndrome, par exemple le syndrome de Rett et l'épilepsie. Cependant, il est bon de savoir que plusieurs pathologies dites « associées » peuvent exister sans aucune relation avec la déficience intellectuelle. Par exemple, si une personne diabétique se casse une jambe, sa guérison peut être retardée en raison de son diabète, mais sa fracture n'a cependant aucun rapport avec ce dernier.

Ainsi, en plus de la déficience intellectuelle, une personne peut avoir des problèmes liés au système nerveux central, au système cardio-pulmonaire, au système digestif, au système génito-urinaire ou au système locomoteur.

2.14.1 Le système nerveux central

Si, pendant la grossesse, une anoxie cérébrale atteint sévèrement le système nerveux central, il va de soi que des lésions périphériques vont pouvoir s'associer. Ainsi, l'enfant qui subit un hématome cérébral sévère va développer, dans les années suivantes, une paralysie de l'un des côtés du corps.

On rencontre deux types de paralysie, la flasque et la rigide, qui ont des pronostics absolument différents. La paralysie flasque a très peu de chance de récupération, tandis que la paralysie rigide, associée ou non à des mouvements athétosiques, avec le temps, peut être améliorée, tant par la médication que par une physiothérapie adéquate. La paralysie sera plus ou moins grave selon l'importance des lésions cellulaires cérébrales. Mais, à cette paralysie, vont s'ajouter une atrophie musculaire, une fragilité osseuse, certains troubles circulatoires sur lesquels peuvent se greffer plus facilement des ulcères.

Dans un autre ordre d'idées, l'une des principales complications de toute anoxie cérébrale consiste en l'augmentation de l'irritabilité cellulaire déclenchant des crises d'épilepsie. Plus un cerveau est jeune, plus il est irritable ; des crises convulsives provoquant une nouvelle anoxie cérébrale par hypoventilation pulmonaire augmentent l'irritabilité de ces mêmes cellules, d'où le cercle vicieux et la détérioration mentale progressive de l'épileptique, non contrôlable par la médication.

Ces quelques exemples montrent que, chez un enfant atteint d'une déficience intellectuelle, on peut trouver une ou même plusieurs pathologies associées touchant le système nerveux central ; elles sont nombreuses, compliquées, plus ou moins sévères et difficilement corrigibles.

2.14.2 Le système cardio-pulmonaire

Du côté du système cardiaque, les principales pathologies associées sont les lésions cardiaques de type malformation, telles une communication interventriculaire, une sténose de l'aorte, etc., et les lésions artérielles, tels un rétrécissement des artères, une déficience de la vascularisation des membres, une atrésie artérielle, etc.

Par ailleurs, certains enfants naissent avec un seul poumon, des atrophies aux deux poumons, des dilatations ou des rétrécissements bronchiques, des insuffisances d'élasticité, etc. Ces pathologies les prédisposent non seulement à un décès prématuré, mais aussi à un état d'infection récidivante sévère pouvant même entraîner le décès. N'oublions pas que ces pathologies, en raison d'un apport sanguin et d'une oxygénation moindres dans l'organisme, précipitent une grippe en bronchopneumonie.

2.14.3 Le système digestif

Le système digestif, comme les autres systèmes, est soumis à des pathologies associables à une déficience intellectuelle. Sans s'étendre sur les malformations que l'on peut trouver sur son trajet, de la bouche à l'anus, nous sommes d'emblée soumis à des maladies rencontrées fréquemment, soit l'anorexie, la constipation et les vomissements. L'anorexie se rencontre plus souvent chez un enfant ayant une déficience intellectuelle que chez un enfant dit « normal ». De même, les stimulations étant plus difficiles à obtenir, il est donc plus facile de trouver des enfants anémiques et hypoproténiques chez ceux ayant une déficience intellectuelle que chez les autres. Le rachitisme les guette constamment et les apports alimentaires doivent se rapprocher le plus possible d'une alimentation normale. Les déficiences vitaminiques, protéiniques et ferriques doivent aussi être corrigées médicalement. On trouve, de plus, des troubles de mauvaise assimilation intestinale, dont les causes sont multiples.

Par ailleurs, tout le métabolisme de l'enfant étant ralenti, une situation comme une constipation légère et bénigne peut devenir sévère et dangereuse. L'enfant ayant un apport sensitif moindre s'hydrate moins et ses selles ont tendance à former des fécalomes, c'est-à-dire des masses solides plus difficiles à éliminer. Le problème des vomissements sporadiques subits s'explique aussi assez bien si l'on tient compte que l'enfant ne pouvant doser sensitivement et qualitativement sa capacité stomacale se prédisposera plus facilement à des réflexes de défense autonome, soit des vomissements.

Ces trois pathologies, l'anorexie, la constipation et les vomissements, ne sont pas les seules à s'associer à la déficience intellectuelle. Cependant, avec de l'attention et de l'observation, on peut arriver à les maîtriser assez bien.

2.14.4 Le système génito-urinaire

Le système génito-urinaire peut également présenter des malformations tant internes qu'externes, soit un seul rein, soit deux reins avec deux uretères chacun, soit une vessie atone (sans vigueur, sans force), etc.

Ces malformations sont assez fréquentes et amènent des complications du fonctionnement urinaire. De plus, l'enfant ayant une déficience intellectuelle va compliquer l'excrétion urinaire tantôt par un apport liquidique journalier insuffisant, d'où une concentration exagérée de cet émonctoire et des douleurs à la miction, tantôt à cause d'une rétention urinaire due à un ralentissement physiologique chevauchant un ralentissement intellectuel.

Ainsi, un enfant ayant une déficience intellectuelle risque beaucoup plus de se déshydrater qu'un enfant dit « normal », puisque son organisme fonctionne au ralenti. Aussi, la surveillance est extrêmement importante, car l'enfant qui ne peut s'exprimer et qui se déshydrate plus vite souffrira plus rapidement d'un manque de liquide. Le problème urinaire attirera l'attention, mais n'oublions pas qu'il n'est que la conséquence d'une souffrance organique sévère qui peut être le signe d'une pathologie grave, parfois même mortelle.

2.14.5 Le système locomoteur

Le système locomoteur peut être atteint de tous côtés, tant dans la formation et dans la physiologie de l'ossature que dans celles de la musculature. Ainsi, on peut trouver un membre atrophié, presque absent même, par comparaison avec un autre trop long, trop gros, etc. On peut trouver des incoordinations, des syncinésies, des paratonies, des hypertonies, des hypotonies, etc.

La majorité de ces lésions sont en relation avec l'état cérébral, sauf dans les cas d'hypodéveloppement ou de dysgénésie (anomalie), comme chez les enfants nés sans bras ou sans jambes à cause de la thalidomide ou de l'accutane. Ces personnes demandent aussi une surveillance constante, surtout lorsqu'elles ont des troubles de l'équilibre, afin de leur éviter des blessures majeures.

2.14.6 Les autres pathologies

Une variété d'anomalies structurales du cerveau ou certaines malformations congénitales peuvent entraîner une déficience intellectuelle. Les plus fréquentes sont la craniosynostose et l'hydrocéphalie. On parle de craniosynostose lorsque les os du crâne sont soudés à la naissance et qu'il n'existe pas de fontanelles sur le dessus de la tête. Un bébé qui présente cette anomalie deviendra déficient intellectuel dans la mesure où son cerveau n'aura pas la place nécessaire pour se développer. Certains neurochirurgiens pratiquent une incision pour permettre au crâne de se développer normalement.

L'hydrocéphalie est provoquée par le passage du liquide cérébrospinal dans le crâne. Ce liquide remplit alors l'espace que le cerveau devrait occuper. Lorsqu'ils ne sont pas traités, les enfants affectés meurent très jeunes. S'ils survivent, ils ont un crâne très développé, particulièrement la partie frontale, et ils sont atteints de déficience intellectuelle sévère.

Il arrive aussi lors d'un accouchement difficile ou à la suite d'un accident qu'un saignement se produise dans la dure-mère (méninge) du cerveau du nouveau-né. C'est ce que l'on appelle un hématome sous-dural. Un traitement chirurgical permet d'éviter des lésions importantes.

2.15 LES ATTEINTES AU CERVEAU ET LEURS CONSÉQUENCES

Pour mieux comprendre la déficience intellectuelle, il convient d'avoir quelques notions fondamentales sur la structure et sur le fonctionnement du cerveau.

Le cerveau a la taille et l'apparence d'un petit chou-fleur. Grâce à ses 100 milliards de cellules nerveuses, nous pouvons penser, planifier, parler et imaginer : il est un peu comme la tour de contrôle de notre corps. Il doit rapidement être tenu au courant de ses besoins et des ressources qui sont disponibles dans l'environnement pour les satisfaire. Il y parvient à l'aide d'un vaste réseau de câbles disséminés partout dans l'organisme : les nerfs.

Le cerveau (figure 2.6) est l'aboutissement des voies nerveuses. Il est lié au reste du corps par l'intermédiaire de la moelle épinière, du bulbe rachidien, du cervelet et de ses douze paires de nerfs crâniens. Il constitue l'essentiel de l'encéphale qu'on appelle « cerveau » en langage courant.

FIGURE 2.6

Le cerveau

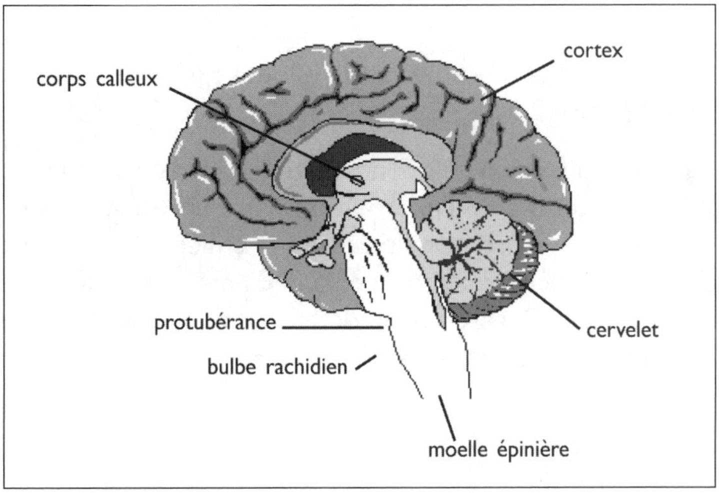

Le cerveau est l'organe le plus important et le plus complexe, c'est le centre de communication de l'organisme. Au cours d'une vie normale, il enregistre un million de milliards d'unités d'information.

Il se divise en deux hémisphères : le droit et le gauche. Chaque moitié commande la moitié opposée du corps et du champ visuel. Elles sont unies l'une à l'autre par une substance blanche appelée corps calleux.

La partie externe périphérique des hémisphères cérébraux, constituée de substance grise, forme l'écorce cérébrale ou cortex. Cette mince couche d'environ 5 mm d'épaisseur recouvre toute leur surface et elle assure les connexions entre le cerveau, le cervelet, le tronc cérébral et les autres glandes qui se trouvent dans la boîte crânienne.

2.15.1 Le cortex cérébral

Le cortex cérébral est à l'origine de l'activité consciente et volontaire. On entend par là la réception, l'analyse, l'intégration et l'interprétation des informations. Il est chargé de recevoir, d'interpréter et d'emmagasiner celles reçues des milieux extérieur et intérieur, responsables de l'activité consciente et volontaire. Il doit fournir à l'organisme les réponses les plus pertinentes. Une lésion du cortex entraîne généralement une paralysie motrice et, en même temps, une détérioration des fonctions mentales.

Le cortex est composé de quatre lobes : temporal, pariétal, frontal et occipital (figure 2.7).

Les lobes jouent un rôle fondamental dans la réception, l'analyse, le codage et le stockage de l'information. Chacun est organisé en trois aires : primaire, secondaire et tertiaire. La première reçoit et enregistre l'information, la deuxième l'organise et la codifie et la troisième fait l'association et la synthèse. Regardons en détail le rôle des lobes et les conséquences de leur dysfonctionnement.

FIGURE 2.7

Les lobes du cerveau

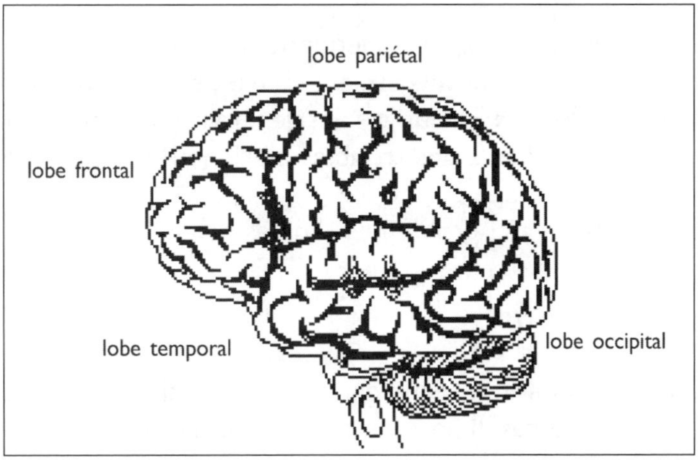

Le lobe temporal

Le lobe temporal est étroitement lié à de nombreuses fonctions cognitives, notamment l'audition qui permet de distinguer les sons, leur tonalité et leur intensité. Il joue un rôle dans l'organisation du langage et de la mémoire et il contrôle les apprentissages récents (mémoire immédiate).

Les conséquences du dysfonctionnement du lobe temporal. La personne a de la difficulté à se rappeler où elle a rangé ses affaires. Elle a des troubles de mémoire à court terme. Elle perd ses aptitudes de vocabulaire. Ses problèmes cognitifs varient selon que son lobe temporal droit (mémoire visuelle) ou son lobe temporal gauche (mémoire verbale) sont perturbés.

Le lobe pariétal

Le lobe pariétal joue un rôle déterminant dans l'intégration, l'analyse et le traitement de l'information issue des modalités sensorielles (vision, toucher, audition). Il participe à la perception de l'espace, par exemple, comprendre les lieux où l'on se trouve et l'emplacement des objets. Il permet d'organiser les tâches d'une façon cohérente, comme celle de mettre ses vêtements dans le bon ordre.

Les conséquences du dysfonctionnement du lobe pariétal. La personne utilise les mots à mauvais escient. Elle a de la difficulté à comprendre le discours des autres. Elle utilise des généralités plutôt que des détails dans sa conversation. Elle a des troubles d'orientation et elle perd facilement son chemin. Elle peine à écrire (dysgraphie). Enfin, elle a du mal à trouver des solutions aux problèmes simples de la vie courante.

Le lobe frontal

Le lobe frontal intervient dans la planification du langage et des mouvements volontaires. Il permet de prendre des initiatives, d'anticiper et d'organiser actions et comportements. Il permet d'adopter une conduite appropriée à une situation donnée. Il établit un grand nombre de connexions avec les autres parties du système nerveux central. Enfin, il permet d'interpréter les gestes et les sentiments des autres ainsi que leurs réactions face à nos gestes.

Les conséquences du dysfonctionnement du lobe frontal. La personne répète les mêmes gestes sans pouvoir s'arrêter. Elle a de la difficulté à s'adapter à un changement dans son environnement. Elle se replie sur elle-même et semble apathique et indifférente. Elle se désintéresse rapidement d'une activité et paraît satisfaite de rester dans son coin sans rien faire.

Le lobe occipital

Le lobe occipital est le centre du décodage de l'information visuelle. Il permet la reconnaissance de l'orientation et du contour des images. Il a la faculté d'associer les couleurs, les formes et les angles des mouvements.

Les conséquences du dysfonctionnement du lobe occipital. La personne a des difficultés à évaluer la distance et la profondeur. Elle a des problèmes de représentation de son schéma corporel. Elle a du mal à comprendre la gestualité de l'autre.

TABLEAU 2.5

Les lésions au cerveau et leurs conséquences

Hémisphère gauche		Hémisphère droit	
Sites de la lésion	**Conséquences**	**Sites de la lésion**	**Conséquences**
Lobe frontal (Langage verbal)	Difficulté d'articulation et à répéter ce que l'éducateur dit.	Lobe frontal (Articulation, dextérité manuelle, abstraction, affectivité)	Difficulté sur les plans de la mémoire à court terme, de la rapidité d'esprit, du jugement social, du contrôle affectif et de la motivation.
Lobe temporal (Mémoire auditive)	Difficulté à suivre les consignes de l'intervenant.	Lobe temporal (Espace, géométrie)	Difficulté en arithmétique, en dessin et en arts plastiques.
Lobe pariétal (Image corporelle, orientation, espace, toucher)	Difficulté en arithmétique. Écriture mal structurée et mal formée.	Lobe occipital (Perception visuelle)	Difficulté sur les plans de la discrimination et de la reconnaissance des formes, des figures et des symboles. Ce que l'enfant voit ne correspond pas aux explications de l'intervenant.

Le système nerveux compte plusieurs organes essentiels à l'activité cérébrale :

- le cervelet est le siège du contrôle de la régulation toniques, de l'équilibre et de la coordination des synergies musculaires ; lorsqu'il est endommagé, l'organisation des mouvements et le maintien de l'individu sont perturbés ;
- le tronc cérébral ou bulbe rachidien, qui relie le cerveau au cervelet et à la moelle épinière, constitue une importante voie de passage pour toutes les fonctions du corps ; c'est le lieu de régulation de la vie végétative (respiratoire, cardiaque, etc.) ;

- la moelle épinière, qui sert à la conduction des influx nerveux afférents et efférents, est le siège de la motricité réflexe ;
- le thalamus joue un rôle important dans la sélection de l'information ; c'est par lui que passent les voies nerveuses afférentes ; c'est un relais de la sensibilité ; il permet la discrimination de certaines stimulations agréables ou désagréables ; il est une sorte de téléscripteur ;
- l'épiphyse joue un rôle dans le développement sexuel et dans la perception visuelle de la personne ;
- l'hypophyse, qui a la fonction de chef d'orchestre de toutes les autres glandes du corps, commande la croissance du squelette ; elle règle le métabolisme de l'eau dans l'organisme et elle sécrète de nombreuses hormones.

Il est à noter que l'épiphyse et l'hypophyse ont une grande influence sur le comportement mental et physique de l'individu.

- L'hypothalamus est relié à la quasi-totalité des autres régions cérébrales ; il reçoit des signaux nerveux de l'organisme et il lui fournit des réponses adéquates d'ordre comportemental et métabolique ; il participe ainsi à la régulation de fonctions aussi variées que la faim, la soif, le sommeil, le stress, les changements d'humeur, le maintien de la pression artérielle et la libido ; pour assurer tous ces contrôles, il procède par voie hormonale, en lien avec l'hypophyse, et par voie nerveuse, en lien avec le système nerveux autonome.
- Le liquide céphalorachidien est un liquide clair qui circule entre les méninges et autour de l'encéphale et de la moelle épinière ; il forme une espèce de couche aqueuse qui protège le système nerveux central en amortissant les secousses et les vibrations causées par le mouvement du corps ; si le liquide augmente en quantité à la suite d'une maladie, il exerce sur le tissu une pression qui irrite les centres nerveux.
- Les douze paires de nerfs crâniens partent de l'encéphale et innervent la tête, le cou et la partie supérieure du corps qui

commandent des fonctions déterminées, telles que la vision, le goût, l'odorat, l'audition ainsi que les mouvements du visage.

- La moelle épinière, qui est un prolongement du cerveau, règle les fonctions de plusieurs organes, dont ceux responsables de la respiration, de la circulation du sang, de l'excrétion, de la reproduction et de la digestion.

2.15.2 Le système nerveux

Le système nerveux exécute les ordres du cerveau et lui fournit constamment de l'information sur l'état du corps et de ses organes. Il se compose de deux grandes parties : le système nerveux central (SNC) et le système nerveux périphérique (SNP).

Le cerveau, le cervelet, les douze paires de nerfs et le bulbe rachidien constituent le système nerveux central. La moelle épinière et les nerfs rachidiens constituent le système nerveux périphérique.

Le système nerveux (figure 2.8) peut être défini comme un ensemble d'éléments de base : des cellules nerveuses appelées aussi neurones. Les neurones sont irremplaçables et nous naissons avec un stock pour la vie. À l'âge de 25 ans, leur nombre commencerait à péricliter et, dans la cinquantaine, nous en perdrions plusieurs dizaines de milliers par jour. Ce phénomène n'est toutefois pas inquiétant dans la mesure où nous en avons un nombre important au départ et n'en utilisons pas la totalité. Or, contrairement au postulat admis il y a une vingtaine d'années, s'ils ne peuvent se répliquer, ils sont pourtant aptes à se renouveler et à créer de nouvelles connexions.

Les neurones sont liés entre eux et, éventuellement, à d'autres types de tissus dont ils régissent certaines activités (muscles, glandes). Cette liaison est toujours multiple. Ainsi, chaque neurone est lié à plusieurs autres, voire plusieurs milliers d'autres. Son activité est continuellement modifiée par celle de ses partenaires, lesquels sont eux-mêmes en contact avec d'autres neurones ; cette chaîne complexe et sans fin constitue le système nerveux.

FIGURE 2.8

Le système nerveux

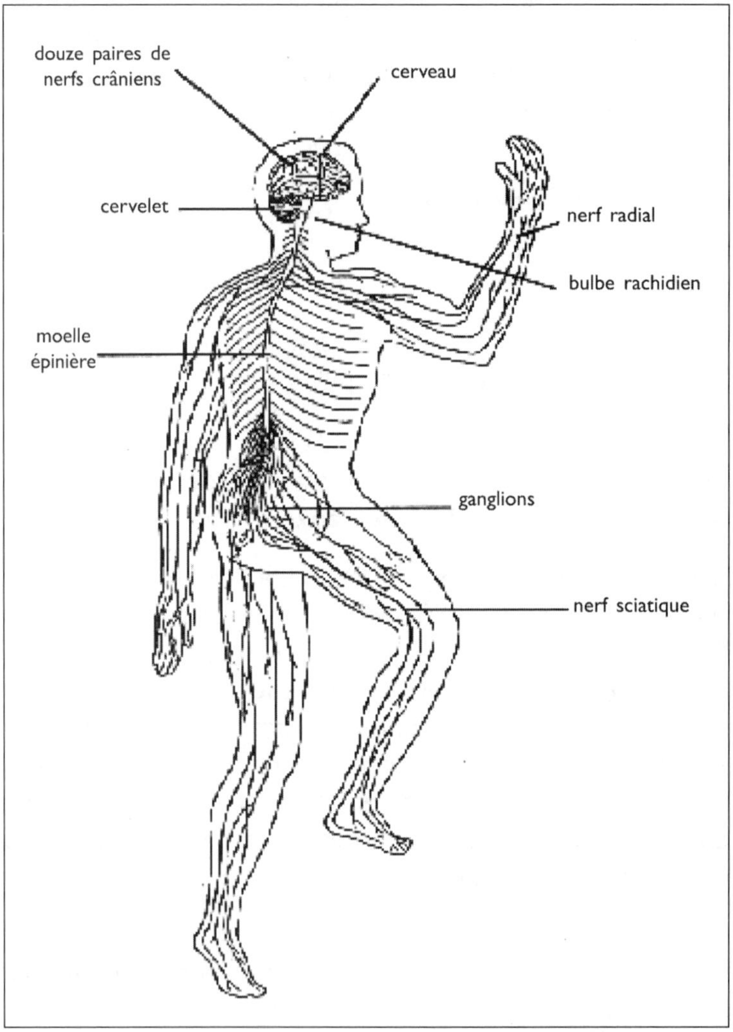

Afin de mieux comprendre son fonctionnement, regardons en détail ce qui la constitue :

- le neurone, qui est à la base du système nerveux, est composé de quatre éléments, à savoir le corps cellulaire, les dendrites, l'axone et les synapses ; il s'agit d'une « masse » vivante dans laquelle circulent des impulsions électriques ; elle correspond avec les autres neurones en sécrétant des substances chimiques ; chaque neurone est organisé autour d'un corps cellulaire ;

- le corps cellulaire, noyau et chef d'orchestre de la cellule, est chargé de régler son fonctionnement, sa production de substances chimiques, etc. ; c'est aussi dans le noyau que s'expriment les données génétiques incorporées à la naissance de la cellule ;

FIGURE 2.9

Les neurones

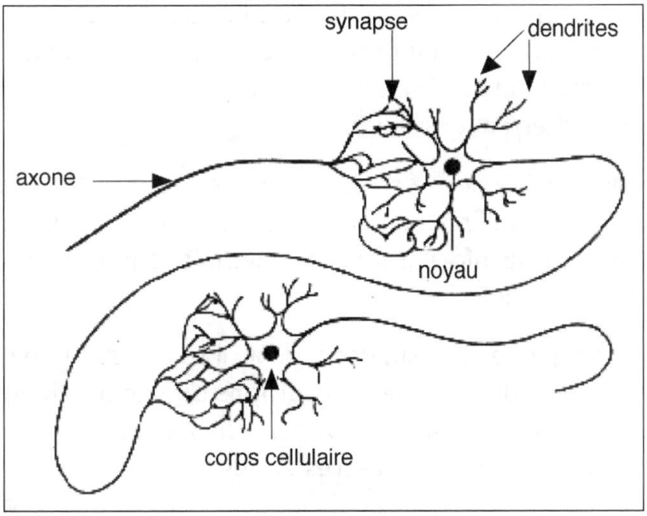

- les dendrites apparaissent comme des excroissances relativement longues du corps cellulaire ; elles peuvent s'étendre sur plusieurs centaines de millièmes de millimètre autour du corps cellulaire ; comme le corps cellulaire, elles reçoivent des contacts d'autres neurones qui leur transmettent les informations nécessaires au fonctionnement du circuit ; cette activité de réception et de transmission des messages est à la base même du fonctionnement du système nerveux central ;

- l'axone n'est pas qu'un simple câble le long duquel circulent les messages produits par le corps cellulaire sous la forme d'impulsions électriques ; de nombreuses molécules chimiques y voyagent aussi, lesquelles peuvent être produites par le corps cellulaire et alors jouer un rôle de contact entre le neurone et la synapse ;
- la synapse est le lieu de contact entre deux neurones ; le mot « contact » est en réalité impropre, car il n'existe entre la terminaison synaptique d'un neurone et les dendrites de l'autre qu'un faible espace qui empêche une impulsion électrique de passer directement ; la transmission d'un message nerveux s'effectue par la libération dans ce faible espace (fente synaptique) d'une substance chimique appelée neurotransmetteur, lequel déclenche l'activité du neurone ou des neurones suivants et les met en « circuit ».

Afin de synthétiser cette brève introduction de la fonction du système nerveux chez l'être humain, la figure 2.10 explique le mécanisme du cheminement d'une information, par exemple, la piqûre entraînant une contraction musculaire.

Enfin, lorsque le cerveau est atteint, il se produit une rupture des connexions qui se traduit par des convulsions ou une paralysie, si le trouble se porte sur les aires motrices. Une déficience intellectuelle peut être présente si l'atteinte touche les autres zones.

La dégradation des fonctions intellectuelles peut provenir de différentes sortes d'atteintes cérébrales : d'une inflammation (hémorragie), d'une lésion (encéphalite) ou d'une absence de développement d'une partie de l'encéphale.

FIGURE 2.10

Le mécanisme du cheminement de l'information

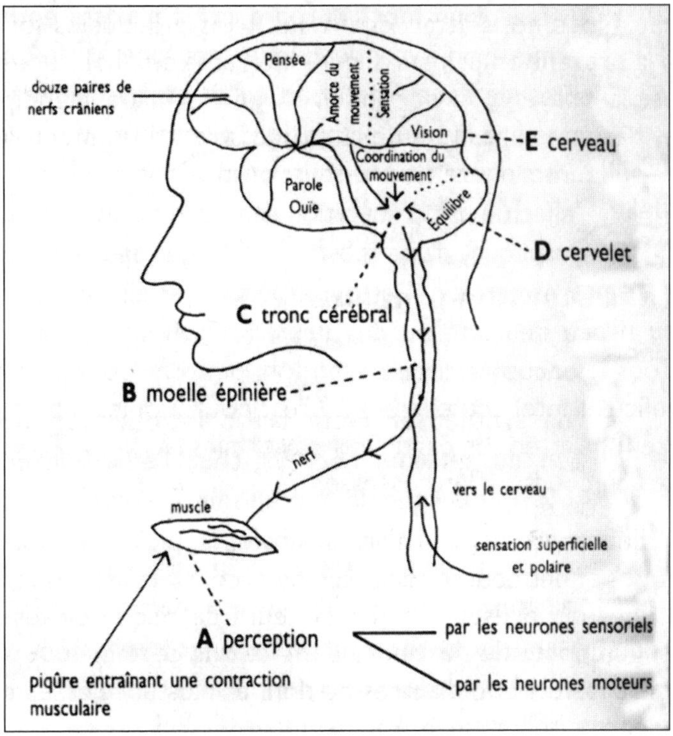

2.16 LA LUTTE PRÉVENTIVE CONTRE LA DÉFICIENCE INTELLECTUELLE

Il est difficile d'éliminer toutes les déficiences intellectuelles, mais on peut de plus en plus les réduire grâce à la société et à des professionnels éclairés. L'éducation du public constitue un élément important d'un programme de lutte contre la déficience intellectuelle. Même si la science a beaucoup progressé et qu'elle a permis de découvrir plus de 250 causes de la déficience intellectuelle, il reste encore beaucoup à faire et de nombreux mystères subsistent.

La recherche a démontré que les parents peuvent éviter bon nombre de défauts congénitaux en adoptant des habitudes saines dès le moment de la conception, durant la grossesse et même après la naissance de l'enfant. Nous nous attarderons aux trois principales formes de prévention : la prévention primaire, qui s'intéresse aux habitudes de vie quotidiennes, la prévention secondaire, qui s'attarde principalement au dépistage des anomalies lors de la grossesse et, finalement, la prévention tertiaire, qui tente d'atténuer à long terme la gravité de la déficience intellectuelle.

2.16.1 La prévention primaire

Tous les couples, sans exception, peuvent donner naissance à un enfant déficient intellectuellement. C'est pourquoi les futurs parents doivent porter une attention particulière à certains facteurs clés pour diminuer les risques au cours de la grossesse.

Malheureusement, malgré la généralisation et la disponibilité des consultations et des cours prénataux, nous constatons qu'un grand nombre de personnes qui présentent des facteurs de risque élevés ne sont pas rejointes. Il importe de se rendre compte que certaines d'entre elles ont plus de probabilités que d'autres de donner naissance à des enfants ayant une déficience intellectuelle. Par exemple :

- les femmes qui présentent des troubles du métabolisme tels que l'hyperthyroïdie ou le diabète ;
- les familles où il existe des troubles du métabolisme tels que la galactosémie ou des états analogues ;
- les couples qui présentent une incompatibilité du facteur Rhésus ;
- les femmes enceintes qui manipulent des substances toxiques ;
- les futurs pères qui travaillent avec des produits toxiques ;
- les couples de milieux défavorisés ;
- les femmes qui fument ;
- les femmes dont l'alimentation laisse à désirer ;

- les femmes exposées aux rayons X ;
- les femmes qui ont fait des fausses couches, qui ont donné naissance à des enfants prématurés ou qui ont présenté de la toxémie au cours d'une grossesse ;
- les femmes qui ont eu la rubéole au début de la grossesse ;
- les couples qui consomment de l'alcool et des drogues ;
- les femmes enceintes aux périodes extrêmes de fécondité, moins de 18 ans et plus de 40 ans ; par exemple, le risque d'avoir un enfant qui présente une trisomie est souvent lié à l'âge de la mère et il augmente progressivement chez les femmes au-dessus de 30 ans ; des découvertes récentes ont démontré que l'âge du père pouvait aussi être à l'origine de la trisomie.

FIGURE 2.11

La fréquence de la trisomie

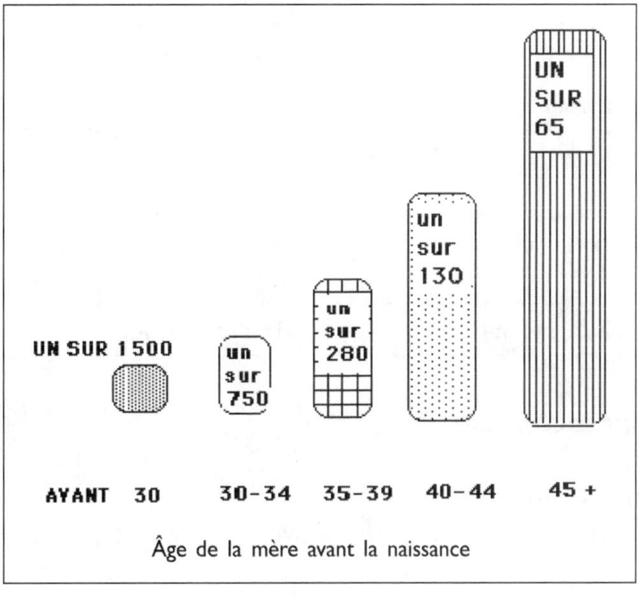

2.16.2 La prévention secondaire

Le deuxième type de prévention vise le dépistage des déficiences intellectuelles (anomalies génétiques congénitales, maladies graves, etc.).

Actuellement, il existe une quarantaine de procédés destinés à détecter les anomalies de développement chez le fœtus. Nous présentons ici les plus courants. Le tableau 2.6 en est un résumé.

TABLEAU 2.6

Le dépistage des anomalies de développement chez le fœtus

Techniques	Dépistages
Amniocentèse	Aberrations chromosomiques
Biopsie des villosités choriales	
Fœtoscopie	Dépistage d'une erreur dans les acides ou les enzymes et de la fragilité du chromosome X
Prélèvement sanguin	
Échographie	Trouble développemental de la genèse cérébrale
Tomographie axiale du cerveau	Détection d'une anomalie et présence de séquelles
Électro-encéphalogramme	Trouble épileptique

L'amniocentèse

L'amniocentèse consiste en un prélèvement de quelque 20 ml de liquide amniotique dans lequel se trouvent des cellules du fœtus. Cela se fait par ponction au travers de la paroi abdominale de la mère. L'analyse peut révéler la présence de syndromes, comme ceux des trisomies. L'amniocentèse est pratiquée habituellement vers la 15e ou la 16e semaine de gestation et les résultats sont obtenus deux semaines plus tard. Elle permet également l'étude des alphafœtoprotéines et le dépistage de la plupart des anomalies du tube neural, comme l'absence de cerveau, l'anencéphalie et les atteintes du liquide céphalo-rachidien et de son enveloppe (myélodysplasie).

FIGURE 2.12

L'amniocentèse

ponction de liquide amniotique par voie abdominale

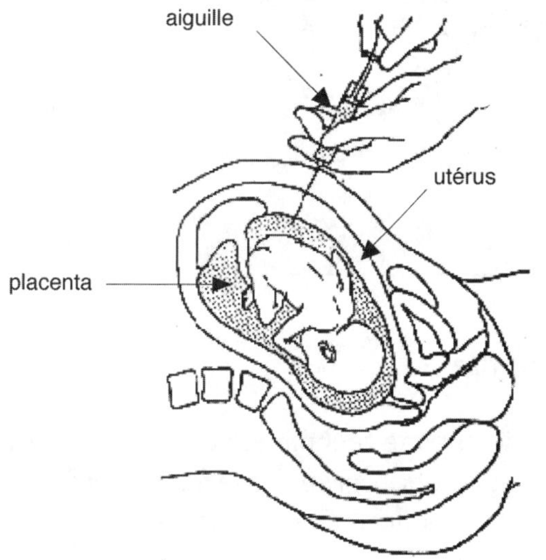

La biopsie des villosités choriales

La biopsie des villosités choriales consiste à prélever, vers la 10e semaine de grossesse, par voie vaginale ou abdominale, un petit fragment des villosités qui entourent l'embryon, où le nombre de cellules en division est élevé. Une étude des chromosomes est entreprise après quelques heures d'incubation à l'étuve et la réponse peut être donnée, en cas d'urgence, le jour même ou le lendemain. Cette biopsie comporte des risques d'avortement de 1 % à 2 %. L'analyse permet de détecter près de 200 anomalies génétiques. Pour en bénéficier, les mères doivent toutefois consulter un gynécologue dès que leur grossesse est diagnostiquée. En effet, au-delà de la 11e semaine, il est trop tard.

FIGURE 2.13

La biopsie des villosités choriales

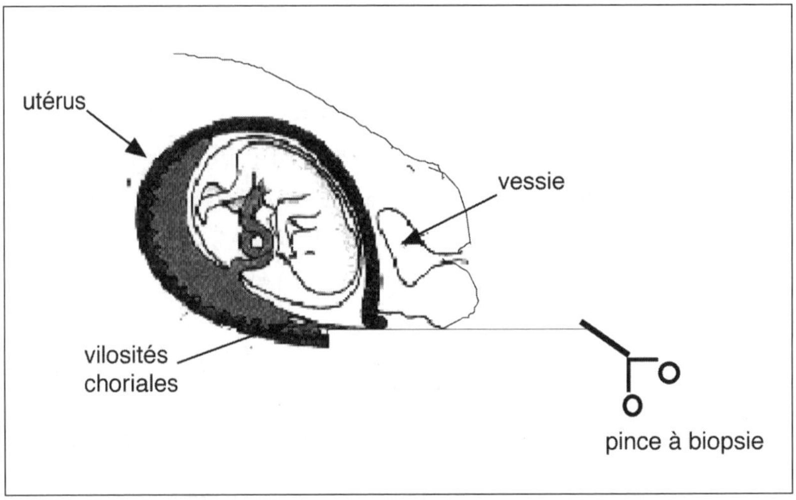

L'échographie

L'échographie est une technique de radiographie aux ultrasons qui permet de repérer et de photographier le fœtus. Grâce à l'image obtenue, on peut discerner, dès les premières semaines de la grossesse, certaines malformations chez le fœtus (cardiaques, cérébrales, faciales). L'échographie est utile pour évaluer la croissance du fœtus.

La mesure de la clarté nucale

La mesure de la clarté nucale est un test sans danger pour la mère et le fœtus, puisqu'il s'agit d'une échographie. Elle permet de déterminer le risque d'anomalies génétiques, notamment la trisomie 21. La clarté nucale est un espace translucide qui se trouve entre les muscles et la peau du cou du fœtus ; il n'est visible qu'entre la 9e et la 14e semaine de grossesse. Son augmentation est associée à un risque accru d'anomalies chromosomiques et à une dizaine d'autres malformations. Environ 75 % des cas de trisomie 21 sont détectés lors de cette procédure, mais elle n'est pas fiable à 100 %.

La fœtoscopie

Cette technique consiste à observer le fœtus à l'aide d'un endoscope (instrument flexible constitué de fibres optiques) introduit à travers l'abdomen de la mère et permettant de faire des prélèvements du sang fœtal dans le cordon ombilical entre la 18e et la 20e semaine de grossesse. Elle permet d'effectuer l'examen du caryotype afin de détecter des anomalies chromosomiques.

Les prélèvements sanguins

Les prélèvements sanguins exécutés systématiquement en pouponnière, aux 3e et 4e jours de vie du bébé, servent à détecter des troubles du métabolisme, dont la présence d'une concentration anormale dans le sang de produits toxiques (phénylcétonurie) pouvant endommager gravement le système nerveux central et causer un état de déficience intellectuelle ou des irrégularités dans la fonction de certaines glandes. L'hypothyroïdie (insuffisance de sécrétion de la glande thyroïde) en est un exemple. De nos jours, la phénylcétonurie et l'hypothyroïdie peuvent être détectées très tôt et leur dépistage est devenu une procédure universelle. Dans le cas de la phénylcétonurie, si dès la naissance nous éliminons chez l'enfant l'apport de substance toxique, soit la phénylalanine, le dommage cérébral sera absent ou très peu marqué. Parmi les autres troubles du métabolisme, mentionnons la maladie des urines à odeur de sirop d'érable (leucinose aiguë) et l'homocystinurie, deux affections causées par les acides aminés, ainsi que la galactosémie, causée par des troubles d'hydrates de carbone. Ces maladies peuvent provoquer des déficiences intellectuelles si leur dépistage ne se fait pas au bon moment.

L'analyse du sang de la mère peut déterminer la présence de maladies, telle la syphilis, ou une incompatibilité du facteur Rhésus. L'incompatibilité sanguine entre le facteur génétique (Rhésus positif) du père et l'absence de ce même facteur chez la mère peut causer de sérieux problèmes à la mère et à l'enfant. En cas de Rhésus négatif, des tests ultérieurs sont nécessaires pour détecter la présence d'anticorps. Si la grossesse est menée à terme, des mesures sont à prendre pour prévenir tout risque ultérieur chez le nouveau-né.

L'analyse du sang des parents permet aussi le dépistage de la maladie de Tay-Sachs, laquelle s'attaque aux centres vitaux nerveux du bébé. Il s'agit d'un trouble du métabolisme des lipides où le bébé accumule des quantités anormales de lipides non transformés au niveau intercellulaire. Au Québec, on note une présence notable de cette maladie dans les régions du Saguenay–Lac-Saint-Jean, de la Beauce et de la Gaspésie.

Au Québec, le programme de dépistage de la trisomie 21 comprend une échographie de datation et une analyse sanguine au début de la grossesse, suivies d'une autre analyse sanguine entre la 14e et la 18e semaine de grossesse. En fonction des résultats, on peut proposer à la femme de poursuivre le dépistage par un prélèvement du liquide amniotique (amniocentèse) avec un risque de fausse couche dans 0,5 % à 1 % des cas.

2.16.3 La prévention tertiaire

La prévention tertiaire est orientée vers la modification à long terme de la gravité de la déficience intellectuelle. On tente de minimiser ses effets au moyen de programmes spéciaux. On offre aussi du soutien aux parents afin de mieux les outiller pour faire face à cette réalité. Le programme Parents-Soutien en est un exemple. Il se compose de parents d'enfants déficients intellectuels qui désirent partager leur expérience avec de nouveaux parents aux prises avec une situation analogue.

Des programmes de stimulation précoce pour les jeunes bébés aident à développer leur potentiel. Des services de garde et des classes en milieu scolaire adapté ou régulier sont également offerts. Plus la déficience intellectuelle est grave, plus le programme de développement devient important. La prévention tertiaire a pour but de permettre aux personnes déficientes intellectuelles d'accroître leur potentiel au maximum, et ce, dans des conditions et des milieux de vie normaux.

CHAPITRE 3

Le développement de la personne trisomique

« On ne voit bien qu'avec les yeux du cœur. L'essentiel est invisible pour les yeux. »

ANTOINE DE SAINT-EXUPÉRY

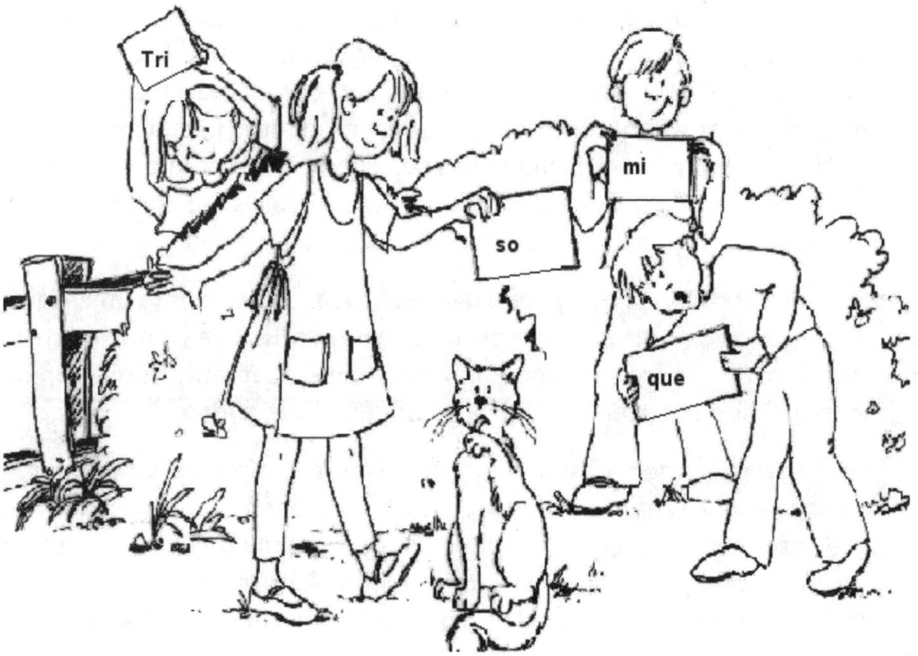

En parlant d'idiotie furfuracée, le Français Édouard Séguin semble avoir été le premier, en 1846, à décrire le faciès spécial des enfants trisomiques. Le terme furfuracé faisait référence, pour lui, à l'aspect desquamant de la peau sous la forme de pellicules, de cellules mortes, évoquant la céréale de blé, que l'on trouve sur la peau des enfants trisomiques. Vingt ans plus tard, soit en 1866, Langdon-Down individualisait véritablement le terme mongolien. Les caractéristiques du visage de ces enfants (pommettes saillantes, nez épaté et yeux bridés) lui suggérèrent l'idée d'une dégénérescence raciale pour expliquer les déformations observées, d'où le nom de mongolisme. On sait maintenant que la cause est tout autre, mais l'appellation biaisée est restée.

Dès la fin du XIXe siècle, de nombreux auteurs se sont attachés à décrire, chaque fois plus en détail, la dysmorphie et les malformations des trisomiques : anomalies dentaires et de la cavité buccale (Johnes), signes oculaires (Olivier), anomalies des doigts (Schmit), malformations cardiaques (Thomson et Pennel).

En 1959, l'identification, par Jérôme Lejeune, Marthe Gautier et Raymond Turpin, d'un chromosome supplémentaire chez les patients a permis de désigner la maladie sous le nom, plus conforme à l'étiologie, de trisomie 21. Cette découverte française représentait la première identification d'une aberration chromosomique. Elle a été, comme on le sait, d'une portée considérable. Peu après, d'autres anomalies des chromosomes furent repérées (décrites au chapitre précédent).

La trisomie n'est pas une maladie. C'est un état, un ensemble d'altérations causées, dans le développement physique et mental de la personne, par un chromosome supplémentaire. Cet état, aussi appelé syndrome, limite le potentiel de l'individu qui en est affecté.

Le terme « mongolisme » mérite à la fois une nouvelle dénomination et une nouvelle approche. La documentation renferme d'autres termes comme trisomique, mongoloïde, mongolien, syndrome de Down, trisomie 21, enfant trisomique 21 ou enfant trisomique. À notre avis, « enfant trisomique » semble être l'expression la plus juste pour décrire l'état de cette pathologie chez un jeune.

Depuis quelques années, plusieurs personnalités trisomiques du monde artistique ont permis de légitimer et de montrer un autre visage de la trisomie. En voici quelques exemples :

- Chris Burke, acteur américain connu pour avoir joué pendant quatre saisons le rôle de Corky dans la série télévisée *Corky, un adolescent pas comme les autres* (1989) ;
- Stéphane Ginnsz a le premier rôle dans le film *Duo 1995*. Vainqueur du prix Martin Scorsese et du prix Warner Bros, il a été finaliste au Festival international de films pour enfants de Chicago (1996) ;
- Pascal Duquenne, acteur et lauréat (*ex æquo* avec Daniel Auteuil) du prix d'interprétation masculine au Festival de Cannes (1996) pour son interprétation dans le film *Le Huitième Jour*, de Jaco Van Dormael ;
- Nathalie Nechtschein, écrivaine et poète française, dont l'un des textes se trouve sur l'album *D'Elles*, de Céline Dion ;
- Pablo Pineda, acteur espagnol qui a reçu la Concha de Plata au Festival de Saint-Sébastien pour son rôle dans le film *Yo tambien* (2009). Première personne trisomique à obtenir une licence en psychopédagogie.

Dans ce chapitre, nous aborderons les particularités les plus significatives du développement cognitif et psychomoteur de l'enfant, de l'adolescent, de l'adulte et de la personne âgée trisomiques. À la suite de leur rencontre, nous nous interrogerons sur la place que notre société actuelle leur réserve.

3.1 L'ENFANT TRISOMIQUE ET SES CARACTÉRISTIQUES PHYSIQUES

L'anomalie chromosomique affecte de nombreuses zones du développement physique, intellectuel et physiologique de l'enfant trisomique. Les altérations qu'elle peut produire ont des effets variables sur sa santé et sur sa croissance. À l'instant où le bébé naît, le médecin constate la trisomie 21 sans hésitation. Certains traits physiques sont évidents. Mais il reste que chaque bébé trisomique a, comme chaque bébé normal, ses particularités et qu'il présente rarement toutes celles qui sont mentionnées ci-dessous :

- le crâne est petit et rond, l'occiput (l'arrière de la tête) est peu saillant, le haut du visage est en retrait par rapport au bas et de profil, le menton avance ;
- les oreilles sont petites, implantées plus bas que la normale et mal ourlées ;
- le nez est souvent court et épaté à son extrémité et les narines sont larges ;
- les yeux sont bridés avec une mince couche de peau aux coins intérieurs ; la partie intérieure de l'iris peut comporter des taches légèrement colorées ; les cils sont rares et courts ;
- la bouche est relativement petite, le palais est souvent ogival, les lèvres sont épaisses et la langue est de taille normale, mais elle manque de tonus musculaire ; l'ensemble de ces facteurs peut favoriser la sortie fréquente de la langue à l'extérieur de la bouche ; parfois, l'enfant souffre d'une incontinence salivaire ;
- la dentition est très distinctive ; il y a un retard d'éruption des dents, de six mois à un an, parfois plus ; la séquence est perturbée, les prémolaires pouvant sortir les premières ; les caries, fréquentes durant la première dentition, sont plus rares durant la deuxième ;
- le cou est typiquement court ; le jeune enfant peut avoir des plis de peau lâche derrière le cou qui deviennent moins visibles avec les années ;
- les mains sont petites, larges et trapues et les doigts sont courts ; la main ne présente souvent qu'un pli palmaire dans 45 % des cas, au lieu de trois ou quatre habituellement ; l'auriculaire est parfois plus court que la normale, ne comporte que deux segments au lieu de trois et sa partie supérieure est souvent courbée vers les autres doigts dont les ongles sont minces et friables ;

- les pieds sont larges, petits et plats ; le premier orteil est souvent trop écarté et enserré par un pli profond ; les plis sont très nombreux sur la plante des pieds ;
- la peau, marbrée sur tout le corps, est rêche, surtout sur la paume des mains et la plante des pieds ; les gerçures sont fréquentes au visage et aux mains ;
- les cheveux sont souvent fins, plats et rarement abondants ;
- la taille de l'enfant à la naissance et durant les premières années est généralement normale, mais ce développement ralentit vers l'âge de 4 ans ; l'apparence du corps est trapue, le tronc est court et la longueur des membres est réduite.

Une série d'**anomalies physiques** peuvent être associées à la trisomie 21. Il est important de les avoir à l'esprit afin de les détecter le plus rapidement possible. Certaines sont identifiables dès la naissance alors que d'autres n'apparaîtront que plus tard. Celles mentionnées ci-dessous ne sont pas nécessairement présentes chez toutes les personnes ayant une trisomie.

Les malformations et les problèmes cardiaques sont les plus fréquents. Selon de récentes recherches, 40 % à 50 % des enfants atteints de la trisomie 21 sont porteurs, à des degrés divers, d'une maladie cardiaque. On la remarque par la présence d'un souffle à l'auscultation, voire par une cyanose au repos ou à l'effort. L'échographie cardiaque à la naissance permet de faire un diagnostic présymptomatique. Les enfants porteurs de malformations cardiaques ont souvent des difficultés respiratoires, dont les répercussions sont des infections pulmonaires à répétition. L'apnée du sommeil est courante. D'autres affections sont présentes, comme de l'insuffisance thyroïdienne, des anomalies du squelette (lordose, scoliose) et du tube digestif, de l'acné, une peau sèche, des cheveux cassants, des handicaps visuels (strabisme, myopie), des pertes auditives, des infections des oreilles (otites) et de l'épilepsie.

Enfin, la personne trisomique a, en général, de la difficulté à préciser la localisation de sa douleur à cause de son manque de vocabulaire. Des modifications de son comportement peuvent être des signes de douleurs qui disparaîtront lorsque le problème sera pris en compte.

3.2 L'ENFANT TRISOMIQUE ET L'APPRENTISSAGE

Chaque enfant trisomique apprend et progresse à son rythme. Tous veulent apprendre et sont capables d'y parvenir si on leur en donne la possibilité et leur assure un environnement positif et stimulant.

L'apprentissage destiné aux enfants trisomiques de 2 à 6 ans doit favoriser, dans leur respect, **les grandes étapes du développement psychomoteur**. Il comporte plusieurs éléments qu'on peut regrouper en *dix thèmes* qui sont en relation les uns avec les autres : le schéma corporel, la latéralité, la motricité globale, la motricité fine, l'environnement spatial, l'organisation temporelle, le rythme, la perception visuelle, la discrimination auditive et l'attention. Chez le jeune enfant trisomique, le développement psychomoteur se fait de façon lente, souvent avec des difficultés spécifiques, notamment de l'hypotonie qui entraîne des troubles de l'équilibre, de la préhension et un retard de la marche. Selon les psychologues françaises M. Carlier et C. Ayoun (2007), la capacité de discriminer visuellement et auditivement semble davantage atteindre les enfants trisomiques que les enfants ayant une déficience intellectuelle à niveaux équivalents. Ils ont certains problèmes à reconnaître les objets par le toucher ainsi que les formes en trois dimensions. La même constatation existe pour la reproduction de figures géométriques. Ces observations démontrent les ennuis qu'ils ont à percevoir les stimuli complexes et à planifier leurs schémas moteurs afin de les reproduire.

Le premier apprentissage portera donc sur la régulation tonique, primordiale pour l'acquisition des postures, pour les déplacements et l'exploration de l'espace qui vont contribuer à l'élargissement des centres d'intérêt de l'enfant ainsi que pour l'utilisation du regard. Le but est de solliciter les capacités du tout jeune enfant trisomique, de poser les préalables nécessaires à l'acquisition du langage et à un certain fonctionnement cognitif, de faire passer ces enfants du stade sensorimoteur, où domine le concret, au stade de préopératoire, où dominent la symbolisation et le langage.

L'apprentissage destiné aux enfants et aux adolescents de 6 à 16 ans doit être fondamental : il doit favoriser et stimuler l'expression orale, gestuelle et graphique, développer l'attention, la concentration et l'habileté manuelle, travailler l'autonomie personnelle (les habitudes de propreté, l'autonomie vestimentaire et les comportements à la table) et la socialisation (relations interpersonnelles et participation aux activités de groupe). Compte tenu de leurs difficultés, ses étapes sont infiniment découpées, mais jamais répétées pour que l'enfant ne se réfugie pas dans le confort de l'automatisme. L'aspect cognitif (notions de temps, d'espace, activités logico-mathématiques, français et résolution de problèmes) doit également avoir une place importante. Enfin, il faut faire prendre conscience au jeune trisomique de ses limites, mais aussi lui faire reconnaître ses réussites et ses possibilités. Pour cela, il faut lui permettre de les verbaliser afin qu'il ait confiance en lui.

Il est essentiel pour les intervenants de connaître le processus d'apprentissage de ces enfants. Nous en abordons les principales caractéristiques : les difficultés d'abstraction, le mode de raisonnement, le temps de latence, la capacité d'attention, l'imitation et la routine, la notion du temps et la mémoire.

3.2.1 Les difficultés d'abstraction

L'enfant trisomique procède par automatismes et il s'adapte mal aux abstractions. Par exemple, il éprouve certaines difficultés à classifier les choses qui l'entourent, car cela représente pour lui un problème d'abstraction. Cette façon de faire est pourtant la base de nos activités de pensée et celle-ci relève du langage, plus particulièrement du dialogue intérieur que tout enfant normal développe entre 4 et 8 ans. Par exemple, le fait de pouvoir dire « je vais faire ceci en premier et cela ensuite » nous permet d'organiser et de planifier nos tâches. Chez l'enfant trisomique, le dialogue intérieur est souvent moins élaboré et, donc, de moindre ressource pour les activités de pensée. On peut en développer chez lui l'utilisation en l'entraînant à verbaliser les tâches qui lui sont demandées.

C'est dans le domaine des faits concrets que l'enfant trisomique est capable d'acquisition. Ainsi, il est très important de connaître la façon dont il apprend. En effet, nous sommes habitués à un modèle standard d'apprentissage : passer du concret vers l'abstrait, faire des déductions, tirer des conclusions, etc. Le jeune trisomique a des possibilités d'abstraction réduites, un mode de raisonnement particulier, une capacité d'attention diminuée et un besoin de modèles à imiter.

Il voit certains éléments d'un objet. Si, par exemple, il voit un ordinateur, il remarque l'écran, le clavier et la souris ; il saura décrire parfaitement chacun de ces éléments et il utilisera même un vocabulaire précis. Par contre, il aura infiniment de mal à en faire la synthèse et à déclarer qu'il s'agit d'un ordinateur. La capacité de globalisation et de généralisation lui manque. Cette façon de penser se trouve à toutes les étapes du raisonnement. L'enfant trisomique est « handicapé » en raison de ses difficultés de synthétisation dues à son propre mode de pensée ; chaque étape et chaque image sont perçues comme étant isolée. Autre exemple : l'enfant trisomique a beaucoup de mal à comprendre qu'une chemise, une tuque et un pantalon appartiennent à la catégorie des vêtements. Il éprouve des difficultés à faire des liens et à établir des relations entre plusieurs éléments qui lui sont présentés. N. O'Connor et B. Hermelin (1963) ont également observé les faiblesses des trisomiques en matière de catégorisation conceptuelle et de codage symbolique de l'information perceptive.

L'enfant trisomique éprouve des difficultés à faire des analogies, c'est-à-dire à comparer des objets qui ont la même grosseur, la même hauteur, à comprendre les notions de similitudes et de différences. Or, sans la compréhension de ces notions, il lui est particulièrement compliqué de trouver ce qui change d'un objet à un autre et, par conséquent, d'en inférer une relation liant les objets entre eux. La conservation en mémoire du plan d'ensemble de la tâche, de ses étapes et des résultats intermédiaires ne lui est pas aisée.

Le travail de l'intervenant auprès de l'enfant trisomique est de développer ses capacités perceptives et discriminatives les plus significatives afin qu'il puisse apprendre à observer et à comprendre les différences et les ressemblances, les mettre en relation, les associer et les classer selon les catégories et les codes et comprendre les termes et les concepts qui comportent ces relations.

3.2.2 Le mode de raisonnement

Le mode de raisonnement de l'enfant trisomique est **différent du nôtre**. Nous réfléchissons de manière linéaire et cartésienne. Pour nous, les faits doivent s'enchaîner de façon précise les uns aux autres. Vouloir que l'enfant trisomique raisonne ainsi, c'est le mettre dans une situation d'échec systématique.

Lorsqu'on pose une question à un enfant trisomique, nous sommes souvent surpris de sa réponse, car elle n'a pas nécessairement de lien direct avec ce qu'on lui a demandé. Par exemple, à la question : « On mange notre soupe en premier et après, on va prendre ? », l'enfant trisomique pourra répondre : « le dessert », ce qui n'est pas un non-sens, mais une des façons de penser typiques des enfants trisomiques ; ils « sautent et oublient » les étapes du raisonnement pour arriver au but. On dirait un raisonnement elliptique. Il y a une omission dans une suite logique ou narrative.

L'enfant raisonne soit par évocation, soit par analogie. Sa conversation est apparemment décousue, alors qu'en réalité, elle est parfaitement logique. C'est à nous de la déchiffrer et d'accepter ce mode de raisonnement. L'éducation que nous lui donnons lui permettra d'arriver à une réflexion rationnelle suffisante pour se débrouiller dans la vie sociale qui l'attend, tout en respectant **son propre mode de pensée**. Voici comment l'enfant trisomique s'exprime :

« À moi Jean-Charles » pour « Jean-Charles est avec moi » ;

« C'est moi le cerceau » pour « C'est moi qui porterais le cerceau ».

Enfin, les notions de temps, de calcul et d'heure semblent échapper à sa compréhension.

3.2.3 Le temps de latence

On entend par temps de latence le fait de marquer un temps d'arrêt plus ou moins long avant de fournir une réponse à une question. Il faut savoir que cette réalité est inhérente à la trisomie et qu'on ne doit pas prendre cette lenteur pour un non-savoir.

L'enfant trisomique présente, en effet, un déficit particulier de la vitesse de traitement des informations. Ce phénomène passe souvent inaperçu aux yeux des parents et des éducateurs pendant la petite enfance, mais il devient de plus en plus évident au fur et à mesure que le langage s'affine. Il faut aussi savoir que le temps de latence peut en partie s'inculquer, mais qu'aussi réussi que cela puisse être, il restera toujours ce qu'on appelle un « temps de latence résiduel ». Il faut le respecter et attendre que la tâche soit effectuée avant d'en proposer une autre.

Selon le professeur français Jérôme Lejeune (1983), quatre facteurs expliquent le phénomène du temps de latence chez l'enfant trisomique.

Le brouillage synaptique

Il s'agit d'un problème de communication d'un neurone à un autre qui est lié au déséquilibre biochimique et créé par la surcharge de matière à la synapse. Selon les recherches de J. Clausen (1968) faites aux États-Unis, les enfants trisomiques présentent un déficit particulier de la vitesse de traitement des informations perceptives. Une solution possible consiste à augmenter le timbre de la voix et à toucher l'enfant au moment où est émise la question, de façon à provoquer un effet d'éveil par la surprise.

Les difficultés d'adaptation aux différentes formes de langage

L'enfant trisomique a du mal à s'adapter à la multiplicité des formes de langage. Par exemple, quand on lui pose une question et qu'il ne comprend pas, il est recommandé de répéter la question avec les mêmes mots et d'ajouter, dans la mesure du possible, une aide visuelle, comme un dessin, une image ou un symbole. Chez l'enfant trisomique, le traitement de l'information est lié à la conscience immédiate plutôt que construit à partir de structures ou de classifications.

L'affectivité

L'enfant trisomique vit une affectivité très intense. Pour lui, toute demande ou toute question est porteuse d'une charge affective qui bloque temporairement la réponse qu'il connaît. Une relation adéquate entre l'intervenant et l'enfant aidera beaucoup à surmonter ce problème.

Les difficultés motrices et bucco-faciales

L'enfant trisomique rencontre souvent des difficultés motrices et bucco-faciales. Des exercices favorisant un assouplissement des muscles concernés permettront de diminuer l'hypotonie de cette région et, peut-être, le temps de latence.

Souvent, l'enfant trisomique n'arrive pas à contrôler son environnement, car il a des difficultés à communiquer et il est plus lent à assimiler les informations et les directives. En lui donnant des choix, on lui permet d'avoir un certain contrôle sur son monde. Par exemple : « Veux-tu un crayon rouge ou un crayon vert pour faire le dessin ? » ; « Veux-tu mettre ta tuque tout de suite et tes bottes après ? » ; « Nous allons sur la patinoire, veux-tu y aller avec Amélie ou avec Constance ? » De cette façon, on lui montre qu'il peut réagir librement à ce que l'on lui demande au lieu d'être contraint de le faire. Cette manière de procéder évite les conflits ou la désobéissance.

3.2.4 La capacité d'attention

La capacité d'attention de l'enfant trisomique est relativement faible parce qu'il éprouve de la difficulté à ajuster sa réaction d'orientation et de discrimination face aux stimuli nouveaux. Il a besoin d'un indice sonore contrastant pour le faire réagir, tous les sons étant pour lui des bruits de fond. L'amplification de l'indice verbal qu'on lui envoie est donc nécessaire. Il faut s'assurer qu'il comprend que l'activité est sur le point de commencer et qu'il sait ce qu'il doit faire. Par exemple : « Marie, regarde-moi, dis-moi ce que tu vas faire. » L'enfant répond souvent avant même d'avoir pris le temps de saisir la question. Il faut donc tenir compte de cela dans notre approche.

Voici un **exemple de technique d'intervention** pour faciliter l'attention. Une fois que l'enfant est assis et calme, l'activité peut commencer. L'enfant regarde alors l'intervenant pendant que celui-ci lui explique la tâche à accomplir ou le matériel à utiliser. Il ne doit pas poursuivre si l'enfant ne l'écoute pas, s'il regarde ailleurs ou s'il bouge continuellement. Parfois, il suffit qu'il lui tienne les mains et lui dise : « regarde-moi », « est-ce que tu veux que... ». L'enfant doit alors pratiquer et développer sa capacité de regarder en alternance l'adulte et le matériel, selon les directives de l'intervenant qui lui donne des consignes très brèves pour l'informer, l'aider, l'encourager, le corriger et attirer son attention.

Un autre exercice peut aider l'enfant à maintenir son attention. L'intervenant frappe dans ses mains et demande à l'enfant de marcher, il doit s'immobiliser dès que l'intervenant cesse de frapper. L'enfant marche, il doit s'arrêter lorsque l'intervenant lui montre un drapeau. L'enfant doit marcher comme un chat lorsque l'intervenant frappe une fois dans ses mains et comme une souris lorsqu'il frappe trois fois. Enfin, l'enfant marche sans faire de bruit.

L'enfant trisomique est facilement distrait par la couleur et la brillance des objets ou par tout autre détail non pertinent à la tâche qui lui est demandée. Par exemple, si l'intervenant lui dit de lui remettre le cube le plus petit parmi tous les cubes, il prendra plus souvent celui qui est le plus brillant sans qu'il n'ait aucune relation avec le volume. Il est plus facile pour l'enfant trisomique d'associer un objet à une image qui se rapproche étroitement de la réalité.

3.2.5 L'imitation et la routine

L'enfant trisomique **apprend surtout par imitation**. Il comprend les choses concrètes plus facilement que les choses abstraites, car il peut avoir avec elles un contact tactilo-visuel. Il faut toujours présenter schématiquement un jeu ou un exercice à un jeune enfant trisomique, sinon il ne peut le comprendre. L'apprentissage d'une chose précise doit se faire au cours d'une même journée, par exemple, placer correctement les éléments d'un casse-tête. Avec cette activité, l'enfant apprend l'ordre, l'assemblage, la coordination, la motricité fine et la perception visuelle. Il faut commencer avec deux ou trois éléments simples avant d'aborder les plus complexes.

Les enfants trisomiques ont de la difficulté à faire face aux changements. Pour les aider, une routine journalière et imagée doit être mise en place. Pour permettre à l'enfant d'identifier plus facilement chaque moment de vie, l'intervenant utilise des photos de son groupe qu'il aura prises à divers moments de la journée. Une autre façon d'affronter les petits ajustements quotidiens est d'afficher un grand calendrier et d'identifier, à l'aide de pictogrammes ou de symboles tout ce qui peut survenir durant la semaine : fêtes, sorties, congés, etc. Si l'intervenant doit s'absenter, il est recommandé qu'il mette sur le calendrier la photo de la personne qui le remplacera. Des fonctionnements ritualisés peuvent le rassurer, mais il faut toutefois faire attention qu'il ne s'y enferme pas.

L'enfant apprend en répétant les mouvements qu'il a à faire ; il faut lui créer une routine de travail. Chez le jeune trisomique, **les acquis passent le plus souvent par l'expérience corporelle**. Voici une activité qui a pour but de développer le contrôle de son souffle en vue d'une production plus adéquate de la parole.

L'enfant et l'intervenant sont assis côté à côte, face à un grand miroir. L'intervenant montre ses lèvres et dit « regarde », puis il souffle sur une plume. Il demande à l'enfant de faire la même chose en lui disant « souffle ». Si l'enfant est incapable de souffler sur l'objet, l'intervenant le laisse jouer avec la plume pendant quelques instants et il lui montre de nouveau comment faire. L'intervenant propose ensuite quelques activités complémentaires telles que souffler sur une chandelle, dans un sifflet, sur ses mains et sur les mains de l'intervenant ; souffler des bulles avec une paille dans un verre d'eau ; souffler dans un ballon à gonfler ; souffler des bulles de savon ; souffler sur une vitre en hiver ; souffler sur des fleurs (graines de pissenlit) au printemps. Il est à noter que durant ces exercices, l'intervenant aura enlevé de la pièce tout ce qui peut déranger ou attirer l'attention de l'enfant.

3.2.6 La notion du temps

La notion du temps chez l'enfant trisomique est relativement étrangère, il vit le temps présent du « tout, tout de suite ». Il est plus à l'aise si son monde est structuré et organisé dans le temps, c'est-à-dire prévisible. Dans la mesure du possible, il faut systématiquement annoncer chaque changement à l'avance et essayer d'avoir une routine quotidienne régulière, dans laquelle les événements principaux, comme le lever, les repas et le bain, se passent à la même heure chaque jour. Il est souhaitable de donner un indice ou un avertissement quelques minutes avant un changement ou une transition, et ce, jusqu'à ce que l'enfant s'y habitue. Dans la mesure du possible, il ne faut pas changer les plans en cours de route, car cela risque de causer des problèmes de comportement parce que le milieu ne procurera plus la sécurité et la prévisibilité que le jeune enfant attend. Lors d'une activité qui demande un effort (résolution de problème), il est préférable de mettre une limite de temps pour son exécution ou d'allouer une pause de quelques minutes afin de permettre à l'enfant de « recharger ses batteries » avec des activités de détente ou de jeu. Il est souhaitable de donner des repères dans le temps par la verbalisation des activités. Par exemple : tu joues encore un peu avec les cubes, puis ce sera le départ pour prendre l'autobus.

3.2.7 La mémoire

Selon diverses études, la mémoire des personnes trisomiques est significativement plus déficitaire que celle de la population en général, surtout à long terme (mémoire des événements, des faits). Celles-ci accèdent plus difficilement aux souvenirs associés à des informations présentées auditivement. Cette défaillance serait due au dysfonctionnement de l'hippocampe, lequel est impliqué dans les apprentissages (organisation spatiale) et la mémoire à long terme. Les enfants trisomiques ne prennent pas suffisamment de temps pour coder les informations ; l'encodage est le plus souvent passif, c'est-à-dire que les concepts enregistrés dans la mémoire à long terme ne sont pas des activités. Par le fait même, **les enfants ont des difficultés à sélectionner les informations pertinentes et à neutraliser les autres**. Ils ne procèdent pas à des comparaisons systématiques. Ils ont couramment tendance à chercher une réponse avant même d'avoir correctement pris en considération les données du problème (encodage). Les activités qui sollicitent la mémoire à court terme, comme l'apprentissage par imitation et le conditionnement, seront beaucoup plus faciles pour eux si elles se limitent à environ deux unités d'information en même temps. Les enfants sont vite surchargés par un trop-plein d'informations, qu'ils n'arrivent pas à trier spontanément. Ils sont dotés d'un système de « filtrage » moins efficace (filtrage des renseignements sans importance pour ne retenir que les renseignements essentiels). Les tâches seront divisées en plusieurs composantes ; ainsi, les enfants n'auront pas à retenir une longue série de directives.

Un déficit de la mémoire verbale à court terme est présent chez l'enfant trisomique. Selon les recherches, on remarque chez lui une insuffisance de développement (hypoplasie) des régions temporales du cortex cérébral. Cela pourrait expliquer les difficultés qu'il rencontre dans les exercices de mémoire verbale (Dykens, Hodapp et Finucane, 2000). Il est souhaitable de jumeler l'information verbale à de l'information visuelle et à du matériel manipulable. L'enfant est capable de fonctionner à un niveau plus élevé s'il peut manipuler du matériel. Il faut, dans un premier temps, qu'il observe et analyse et qu'il cherche une réponse au problème seulement après.

L'un des points forts des enfants trisomiques est leur capacité d'imitation ; par exemple, faire la même chose que l'intervenant. Cela constitue un élément important pour élaborer une bonne stratégie d'apprentissage.

3.3 L'ENFANT TRISOMIQUE ET LE DÉVELOPPEMENT DU LANGAGE

Selon le psychologue russe L. Vygotsky (1896-1934), la verbalisation est un élément essentiel du développement intellectuel, jouant un rôle central dans l'acquisition des processus cognitifs ainsi que dans l'autocontrôle de la pensée et du comportement.

La verbalisation active les concepts dans la mémoire à long terme et elle permet la catégorisation et la mise en liens des informations (Büchel, 2000).

Parmi tous les jeunes déficients intellectuels, les enfants trisomiques présentent un déficit spécifique du langage. Ils ont un niveau de langage inférieur à celui des déficients intellectuels non trisomiques. Ce déficit affecte aussi bien la syntaxe que l'articulation et le rythme. Selon S. Gonzales-Puell (2009), le retard dans le langage serait en relation avec des déficiences dans l'imitation vocale et non en relation avec le fonctionnement sensorimoteur en général.

De façon globale, on remarque que l'acquisition du vocabulaire précède l'acquisition de la syntaxe (phrases), que ce soit en expression ou en compréhension. De plus, le rythme d'acquisition de la syntaxe subirait des variations : des périodes d'acquisition linéaire relativement rapides en alternance avec des périodes de plateau. Sur le plan de la communication, **l'enfant trisomique comprend plus qu'il ne s'exprime**. Certains peuvent atteindre une lecture courante audible. Voyons quelques problèmes fréquents du langage chez les enfants trisomiques.

3.3.1 Les problèmes liés à l'articulation

La plupart des enfants trisomiques présentent des problèmes de type articulatoire en raison de leur morphologie buccale. Une implantation irrégulière des dents chez la plupart d'entre eux provoque un défaut de l'articulé dentaire ; les maxillaires au repos ont une position généralement défectueuse. On constate fréquemment un certain allongement en avant des mâchoires. La voûte palatine est le plus souvent ogivale et on observe couramment un rétrécissement de la cavité buccale. Cette morphologie a une double conséquence : elle provoque des difficultés articulatoires et, surtout, des problèmes dentaires. Sur le plan de la motricité, on note une hypotonie de la sphère bucco-faciale, c'est-à-dire des joues, de la langue, des lèvres et du voile du palais. Il n'est pas vrai de dire qu'ils ont une grosse langue (macroglossie) : elle est molle, large, hypotonique, mais elle est éducable ; après certains exercices de rééducation, elle reprend un aspect plus ou moins normal.

L'expression « troubles de l'articulation » fait aussi référence à la façon particulière de produire les sons, une conséquence de la difficulté à réaliser les séquences prédéterminées de mouvements nécessaires à la parole.

3.3.2 Les problèmes liés à l'émission de la parole, de la phrase parlée

Les principales particularités de la parole sont l'intonation, la modulation, le rythme, l'enchaînement, les pauses et la mise en valeur des mots. Elle est aussi caractérisée par le débit, la façon d'organiser les sons entre eux et les syllabes entre elles. Parfois, les enfants se mettent à parler très vite, de manière incompréhensible. Notons que les problèmes de bégaiement sont plus élevés chez les personnes trisomiques que dans la population en général.

Les troubles de l'enfant trisomique portent sur les groupes consonantiques, les finales, le nombre et l'organisation des syllabes. Le nombre n'est pas respecté, la rétention et la reproduction du mot en tant qu'un tout sont difficiles de même que la synthèse des structures acoustiques. Le développement du vocabulaire se fait plus lentement en raison des problèmes que rencontre l'enfant à saisir la relation entre les mots et leurs référents. Sur le plan syntaxique, il est souhaitable de travailler plus particulièrement le marquage du genre et du nombre, les flexions verbales, les accords sujet-verbe, la négation, etc.

3.3.3 Les problèmes liés au son ou à la voix

La voix de la personne trisomique est souvent bien particulière. On parle de voix sourde, plus basse, au timbre strident, enroué ou guttural. Ces troubles sont exclusivement de type morphologique, soit :

- l'hypotonie des cordes vocales qui a pour conséquence l'aggravation du son fondamental laryngé ;
- l'association d'une voûte palatine ogivale, d'une implantation dentaire défectueuse et d'une morphologie particulière de la cavité nasale qui change la qualité acoustique de la résonance du fait même de la modification des résonateurs ;
- l'hypotonie du voile, associée à des dérèglements hormonaux, qui augmente le nasonnement.

3.4 LE DÉVELOPPEMENT PSYCHOMOTEUR DE LA PERSONNE TRISOMIQUE

Afin de mieux percevoir l'aspect complexe du développement de la personne trisomique, voyons en détail les étapes de sa vie : l'enfance, l'adolescence, l'adulte et la vieillesse. Rappelons-nous que chacune est unique et qu'elle a une personnalité propre. La description ne constitue qu'une indication.

3.4.1 L'enfant

De 0 à 6 ans, le jeune trisomique est lent et passif. Malgré quelques traits normaux, on constate rapidement que son développement psychomoteur est ralenti. Il est, en général, très hypotonique. Cette hypotonie affecte tous les muscles de son corps et elle est particulièrement présente jusqu'à l'âge de 6 mois : les muscles du bébé sont très mous et peu consistants lorsqu'on les palpe.

Après 6 mois, l'hypotonie diminue, mais elle reste présente. Les réflexes et les automatismes dits primitifs disparaissent plus tardivement chez le bébé trisomique que chez le bébé dit « normal ». Par exemple, si on touche la paume de la main ou la plante du pied du bébé, il fléchit fortement les doigts de la main, d'une part (réflexe palmaire), et ceux du pied, d'autre part (réflexe plantaire). L'hypotonie musculaire s'accompagne souvent d'une hyperlaxité ligamentaire qui occasionne une trop grande souplesse des articulations.

Le bébé trisomique a plus de difficultés que les autres à reconnaître ses limites corporelles. Il a une sensibilité tactile un peu amenuisée, aussi bien avec ses mains qu'avec toute sa peau. La pratique d'un massage corporel quotidien l'aide à ressentir les limites de son corps. Cela crée aussi des liens affectifs entre lui et la personne qui le masse.

Autour de 8 mois, l'enfant dit « normal » centre son regard sur des objets circulaires (mobiles) ainsi que sur des formes qui ressemblent plus ou moins au visage humain. Le bébé trisomique du même âge ne porte aucune attention particulière aux formes assimilables au visage humain. Il sourit généralement plus tard que le bébé ayant un développement normal.

Le bébé trisomique saisit des objets, se tient assis et debout et marche plus tard que l'enfant normal, généralement autour de 2 ans. Le retard de croissance physique s'observe surtout après 4 ans. Il en va de même pour le poids, en raison de la forte corrélation entre poids et taille. Une obésité légère ou modérée est courante chez lui. Parfois, il faut surveiller son comportement alimentaire ; il a tendance à se servir des rations trop importantes ou à grappiller dans l'assiette du voisin. Il passe des heures entières dans la même position, se balançant de façon monotone, agitant un objet d'une façon répétitive ou jouant avec ses mains et ses pieds.

Il émet assez tard des sons rauques ; les mots se forment péniblement, pas avant 20 ou 24 mois. L'élocution est mauvaise, le vocabulaire très pauvre et la syntaxe à peine existante. Le retard de langage est d'environ 1 an. Ensuite, les acquisitions se font de manière lente, mais régulièrement. Il faut attendre l'âge de 3 à 4 ans avant que des progrès perceptibles soient observables dans l'acquisition du vocabulaire. Les difficultés qu'il rencontre sur le plan de l'élocution concernent surtout les consonnes comme f,v,j, ch,s, et z.

La période d'opposition qui correspond à l'âge de 2 ou 3 ans chez le jeune enfant normal se situe plus tardivement chez l'enfant trisomique, vers 5 à 6 ans, et elle a tendance à durer plus longtemps. C'est la phase où l'enfant manifeste son individualité en s'opposant régulièrement à autrui. Il a tendance à abandonner facilement, il manque de persévérance. Mais c'est un enfant affectueux, craintif parfois. Par contre, il faut faire attention pour ne pas le surprotéger ; comme tous les enfants, il a besoin de vivre des réussites, mais aussi des échecs. C'est ainsi qu'il façonnera sa personnalité et qu'il fera l'acquisition de nouveaux apprentissages.

Le niveau d'acquisition de la lecture est très variable ; certains enfants auront une bonne compréhension de ce qu'ils lisent, d'autres décoderont bien, mais ils auront une compréhension insuffisante. Au-delà de l'importance que cet apprentissage peut avoir dans la conquête d'une relative autonomie de l'enfant, la maîtrise de l'écrit et les prises de conscience linguistiques qui l'accompagnent sont susceptibles de jouer un rôle perceptible dans le développement linguistique oral de ces enfants. Les méthodes gestuelles de lecture qui utilisent les symboles et les pictogrammes peuvent faciliter l'apprentissage de la lecture et de l'écriture. Par exemple, la méthode Borel Maisonny et la méthode Mimetson, par l'implication affective et les gestes de mime, facilitent la mémorisation.

Le tableau 3.1, inspiré de F. Lejeune-Phélipot (1989), établit des repères pour chaque type d'acquisitions. De manière générale, les enfants trisomiques ont des compétences motrices plus faibles que les autres enfants et l'écart s'accroît au fur et à mesure qu'ils grandissent. Lenteur dans l'évolution motrice et démarche saccadée décrivent bien cet enfant qui éprouve parfois des difficultés à s'habiller seul. Il persévère souvent dans le même acte moteur stéréotypé, mais brusquement, il change, papillonnant sans jamais s'occuper vraiment.

De 6 à 8 ans, l'enfant trisomique aime jouer avec des personnes qu'il connaît. Sociable, il devient volontiers égocentrique et, en compagnie d'autres enfants, il exige qu'on lui prête attention. C'est à cette période, en effet, que l'instabilité devient de plus en plus importante. Il est gai et espiègle, il aime grimacer et rire.

L'entêtement est caractéristique de l'enfant trisomique âgé de 8 à 10 ans. D'égocentrique, il devient plus désobéissant, opposé et, parfois, plus agressif. Il peut utiliser un langage qu'il a appris de son entourage et c'est souvent sans le savoir qu'il jure ou qu'il « parle mal ». Il ne saisit pas toujours le sens de ces mots, mais il en apprécie la résonance et la brièveté. Toute innovation insolite le rend méfiant et le fait se réfugier auprès de ceux qu'il connaît. Le niveau d'autonomie sociale est variable non seulement en fonction des possibilités de chacun, mais aussi du comportement familial. Devant des troubles de comportement qui persistent, il convient de chercher une inadaptation de la demande, une éventuelle pathologie médicale source de douleur, une situation conflictuelle à l'école, etc.

Il importe de se rappeler que la plupart des comportements, qu'ils soient acceptables ou non, s'acquièrent avec le temps. Tous les enfants apprennent par l'observation, l'imitation, le modelage et, par-dessus tout, les conséquences de leurs actes. Le tempérament et la personnalité varient autant chez les enfants trisomiques que chez les autres enfants. L'enfant trisomique a conscience de son handicap très tôt. Il peut ne pas montrer ses compétences par crainte de l'échec.

TABLEAU 3.1

Les caractéristiques propres à chaque acquisition

Acquisitions	Comportements
Acquisition de la marche	— tient sa tête entre 4 et 6 mois; — roule sur lui-même entre 3 et 7 mois; — se tient assis entre 7 et 10 mois; — se tient debout avec appui vers 12 mois.
Acquisition de la préhension	— joint les mains vers 3 ou 4 mois; — porte un objet à la bouche vers 6 mois; — tente d'attraper un objet vers 8 mois; — passe un objet d'une main à l'autre vers 10 mois; — fait une tour de deux blocs entre 22 et 36 mois; griffonne au même âge.
Socialisation	— répond au sourire vers 3 ou 4 mois; — mange seul un biscuit vers 7 mois; — joue à se cacher vers 10 mois; — est timide devant un étranger entre 8 et 16 mois; — boit à la tasse entre 15 et 20 mois; — montre ce qu'il veut vers 20 mois; — vers trois ans, se sépare plus facilement de sa mère, essaie de s'habiller, se lave les mains, joue avec d'autres enfants.
Acquisition du langage	— vocalise entre 2 et 4 mois; — rit entre 2 et 5 mois; — répond à la voix entre 3 et 7 mois; — imite les sons de la parole entre 9 et 20 mois; — dit «papa» et «maman» avec un sens précis vers 16 mois; — assemble deux mots entre 2 ½ et 4 ans; — donne son prénom vers 4 ou 5 ans.

Regardons en détail les services de stimulation précoce et d'orthophonie indispensables au développement du jeune enfant trisomique.

Selon les recherches de Centerwall et Centerwall (1960), les enfants trisomiques éprouvent une diminution du quotient intellectuel s'il n'y a pas de stimulation adéquate durant les premières années. **La stimulation précoce est nécessaire** : elle aide le jeune enfant dans son développement psychomoteur. Elle se fait en présence des parents jusqu'à l'acquisition de la marche. Les activités psychomotrices visent à aider le bébé à acquérir les bases de la motricité en passant par le développement neuromoteur dans le bon ordre et plus précocement (retournement en position couchée, station assise, passage assis-couché, déplacement en rampant à quatre pattes, station debout, marche, passage d'obstacle, saut). La stimulation précoce évite l'acquisition de mouvements néfastes pour les articulations du fait de l'hyperlaxité ; par exemple : le passage de la position plat ventre à assis par le grand écart. Le travail de tonification sur le plan de la motricité globale se poursuit pendant toute la période de la jeune enfance. Les exercices psychomoteurs sont aussi nécessaires à l'enfant pour son développement physique et émotionnel (prise de conscience de son schéma corporel, de sa latéralité, de son environnement spatial et de sa motricité globale). Les difficultés de motricité fine sont présentes et nécessitent une attention particulière dans la maîtrise de la préhension (acquisition de l'opposition du pouce) et dans la manipulation du crayon (graphisme).

L'orthophonie accompagne le jeune enfant dans l'acquisition de la parole et dans la maîtrise de la communication et du langage. Des aides gestuelles peuvent éventuellement être utilisées pour favoriser la communication ; par exemple, le langage des signes (français signé) et d'autres moyens visuels comme les pictogrammes. Ces aides sont généralement abandonnées par le jeune enfant lors de l'acquisition des mots. Les séances se font de préférence en présence des parents. Elles visent le renforcement de la tonicité et de la motricité bucco-faciale, la prise de conscience de la respiration et la maîtrise du souffle. Les exercices orthophoniques visent aussi la maîtrise des notions spatiales élémentaires. Souvent, le jeune enfant trisomique arrive à la maternelle et il lui manque le vocabulaire de base nécessaire pour comprendre le langage du milieu éducatif. Des phrases comme « les uns derrière les autres, le plus petit devant, le plus grand derrière, le dernier ferme la porte » seront tout à fait incompréhensibles pour lui. L'enfant peut agir par imitation, mais c'est beaucoup mieux s'il comprend le message oral, s'il a déjà fait l'expérience spatiale en classant les cubes par taille et par grandeur en comprenant les concepts devant, derrière, premier, dernier, à côté, etc. L'orthophoniste aide l'enfant à comprendre le mot clé qui décrit le concept ou l'action. Les enfants de 3 ou 4 ans qui participent à ce type de séances comprennent plus facilement les concepts de base : forme, couleur, taille et relations spatiales avant d'arriver à la maternelle.

Généralement, l'enfant trisomique peut accéder aux services scolaires dès l'âge de 4 ans. Mais comme il n'a pas fini d'apprendre les principes de base de la communication verbale et non verbale, il va donc avoir besoin de plus de temps pour en développer les différentes stratégies. Il est généralement bien accepté par les intervenants et les enfants du milieu scolaire. Comme tous les autres enfants, si un comportement négatif lui permet d'attirer l'attention, il n'hésitera pas à l'employer.

Pour accéder aux services, les parents doivent préciser à la direction de l'école de quartier les difficultés de l'enfant qui pourraient affecter son adaptation. Par la suite, la direction de l'école évalue les besoins et les capacités de l'enfant et elle détermine avec la participation des parents les mesures d'appui à mettre en place.

Grâce à une intégration planifiée, ces enfants acquièrent des connaissances scolaires et des aptitudes sociales et ils sont en mesure d'assumer des responsabilités.

3.4.2 L'adolescent

À l'adolescence, la morphologie des personnes trisomiques se modifie légèrement. Certains signes ont tendance à s'estomper : l'aspect bridé des yeux semble moins prononcé ; la béance de la bouche et l'éminence de la langue s'atténuent. Cependant, l'hypotonie reste toujours importante bien qu'elle ait tendance à diminuer. Le diabète est plus fréquent que dans la population en général. Les dysfonctionnements thyroïdiens sont aussi relativement présents. L'acné est courante ainsi que les infections cutanées (furoncles). Ces petites pathologies demandent des soins d'hygiène constants de la part des parents et des intervenants. La scoliose structurale évolutive doit être surveillée, surtout aux périodes prépubertaire et pubertaire, afin d'empêcher des déformations plus sévères. Elle demande un traitement orthopédique adapté.

L'adolescent trisomique a une tendance à l'obésité, causée par des facteurs endocriniens certes, mais surtout due à la boulimie et au manque d'exercice physique. Aussi est-il bon d'encourager la pratique d'activités « sportives » telles que la natation, la bicyclette, l'équitation, etc.

Selon les psychologues M. Carlier et C. Ayoun (2007), le nombre de gauchers est plus élevé chez les personnes ayant une trisomie 21 que dans la population en général. Ils présentent souvent une latéralité manuelle instable qui pourrait être l'une des causes de leurs difficultés motrices. Différentes études soulignent que la taille de l'adulte trisomique est inférieure à la moyenne (1,45 m à 1,50 m pour les filles et 1,55 m à 1,60 m pour les garçons).

La puberté apparaît normalement chez les deux sexes. Chez les filles, les menstruations commencent en général à l'âge habituel et suivent leur cours normal. Elles sont fécondes, mais leur libido semble peu importante. Selon l'étude de Van Dyke, McBrien, Siddiqi et Petersen (1999), 70 % des femmes trisomiques 21 seraient fertiles. Les filles ont souvent une poitrine peu ou moyennement développée. Les garçons produiraient moins d'hormones mâles ; ils ont souvent un pénis petit et moins de barbe que la majorité. La plupart des hommes trisomiques 21 sont stériles ; toutefois, on signale quelques cas de naissances d'enfants issus de pères ayant la trisomie 21. Les études effectuées par ponction testiculaire montrent, le plus souvent, une spermatogenèse incomplète.

Le Centre de réadaptation en déficience intellectuelle de la Mauricie et du Centre du Québec a mis sur pied, depuis plusieurs années, le programme Éducation à la vie affective, amoureuse et sexuelle (ÉVAAS). Celui-ci propose aux personnes trisomiques et aux autres personnes ayant une déficience intellectuelle une série d'apprentissages pour vivre le mieux possible leur vie affective et sexuelle et favoriser leur intégration sociale. Le programme se présente comme une aide directe à l'intervention, dans le cadre d'un plan de services ou d'une stratégie globale d'éducation.

Un soutien psychologique est parfois nécessaire. Les jeunes adolescents prennent conscience de leurs échecs et des exclusions qu'ils vivent régulièrement. Cela peut induire chez l'adolescent trisomique une baisse de l'estime de soi et des épisodes de dépression. Il peut aussi avoir tendance à se retirer des activités ou à se comporter de façon inappropriée. Par exemple, en s'opposant et en dérangeant ses compagnons. L'adolescent trisomique est à la fois différent des autres et semblable. Pour aider le jeune dans sa construction identitaire, il faut l'accompagner dans la prise de conscience de sa différence et, surtout, ne pas chercher à le « normaliser » à tout prix. Il comprendra alors qu'on le reconnaît dans sa spécificité tout en espérant de lui qu'il devienne un jeune adulte apte à s'intégrer dans la société.

Ces hommes et ces femmes se « marient » rarement et il semble que leur appétit sexuel soit faible. Peu de femmes ont donné naissance à un enfant et celles qui l'ont fait ont eu des enfants normaux dans la moitié des cas, ce qui est normal, puisque l'ovule d'une femme trisomique peut recevoir soit deux chromosomes 21, soit un seul, ce qui, dans le premier cas, produit la trisomie 21 et, dans le second, une garniture chromosomique normale.

L'avenir de l'adolescent trisomique, comme celui de tout autre adolescent, ne peut être prédéterminé. Plusieurs avenues s'ouvrent à lui : l'accès à une scolarisation jusqu'à l'âge de 21 ans ; diverses formations socioprofessionnelles ; l'accès au travail en milieu régulier ou adapté. Ses perspectives d'avenir sont facilitées par les diverses ressources mises en place, plus particulièrement par les CRDI et par Emploi-Québec. Enfin, il est nécessaire de coordonner et d'ajuster en permanence tous les projets (scolaire, socioprofessionnel, de vie).

3.4.3 L'âge adulte et la vieillesse

Pour que l'adulte trisomique mène une vie normale, il faut qu'il ait vécu une enfance et une adolescence normales. L'intégration au travail est aussi une composante de l'intégration sociale. S'intégrer au marché du travail, c'est aussi s'intégrer de manière importante à la société.

L'entrée en activité professionnelle constitue pour les personnes trisomiques un changement de milieu toujours délicat, qui nécessite une préparation. Des stages scolaires dans le milieu de travail peuvent être un moyen privilégié de « tester » la motivation et les aptitudes du futur travailleur à s'intégrer dans un contexte de travail. Ils constituent aussi un outil essentiel pour apprécier l'orientation professionnelle la mieux adaptée au cas de chaque personne.

La réussite d'un stage dépend largement de la préparation du milieu d'accueil. Une sensibilisation doit permettre à la direction de l'entreprise et aux futurs collègues de travail de la personne trisomique de mieux connaître la déficience. Par ailleurs, il importe que le milieu scolaire mette lui-même en place un suivi du stagiaire afin de soutenir l'entreprise d'accueil face à tous les problèmes psychologiques qui pourraient se poser. Ce type de formule comporte de multiples avantages. Un stage réussi :

- aide le jeune adulte à envisager avec sérénité une future orientation vers le milieu de travail ordinaire ;
- contribue au développement de liens et de partenariats entre les entreprises et le milieu scolaire ;
- joue un rôle pédagogique important, car l'entreprise qui aura apprécié les qualités d'un stagiaire sera plus facilement disposée à embaucher de façon permanente une personne trisomique.

Ce type de formule constitue donc une passerelle tout à fait intéressante entre le jeune adulte trisomique, ses parents, les centres d'accueil, l'école et le milieu de travail. Même si le jeune adulte trisomique a bénéficié d'une telle formule d'intégration au travail, il ne peut faire ses premiers pas dans le monde du travail sans un accompagnement, réalisé en fonction de ses capacités physiques et d'adaptation à un nouvel environnement. Il doit être conçu en tenant compte de chaque personne. Par exemple, les handicaps associés à la trisomie ne permettent pas toujours au travailleur trisomique de soutenir le rythme de travail de l'entreprise (problèmes cardiaques, problèmes d'équilibre ou d'attention).

L'adulte trisomique a souvent besoin d'un environnement attentif pour entretenir sa motivation au travail. Son apprentissage est long et s'acquiert par répétition. Sa fragilité affective le marginalise dans le monde ordinaire et sa revendication de normalité est plus axée vers la vie sociale que vers la réussite professionnelle. Les plateaux de travail lui offrent la possibilité d'une intégration collective dans le monde du travail. Si l'adulte trisomique se sent en confiance et soutenu dans son travail, il prendra des initiatives et s'y trouvera heureux.

Le vieillissement des personnes présentant une trisomie 21 est devenu un sujet d'étude du fait de l'élévation importante de leur espérance de vie depuis les dernières décennies. Actuellement, elle est de 55-60 ans, alors qu'elle n'était que de 9-10 ans en 1930. Dans ce contexte, les parents d'enfants trisomiques ont maintenant de grandes chances de mourir avant leurs enfants, ce qui ne va pas sans poser un certain nombre de questionnements.

Les chercheurs Hodapp, Ewans et Gray (1999) observent que les QI baissent au fur et à mesure que les personnes trisomiques vieillissent. Ils ont un ralentissement du développement (communication, socialisation et cognition) plutôt qu'une perte des habiletés acquises, du moins jusqu'à un certain âge. Par exemple, notons le déclin des performances verbales. Carr (2005) suppose que le profil de vieillissement cognitif de la personne ayant une trisomie 21 diffère de celui de la population en général.

Si le taux de mortalité jusqu'à 60 ans est à peu près le même que pour les personnes dites normales, après cet âge, ce taux augmente chez les trisomiques. Les adultes sont sujets à la plupart des ennuis et des maladies des gens de leur âge, mais sous certains rapports, ils semblent vieillir plus rapidement. À partir de 60 ans, la dégénérescence est évaluée à 45 % du score obtenu à 40 ans, affectant plus particulièrement les habiletés nécessaires pour la réalisation des tâches quotidiennes (habillement, hygiène, alimentation, etc.) Sur le plan physique, on voit très nettement ce processus de vieillissement sur la peau et sur les muqueuses de la bouche. La peau se dessèche et devient progressivement rêche. Chez certains, les gencives se rétractent et les dents tombent prématurément. Les infections respiratoires, la pneumonie, les maladies des yeux, l'ostéoporose, les maladies vasculaires dégénératives et pulmonaires peuvent aussi être plus fréquentes chez certains adultes trisomiques vieillissants. L'étude de R.M. McWicker *et al.* (1994) souligne que l'épilepsie est plus présente dans 46 % des cas chez les personnes trisomiques 21 de plus de 50 ans.

Il est important d'expliquer à la personne âgée trisomique le processus du vieillissement comme une étape normale, que cela fait partie intégrante d'un parcours de vie et, surtout, que ce n'est pas une maladie. De cette façon, elle gardera une bonne image d'elle-même.

On sait depuis quelques années que les personnes trisomiques 21 présentent des troubles cognitifs graves assez proches des manifestations de la maladie d'Alzheimer, et cela, à un âge bien plus jeune que dans le reste de la population. Selon les auteurs, ces troubles existeraient chez 30 % à 50 % de la population des personnes trisomiques au-delà de 50 ans. Le psychologue S. Gonzales-Puell (2009) soulève deux hypothèses : « Ou bien les personnes ayant une trisomie 21 développement des troubles de type “maladie d'Alzheimer”, ou bien elles développent des pseudodémences en raison d'un manque de stimulations sensorielles et affectives. » Il reste malheureusement que les personnes âgées trisomiques présentent des traits de vieillissement bien spécifiques.

L'évolution de la maladie d'Alzheimer paraît plus rapide, car les repères de la personne trisomique sont alors vite perturbés et celle-ci n'a pas beaucoup de stratégie d'évitement à mettre en place pour compenser. Le vieillissement des personnes trisomiques atteintes de la maladie d'Alzheimer ne se fait pas d'une façon linéaire, mais plutôt en marches d'escalier, avec des pertes psychomotrices brutales et irrémédiables, des phases de relative stabilité, puis une nouvelle chute.

Il est plus difficile de diagnostiquer la maladie d'Alzheimer lorsqu'une personne est trisomique, et ce, pour les raisons suivantes :

- elle a souvent divers problèmes de santé liés au vieillissement qui peuvent soit limiter les symptômes de la maladie d'Alzheimer, soit en masquer la présence ;
- les tests d'évaluation servant au diagnostic de la maladie pourraient ne pas tenir compte des spécificités de la personne trisomique ;
- les habiletés motrices, du langage, de la communication et intellectuelles sont limitées. Il est donc plus difficile de déceler les changements subtils dans ces habiletés qui sont attribuables aux symptômes de la maladie d'Alzheimer plutôt qu'à la trisomie 21.

Le médecin trouve souvent plus bénéfique de se fier aux intervenants et aux aidants naturels pour connaître les antécédents médicaux et psychosociaux détaillés de cette personne. Enfin, l'échelle d'évaluation de la démence pour le syndrome de Down (gedye) est utilisée au Canada, aux États-Unis, ainsi que dans quelques pays européens pour tenter d'évaluer la déperdition cognitive des personnes porteuses de la trisomie 21.

Comme c'est le cas pour tout intervenant qui prend soin d'une personne atteinte de la maladie d'Alzheimer, il est important d'expliquer à tous les aidants les caractéristiques de la maladie et ses effets particuliers sur la personne trisomique. Les intervenants devront apprendre à utiliser d'autres types d'interventions, d'autres stratégies qui tiennent compte des capacités et des points forts qui subsistent encore chez la personne atteinte.

La plus courte espérance de vie des personnes trisomiques et le début plus précoce du déclin de leurs capacités psychomotrices et cognitives devraient inciter à fixer plus tôt l'âge de leur retraite et leur admissibilité aux services sociaux destinés à la personne âgée (Soucy, 1991). Mais il est préférable de retirer progressivement la personne vieillissante du milieu du travail, de l'intégrer parallèlement à d'autres activités de jour et de l'aider à conserver des liens avec des personnes significatives. Car la principale activité des personnes trisomiques en dehors de la maison est le plus souvent l'activité socioprofessionnelle, leur source principale de contacts sociaux. Si on les coupe du jour au lendemain de ce milieu, elles perdent leurs compagnons de travail et se retrouvent devant un grand vide.

La qualité de vie des personnes trisomiques influence leur rythme de vieillissement. La personne âgée trisomique doit être maintenue dans son milieu de vie habituel le plus longtemps possible, car une modification brusque de son mode de vie et de son entourage peut parfois engendrer une régression irrémédiable. Il faut simplement adapter son milieu de vie à ses nouveaux besoins. C'est lui donner des activités adaptées à ses capacités cognitives et physiques et de lui offrir des occupations de loisir agréables et non infantilisantes. **Respecter le vieillissement** de la personne trisomique, c'est pouvoir anticiper ce dont elle aura besoin plus tard.

3.5 LA RÉFLEXION ÉTHIQUE SUR LE DROIT À LA VIE

Les recherches sur le génome humain entreprises depuis le début des années 1990 ont donné lieu à un développement très rapide des connaissances. Elles ont permis de mieux comprendre les bases génétiques de nombreuses maladies. Ces nouvelles connaissances ont de multiples applications dans le domaine médical, qui vont du dépistage et de la détection précoce à la thérapie génique. De ce fait, de nouvelles possibilités dans les applications diagnostiques et cliniques ont vu le jour, influençant l'offre de service en périnatalité.

Le diagnostic génétique prénatal permet, entre autres, de savoir en cours de grossesse si un enfant est atteint d'une trisomie 21. Cette connaissance de l'état de développement de leur enfant permet aux parents de mieux se préparer à la venue d'un enfant trisomique. Elle peut aussi amener les parents à faire un choix, celui de ne pas poursuivre la grossesse. Il s'agit d'une décision qui appartient au couple. Il revient toutefois à la femme de décider librement de recevoir et de composer avec les résultats des tests.

Regardons les arguments qui motivent la mise en place d'un dépistage de la trisomie 21 :

- éviter qu'un enfant naisse avec ce type de handicap et lui épargner certaines souffrances ;
- dispenser aux parents de vivre avec un enfant handicapé ; celui-ci peut présenter un fardeau pour la famille ;
- permettre aux femmes d'être fixées beaucoup plus tôt pendant leur grossesse ; la décision de l'interrompre sera alors plus facile à prendre ;
- octroyer aux parents le droit d'avoir un bébé normal ;
- permettre à la femme d'exercer librement son autonomie et de faire son choix de vie ;
- offrir aux parents le plus tôt possible durant la grossesse l'accès à de l'information afin qu'ils se renseignent davantage sur la trisomie 21, qu'ils puissent obtenir des conseils médicaux

impartiaux et avoir le temps de se préparer avant l'accouchement ;

- diminuer le pourcentage de personne ayant une déficience intellectuelle, car sur le plan médical, la trisomie 21 est l'anomalie chromosomique la plus fréquente ;
- améliorer l'accueil d'un nouveau-né en difficulté ;
- éviter des dépenses excessives ; normalement, les coûts de ces dépistages devraient être inférieurs aux coûts assumés par la société pour les traitements médicaux et l'éducation qui seraient nécessaires sans la mise en place des tests de dépistage.

Nous comprenons les motivations individuelles des couples de procéder à des tests de dépistage prénatal de la trisomie 21, c'est-à-dire que le désir du bébé parfait et celui de contrôler sa vie personnelle et son avenir est humainement compréhensible. Mais collectivement, le dépistage prénatal de la trisomie 21 soulève de nombreux enjeux sociaux et éthiques.

Le dépistage prénatal systématique de la trisomie 21 pose des questions fondamentales. Quelles seront les conséquences sur nos valeurs sociales et culturelles d'un programme de santé publique proposant un dépistage de masse qui comporte une forme de discrimination génique ? Quelle sera la place des personnes trisomiques dans notre société ? Quelle sera notre conception de la normalité ? Quelle sera la valeur d'une vie humaine ?

Le dépistage remet en question l'intégrité des personnes trisomiques et pose la question de leur droit à naître, non pas en tant que droit de naître en soi, mais en tant que droit de naître avec une différence. Chaque être humain a droit à la vie, alors sur quel principe a-t-on droit de se doter du pouvoir de sélectionner l'être humain en fonction de ses caractéristiques génétiques ? Quelle est la place de la diversité et de la différence dans notre humanité ? Quelle est la justification médicale dans l'interruption de grossesse dans le cas de la trisomie 21 ? Celle-ci n'est pas une maladie, mais un état ; ce n'est donc pas cet état médical qui justifie l'interruption de grossesse, mais un jugement social. Selon quels critères peut-on décider à l'avance qu'une anomalie génétique sera préjudiciable, tant sur le plan individuel (pour l'enfant et les parents) que sur le plan collectif ?

Un dérapage idéologique pourrait faire que dans l'avenir, on ne laisse venir au monde que les bébés dans la norme. Cette idéologie remet en question les valeurs fondamentales sur lesquelles s'est établie notre société actuelle : valeurs d'équité, de solidarité, de justice sociale et de respect des différences. Quelle sorte de société voulons-nous ? Quelles sont les valeurs sur lesquelles se fonde le contrat social ? Quel principe éthique vient avant : le respect de la vie, la liberté de décision, la diversité humaine, le droit à la vie ?

Si la femme refuse le dépistage ou même refuse d'interrompre la grossesse, sera-t-elle perçue socialement et juridiquement comme ayant commis une faute si l'enfant naît trisomique ? Des réflexions comme : « Comment avez-vous pu laisser passer ça ? Avec tous les tests possibles ! » Si elle demande des services, vivra-t-elle un sentiment de culpabilité ou percevra-t-elle une accusation sociale sur le droit à recevoir de l'aide, à des soins particuliers ? Ces parents seront-ils laissés à eux-mêmes ? L'enfant peut-il rendre ses parents responsables de son handicap parce qu'ils auraient négligé de passer un test ?

En offrant le test de dépistage gratuitement, l'État québécois répond-il à un choix moral pour éliminer un « problème » de société ? Y a-t-il des intérêts économiques liés aux coûts des soins et de services aux personnes ayant la trisomie 21 ?

La qualité de l'information transmise avant l'application des tests est déterminante pour assurer au futur parent la possibilité d'exercer un choix libre et éclairé. Les parents ne doivent subir aucune pression, exprimée ou implicite, des intervenants médicaux ou autres. Un soutien psychologique doit être offert, peu importe la décision du couple. Il est souhaitable que les parents puissent bénéficier d'un appui des associations de parents d'enfants handicapés, des centres de réadaptation ou de santé et services sociaux afin de leur permettre d'être plus en mesure de prendre une décision éclairée. Présentement, l'information vient principalement du milieu médical et les questions morales et éthiques y sont donc peu développées.

Les membres du comité d'éthique des services de réadaptation l'Intégrale de Québec (2010) estiment que les parents et les femmes enceintes :

- doivent impérativement avoir la possibilité de faire des choix personnels en regard des tests à être administrés ;
- doivent avoir la possibilité de faire des choix éclairés ;
- doivent avoir accès à une information complète sur le plan médical.

Pour cela, il faut savoir pourquoi on leur offre des tests prénataux :

- Quels sont les risques associés ; faux positifs, etc. ?
- Quels sont les bienfaits des tests : dépistage, traitement prénatal, etc. ?
- Quelles sont les conséquences si le test est positif ? Quelles sont celles de l'amniocentèse qui s'ensuivra et des risques inhérents ?

L'organisme communautaire de défense des droits des personnes vivant avec une déficience intellectuelle (AISQ, 2009) désapprouve le programme public de dépistage prénatal de la trisomie 21. Pour cette association, deux enjeux majeurs motivent leur désaccord :

- l'eugénisme causé par la sélection des enfants à naître en fonction de caractéristiques génétiques valorisées ;
- le potentiel discriminatoire envers les personnes vivant actuellement avec une déficience intellectuelle.

L'Association canadienne pour l'intégration communautaire (2006) fait la réflexion suivante :

> En approuvant la dépréciation d'un fœtus ayant une déficience, nous déprécions les handicapés. La société canadienne doit rejeter le concept des enfants « jetables ». Ensemble, nous devons voir la déficience comme faisant partie de l'évolution humaine, de la condition humaine [...] Les personnes handicapées ont été marginalisées pendant des années. Il ne faut pas reléguer au second plan leur droit à la vie.

Les personnes trisomiques comprendront un jour ou l'autre qu'on élimine des enfants avant la naissance parce qu'ils sont comme elles. Quels messages envoyons-nous aux personnes ayant une trisomie 21 ? À cet effet, voici ce qu'exprimait Roselyne Chevrette, une jeune personne trisomique, à la suite de la sortie du rapport de consultation du commissaire à la santé et au bien-être du Québec (2009) :

> Je suis déçue et je me sens exclue à l'égard de la décision pour le début du programme de dépistage de la trisomie 21. Vais-je devenir la première espèce humaine en voie de disparition ? [...] ce n'est pas normal d'encourager l'élimination des personnes comme moi parce qu'elles ont droit d'exister. Au fond, comme tout le monde, ces personnes ont droit à leur dignité et de faire leur place dans la société. Donnez-moi la chance de sentir que je fais partie de ce monde.

Le général De Gaulle avait une fille trisomique 21. Lors de l'enterrement de Anne, en 1948, sur sa tombe il a dit une phrase très simple, mais très lourde de conséquences : « Maintenant, elle est comme les autres. » Faut-il attendre la mort d'une personne trisomique pour qu'elle soit vue comme les autres, pour qu'elle soit reconnue comme une personne à part entière ?

En France, 98 % des enfants trisomiques dépistés *in utero* sont avortés. Pour le docteur E. Azria gynécologue-obstétricien (2010) : « L'idée de choix libre et éclairé des femmes et des couples reste, dans les faits, théorique. » Il constate que la désignation de la trisomie 21 comme une des cibles principales du dépistage prénatal ne manque pas de stigmatiser cette anomalie au point que le regard porté sur les personnes trisomiques 21 en France ne fait qu'accroître leur isolement et leur handicap dans une société qui a préféré mettre l'accent sur le dépistage plutôt que sur la construction d'un dispositif solidaire d'intégration et de prise en charge. Il constate également que la pression sociale et financière ne manque pas d'intervenir dans les choix et certainement d'altérer la liberté de choix des individus de se prêter au dépistage. Selon lui :

Les professionnels de la périnatalité doivent, avant tout, porter leurs efforts sur la mise en place d'une information de qualité pour les femmes enceintes afin de garantir leur liberté décisionnelle en matière de dépistage prénatal. Cette liberté passe par un changement de regard de la société française sur le handicap en général et sur la trisomie 21 et par la promotion de programmes de recherche qui ne soient pas uniquement dirigés sur les thématiques du dépistage.

La recherche génétique ne devrait-elle pas être utilisée pour aider les personnes ayant une déficience intellectuelle et non pour les éliminer ? L'offre systématique du dépistage, où cela va-t-il s'arrêter ? Est-ce que dans les années futures, la société se verra offrir des tests pour dépister des déficits génétiques quant à l'autisme, l'hyperactivité, l'ouïe, la vue ? Est-ce pensable et souhaitable d'essayer d'éradiquer tous les handicaps ? Où poserons-nous la limite ?

La ministre de la Santé de la Suède (2010) a remis en cause l'interruption médicale de grossesse systématique pour la trisomie, puisqu'elle n'y est plus considérée dans son État comme une maladie grave. Pourtant, la Suède est un des pays les plus libéraux en matière d'avortement.

La docteure É. Pannetier (2009) fait la réflexion suivante au sujet de l'éthique et la déficience intellectuelle :

> Le développement de nouvelles techniques de diagnostic et de prévention durant les dernières années soulève d'intenses débats éthiques, religieux et philosophiques. [...] Une société peut-elle simultanément promouvoir le respect et l'intégration des personnes handicapées intellectuelles et chercher à mettre en place les mesures visant à éviter leur naissance, voire à les éliminer via des avortements sélectifs ?

Dans le magazine français *Valeurs Actuelles* (2009), Jean-Marie Le Méné, président de la Fondation Jérôme-Lejeune, souligne que « la finalité d'un dépistage anténatal de masse ne doit être que thérapeutique ». Et de souligner que le dépistage de la trisomie 21 n'a fait qu'amplifier le sentiment de culpabilité, tant pour la mère qui met au monde un enfant handicapé que pour le corps médical.

La revue française *Infosbébés* (2011), dans son article « Ces examens qui nous font peur », s'interroge sur la liberté de choix laissée aux femmes : « C'est un peu comme si on nous poussait dans l'entonnoir afin qu'il y ait de moins en moins d'enfants anormaux. » Elle souligne la forte anxiété que crée chez les femmes cette politique de dépistage. Elle s'interroge aussi sur la question de l'accueil réservé aux enfants handicapés dans la société française :

> Tous ces examens posent surtout des questions morales dont il faut avoir conscience dès la décision du dépistage [...] Si bébé est anormal, le garderons-nous ? Et à un niveau plus large : n'y a-t-il donc plus de place dans notre société pour les enfants différents ? [...] que voulez-vous vraiment savoir de votre futur bébé ? Pour de nombreux parents, la réponse est « rien, je le veux tel qu'il est ». « Alors ce sera zéro examen ! »

Comme l'exprimait Lucie Émond, présidente de l'Association pour l'intégration sociale Québec (2008), lors d'un débat sur le dépistage prénatal :

> On protège bien des espèces vivantes menacées d'extinction, végétales animales, au nom de la préservation de la diversité. Quel cas faisons-nous de la diversité humaine ? Que faisons-nous de la question du sens ? Nos enfants donnent du sens à nos vies. Que faisons-nous de cette quête du sens qui au-delà de la quête de la connaissance est seule à apporter des réponses aux questions fondamentales auxquelles ultimement chaque être humain se voit un jour confronté ?

Pour terminer cette réflexion sur la place de la personne trisomique dans notre société, voici le témoignage de Christopher, paru dans la publication de Capar Inc. (1986) sous le titre « Ma place dans la communauté de Lachute et sa région ». Ce texte a été rédigé par Luc Paré, éducateur, qui témoigne que Christopher et ses parents sont parfaitement d'accord avec ce récit qui tient compte de la façon particulière qu'a Christopher de s'exprimer.

Témoignage de Christopher

Je suis né en 1941. À ma naissance, on diagnostiqua un syndrome de Down (trisomie) : cette nouvelle dut être difficile à accepter pour mes parents.

J'ai débuté à l'école conventionnelle comme tous les autres enfants de mon village. J'ai souvent entendu ma mère dire que j'ai été chanceux d'avoir une institutrice très compréhensive, car j'avais beaucoup de difficultés à saisir tout ce qu'elle aurait bien voulu que j'apprenne.

Je ne peux pas vous l'expliquer, je ne m'en rappelle pas beaucoup, je me souviens un peu de l'école : il fallait toujours s'asseoir, regarder en avant, écouter l'institutrice. Elle parlait toujours, elle faisait des gestes et peut-être des petits dessins sur le mur noir avec un gros crayon blanc. Après, il fallait faire ces petits dessins sur une feuille : c'était très difficile. Je suis allé à cette école pendant trois années consécutives. Après, ma classe spéciale, nous étions six : ils me ressemblaient. Je me sentais plus à l'aise avec eux : on pouvait rire plus souvent.

Il y a, cependant, une chose que je tiens à dire : « Merci à mes parents » parce que je suis toujours demeuré avec eux. En effet, je ne suis jamais allé dans ces grandes institutions.

« Je les remercie aussi de m'avoir très bien éduqué. »

Je suis une diète alimentaire adaptée à mes besoins. Ma famille m'aide beaucoup à la respecter. Ainsi, je peux conserver une taille raisonnable.

J'ai même le droit de prendre une bière en écoutant mon programme de télévision favori, le vendredi soir. Mais entre nous, je peux vous le dire : « À l'occasion, mes amis à l'atelier me donnent des chips, mais le dites pas à ma mère. »

Mes parents m'ont toujours amené partout où ils allaient. Ils ont un chalet à un lac où je passe avec eux plusieurs semaines quand c'est la belle saison, vous savez, quand il fait beau et chaud, quand on peut se baigner et se promener en chaloupe.

Mes parents sont aujourd'hui bien âgés, mais c'est pour moi un grand plaisir de pouvoir les aider : j'essuie toujours la vaisselle, je passe la balayeuse, je porte les ordures au chemin et aussi je fais les courses au dépanneur.

À ce propos, je tiens à souligner que je suis très fier d'aller faire des courses dans mon village. Autrefois quand j'étais plus jeune, les gens ne voulaient pas me parler et les jeunes semblaient avoir peur de moi. Maintenant tout cela est du passé, j'ai plusieurs amis dans mon entourage, les gens m'envoient la main quand ils me croisent.

Je fréquente un centre d'adaptation et d'intégration à l'emploi, cinq jours par semaine. J'aime bien me rendre à cet atelier. CAPAR est un centre où on développe les habitudes de travail ! Je profite de l'occasion pour vous dire : « Ha, pis, je vais vous en parler ; Ha oui, le travail, pis moi, c'est pas mon fort. » Souvent, je suis dans la lune et je pense à la belle fille que j'ai vue à la polyvalente en attendant l'autobus. Elle était grande, bien habillée, et pas mal du tout. Je suis sûr qu'elle n'est pas mariée, elle, car moi les filles mariées je m'en tiens loin.

« Christopher, tu ne travailles plus. » Ha, le voilà ! « Allô ». C'est mon responsable, mon patron, mon chum. « Hum, Hum, oui, oui, Luc je vais continuer. » Une chance qu'il est là, car je pense que je passerais la journée à me promener et à rêver aux belles filles. Mais ce que j'aime bien à l'atelier, c'est la présence de tous mes amis et aussi je m'entends bien avec toutes les éducatrices (« C'est bien dommage qu'elles soient mariées »). Comme je suis un farceur de nature, je trouve toujours le moyen de faire rire tout le monde.

À bientôt, vous viendrez me voir.

Christopher

CHAPITRE 4

L'univers de la personne ayant une déficience intellectuelle

Hier, ces personnes étaient désignées sous les vocables d'idiots, de débiles, de déficients mentaux.

Aujourd'hui, on dit : « Il s'agit de personnes qui présentent une déficience intellectuelle. »

Demain, on les appellera simplement monsieur, madame.

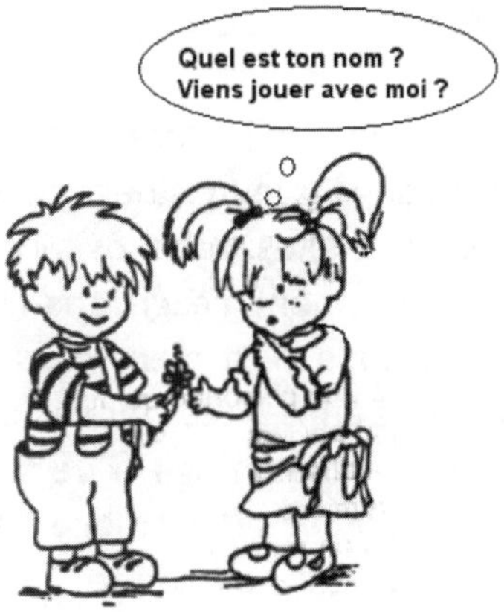

Hier, on les cachait : c'était une maladie honteuse.

Aujourd'hui, ces personnes vivent parmi nous, elles ont leur spécificité.

Demain, nous les considérerons pour ce qu'elles sont.

Hier, on ne leur donnait pas l'occasion d'apprendre.

Aujourd'hui, on leur enseigne.

Demain, elles auront des connaissances, elles sauront et nous apprendrons d'elles.

Hier, c'était l'absence de loisirs organisés.

Aujourd'hui, les loisirs sont généralement ségrégués.

Demain, les loisirs seront choisis et intégrés.

Hier, c'était l'oisiveté.

Aujourd'hui, l'atelier est protégé.

Demain, le travail adapté se fera en milieu régulier.

Hier, les parents étaient isolés.

Aujourd'hui, ils sont informés, regroupés en association.

Demain, ils n'auront plus à se battre pour les droits de leur enfant.

Combien de fois n'avons-nous pas entendu ou lu dans les journaux ou les magazines que les jeunes de la société moderne sont fauteurs de troubles, toxicomanes, rebelles, provocants et irrespectueux ? Si nous étions jeunes, comment réagirions-nous à ces affirmations ou jugements ? Ces critiques nous mettraient-elles en colère ? Voudrions-nous nous défendre, nous et nos amis ? Les ignorerions-nous tout simplement ? Non, la réaction normale est de réagir à de telles déclarations en raison de leur portée affective. Un certain nombre de jeunes pensent peut-être qu'elles sont exactes et essayent donc de se conformer à cette description : « Si c'est ce qu'ils veulent, ils vont l'avoir, ne les décevons pas ! »

Si nous y pensons bien, cette « habitude » d'étiqueter les gens peut être le procédé le plus destructeur de la personnalité que nous puissions employer envers d'autres personnes. C'est l'évidence même pour la personne déficiente intellectuelle. Si, par exemple, nous classons quelqu'un comme déficient intellectuel, cette étiquette évoque en nous l'image d'une personne stupide, qui trébuche, mal habillée et incompétente. Nous nous attendons alors que, d'une certaine façon, la personne déficiente intellectuelle se comporte selon l'image que nous nous en faisons et, par un caprice étrange de la nature humaine, c'est souvent le cas. Elle réagit à notre attente en jouant un rôle. Cela devient un cercle vicieux. Supposons toutefois que nous pensions qu'elle a quelque chose à apporter à notre société. Cette attitude pourrait-elle également animer son comportement et faire naître ces qualités en elle ?

Voici une autre question : que ressent une personne pour laquelle nous éprouvons de la pitié ? Qu'est-ce que la pitié ? Elle exprime notre « regret » à l'égard d'une personne parce que les choses ne sont pas ce qu'elles devraient être ; elle n'est pas comme tout le monde. La pitié peut également détruire la personnalité parce qu'elle amoindrit la personne, elle montre qu'elle est inférieure. On éprouve de la pitié parce qu'on considère les faiblesses de la personne au lieu de regarder ses capacités ou ses forces.

Pouvons-nous exiger la perfection ? Notre présentation est-elle absolument parfaite ? Il est probable que non. Pourtant, sommes-nous un objet de pitié ? Pourquoi devrions-nous alors éprouver de la pitié envers quelqu'un qui semble désavantagé ? Pourquoi ne pas faire comme pour nos amis, accepter ces personnes telles qu'elles sont, croire en leur valeur et en leur dignité et en leur contribution réelle et personnelle, si minime soit-elle ?

L'introduction du terme « personne » pour désigner « un déficient intellectuel » marque un tournant significatif ; ainsi, on reconnaît l'être humain d'abord et avant tout, sans nier les caractéristiques particulières des personnes présentant une déficience intellectuelle. L'expression « personne ayant (ou présentant) une déficience intellectuelle » doit faire partie de notre vocabulaire.

L'intégration sociale de la personne ayant une déficience est l'affaire de la famille, mais aussi de la société. Car cette personne vit dans une famille et dans un milieu plus large que l'on appelle la société. Cela comprend l'école, les transports, les loisirs, le travail. Et autour, il y a des cercles concentriques toujours plus larges : le village ou le quartier, la ville, avec leurs institutions, écoles, hôpitaux. Notre milieu de vie renferme ses croyances, ses idéologies, ses habitudes de vie, ses normes. Or, la personne ayant une déficience intellectuelle qui vit dans un milieu donné n'est pas toujours en mesure de comprendre son cadre de vie et ne sait pas toujours comment en tirer le meilleur profit. Elle a besoin qu'on lui traduise les situations et qu'on lui décode les langages qui lui sont adressés.

L'intégration de la personne ayant une déficience intellectuelle ne peut être limitée à sa famille immédiate, parents, frères et sœurs. Quand on parle de famille, on pense à la famille élargie, oncles, tantes, cousins, cousines et aussi amis. L'intégration suppose du répit, du soutien, du dépannage. Elle suppose aussi diverses formes d'encadrement, que ce soit pour les loisirs, l'école ou le travail. En principe, notre société se dit tolérante et compréhensive. Mais dans la pratique, les parents doivent sans cesse baliser des chemins dans la forêt des préjugés.

Nous verrons quelques avenues que peuvent choisir les intervenants pour accompagner les familles et les personnes ayant une déficience intellectuelle dans leur démarche d'intégration à la communauté.

4.1 UN ÊTRE PAS COMME LES AUTRES

Madame Martin attend son premier bébé. Son mari et elle ont attendu cet enfant pendant des années et ils sont pleins d'espoir et de beaux rêves. L'enfant naît, mais ce n'est pas un enfant « normal », il présente la maladie de Tay-Sachs. Les rêves et les espoirs sont brisés. Peu importe la maturité et la force de caractère des parents, cette naissance est une terrible déception, quelquefois une tragédie. Malgré tous leurs efforts, au début, les sentiments de ces parents sont tout à fait différents de ceux éprouvés normalement à l'égard d'un enfant comme les autres.

Les premières semaines suivant la naissance d'un enfant ayant une déficience intellectuelle sont cruciales. La manière dont les parents apprennent l'existence de la déficience chez leur enfant et les premiers services disponibles peuvent influencer considérablement l'ajustement émotionnel à la situation.

Afin de favoriser des attitudes et des interventions adéquates auprès des parents, l'Association pour l'intégration sociale (Parents-Soutien) a défini quelques façons de faire lors de l'annonce du diagnostic.

Tout d'abord, avant même l'annonce du diagnostic, les parents sont mis en contact avec le bébé, celui-ci doit être considéré comme tout autre enfant. L'information sera transmise aux parents le plus tôt possible après la naissance de l'enfant, dans un endroit intime. Selon l'Association, il serait souhaitable que le médecin traitant ainsi que l'infirmière soient présents au moment de l'annonce. Il est également important d'assurer un suivi auprès des parents afin de répondre à l'ensemble de leurs questions. La présence des deux conjoints est nécessaire. Une information réaliste et objective sur l'état de santé du nourrisson devrait être fournie aux parents dans un langage accessible. Les parents ont besoin de connaître les caractéristiques de leur enfant, ses besoins, ses possibilités, ses aspects positifs et normaux ainsi que ses différences. Ils ont besoin de recevoir le plus de renseignements possible.

La coordination au sein de l'équipe de professionnels demeure essentielle. Chaque membre est informé de la démarche afin de pouvoir apporter aux parents le soutien nécessaire. Chacun doit accepter l'ambivalence des parents vis-à-vis de leur enfant et les aider à le considérer comme un être humain. Afin de favoriser dès que possible un lien avec l'enfant, les parents devraient pouvoir cohabiter avec lui ou y avoir accès en tout temps.

Les parents apprécieront l'appui du personnel infirmier en ce qui concerne les soins particuliers à donner au bébé. Ils devraient aussi bénéficier de l'aide des intervenants pour être encouragés à exprimer leurs émotions, pour être soutenus dans leur processus d'adaptation. Il faut respecter les besoins de solitude, d'intimité et de repos exprimés par la mère.

Il est important d'inciter les parents à parler avec les autres membres de la famille et leurs amis. L'appui durant cette période est crucial pour établir une relation constructive avec l'enfant et favoriser l'adaptation à son arrivée dans la famille.

Certains parents auront le goût et le besoin de parler avec d'autres parents vivant la même situation. Mais d'autres auront une réaction contraire, celle de ne pas se mêler aux autres parents, estimant que les autres enfants ayant une déficience intellectuelle sont plus handicapés que le leur et que cela ne peut que les décourager, les démoraliser. Nous devons respecter leurs souhaits.

4.2 LE PROCESSUS D'ADAPTATION DES PARENTS

Les sentiments vécus par les parents face à la venue d'un enfant ayant une déficience intellectuelle ont été décrits par plusieurs auteurs. E.C. Evans (1976), repris par C. Lamarche, spécialiste en déficience intellectuelle au Québec (1987), avance que cette réaction se divise en cinq étapes : l'état de choc ; la contestation ou la négation ; le désespoir, la colère, l'anxiété et la tristesse ; le détachement et l'adaptation ; l'acceptation.

4.2.1 L'état de choc

Les parents apprennent que leur enfant est différent ; ils reçoivent le diagnostic médical. Placés devant ce fait inattendu, ils sont incapables de l'intégrer ; cela soulève une crise importante. L'état de choc se manifeste par une explosion émotive ou par une indifférence apparente. Non seulement les parents sont affolés et confus, mais ils sont également anxieux, se sentent coupables, sont tristes et impuissants. Un flot de questions bourdonne dans leur tête afin de trouver la cause de cette déficience. À cette étape, ils sont souvent inaccessibles ou non réceptifs et cela s'explique par le caractère subit de l'événement, par l'impossibilité de se soustraire aux conséquences et aux exigences de la prise en charge immédiate du bébé ainsi que par l'irréversibilité de la situation. « Je ne comprends vraiment pas ce qui arrive. » « Comment se fait-il que ça m'arrive à moi ? » « Qu'est-ce que je vais bien pouvoir faire ? »

4.2.2 La contestation ou la négation

L'énergie des parents se porte ensuite sur la négation du diagnostic. Certains consultent d'autres médecins pour obtenir un autre avis, d'autres refusent le résultat des tests. Certains seront indifférents et deviendront superactifs au travail, par exemple ; d'autres seront très optimistes par rapport au potentiel de l'enfant et penseront que les traitements le guériront. La colère est un sentiment présent à cette étape. Elle peut être dirigée contre les intervenants ou contre eux-mêmes, parce qu'ils croient être les seuls à vivre cette situation injuste.

La négation est essentielle au processus d'adaptation. Il s'agit d'un mécanisme de défense normal contre la trop grande brutalité du choc qui maintient l'équilibre de la personne jusqu'à ce qu'elle puisse faire face à la réalité. Une intervention prématurée qui mettrait les parents face à la situation réelle risquerait de les plonger dans le désespoir ou la dépression. Ces réactions sont normales et il importe de les respecter, puisqu'elles concernent des personnes qui vivent une « perte » importante et qui s'accrochent à l'espoir. Les parents se heurtent toujours à la dure réalité d'avoir donné naissance à un enfant ayant une déficience intellectuelle. « Ça ne se peut pas. Demain, on va m'apprendre qu'il y a eu erreur. Ils se sont sûrement trompés. »

4.2.3 Le désespoir, la colère, l'anxiété et la tristesse

Le désespoir et la colère succèdent à la négation. Les parents se rendent compte de la déficience intellectuelle de leur enfant. Ils se questionnent sur leurs propres habiletés à composer avec le problème. Ils cherchent toujours une explication à la cause du problème et ils tendent à se blâmer ou à croire que la déficience est une punition pour des comportements passés. Ils se sentent inadéquats et coupables. L'intensité de la culpabilité varie selon leur degré d'équilibre personnel. S'il est déjà précaire, la situation peut concrétiser des conflits refoulés. L'enfant peut devenir le bouc émissaire qui polarise toutes les difficultés affectives des parents.

À cette étape, les parents sont ambivalents, ils commencent à reconnaître la réalité de la déficience, mais ils ne croient pas aux mesures proposées pour le développement de leur enfant. La lenteur du développement de ce dernier provoque du ressentiment, de la colère et de l'hostilité et peut parfois les porter à son rejet et même au désir de le voir mourir. Cela engendre un sentiment de culpabilité qu'ils combattent en surprotégeant l'enfant. Il est rare que la colère soit dirigée vers lui, car ils jugent cela inacceptable. L'incapacité à trouver une solution à leur problème se traduit par des sentiments négatifs qui peuvent être dirigés vers les professionnels, l'entourage ou toute autre personne susceptible d'être jugée responsable de l'enfant.

Devant l'évidence, les parents délaissent la révolte et vivent davantage un sentiment d'échec ou de honte, anticipant, souvent à tort, un rejet social. Ils ont alors tendance à s'isoler de peur de ne pouvoir maîtriser leur agressivité envers les autres. Cette agressivité peut être alimentée par la pitié non exprimée des autres, leur évitement de l'enfant ou leurs silences.

4.2.4 Le détachement et l'adaptation

La phase de détachement se caractérise par une acceptation apparente des limites de l'enfant. Les parents commencent à s'organiser en fonction de la réalité. Une certaine routine s'est installée et chacun accomplit sa tâche. Néanmoins, une connaissance plus approfondie de la dynamique familiale nous démontre que les conflits émotionnels ne sont pas encore résolus. Les conjoints ne se donnent pas l'occasion d'échanger, de communiquer et de partager leurs sentiments reliés à leurs responsabilités face à l'enfant. Cette étape est une sorte de répit entre l'étape du désespoir et celle de la réorganisation.

4.2.5 L'acceptation

L'acceptation, qui constitue la dernière étape, est caractérisée par une reconnaissance réelle et réaliste des limites du potentiel de l'enfant. L'enfant prend sa place et il est traité selon ses besoins au même titre que les autres membres de la famille. La reconnaissance de ses limites concorde avec la prise de conscience par les parents de leurs propres sentiments envers lui. Toutefois, cette prise de conscience ne dilue pas l'intensité de leurs sentiments et de leurs émotions, mais elle réduit une tension jusqu'alors retenue. Les changements qui se produisent tout au long du processus sont le résultat ou l'aboutissement d'une longue période de stress. Les parents sont prêts à prendre en main l'éducation de leur enfant. Ils admettent les contraintes et les limites des professionnels et des programmes. À la résignation succède la volonté : ils veulent donner toutes les chances à leur enfant de se développer et d'être heureux. Le retour à l'équilibre ne signifie pas qu'ils n'ont plus besoin d'aide. Au contraire, ils ont besoin d'être accompagnés pour travailler au développement de leur enfant. « Bon, c'est ainsi. Je ne peux pas changer cet enfant ; il a une déficience intellectuelle. Mais moi, je peux décider de l'aider, de l'éduquer. À son rythme et à ma façon. »

La description de ces modèles ne fait pas l'unanimité dans la littérature. Par exemple, J. Blacher (1984) et D. Martin (1990) se demandent si ces modèles s'appuient sur une perception juste de la réalité des familles de jeunes enfants sévèrement handicapés. Pour l'étape de l'acceptation, certains auteurs parlent d'un état de tristesse chronique que certains parents conserveront et qui surgira périodiquement de façon plus ou moins intense. Selon L. Wikler (1981), cette réaction serait normale et devrait être considérée comme telle.

TÉMOIGNAGE D'UNE MÈRE D'UN JEUNE GARÇON TRISOMIQUE DE QUATRE ANS

La naissance, ça a été un grand choc. C'était si impensable pour moi que, lorsque Charles est né, je me suis dit : « Tiens, il a les yeux en amande, c'est cute (beau). » Comme je travaille dans le milieu hospitalier, tout le monde, même mon médecin, était persuadé que j'avais tout de suite compris. Sur le coup, je me suis sentie seule au monde. Je n'acceptais pas ce qui arrivait. Entre le moment où j'ai appris que Charles était trisomique et celui où je l'ai moi-même annoncé à mon conjoint, c'est-à-dire environ une heure plus tard, je savais que je le garderais, peu importe ce qui arriverait.

Ce qui a motivé cette décision ? J'ai pensé que si Charles nous avait choisis comme parents, c'est que nous étions capables de lui apporter tout l'amour et le soutien dont il aurait besoin. Pendant les premiers mois, nous avons tout centré sur Charles, au détriment de nos propres vies. Nous ne faisions vraiment plus rien. Un jour, une intervenante m'a fait comprendre que j'allais y laisser ma santé si je ne décrochais pas. Graduellement, nous avons recommencé à vivre comme avant, sortir, voir des amis.

Le soutien de la famille et des amis a été d'un grand secours. Je ne crois pas que nous aurions pu nous en sortir sans eux. Mes deux enfants sont éduqués de la même façon, je ne fais pas de différence. C'est sûr que l'approche n'est pas la même avec les deux, mais c'est comme ça pour tous les enfants. Je sais que je ne peux pas leur demander exactement les mêmes choses ; chacun va à son rythme. Je traite Charles comme un enfant normal, au point que les gens autour de moi ont tendance à oublier sa déficience. Mais Charles me rappelle parfois à l'ordre par son comportement. Il m'arrive d'avoir un pincement au cœur quand je vois Sandrine, sa petite sœur, faire des choses que Charles ne peut pas encore faire, même s'il a presque deux ans de plus qu'elle.

Charles est très attachant, pas de malice, il s'émerveille de tout et il est tellement affectueux, cela compense pour les inconvénients. C'est sûr que ce n'est pas rose tous les jours. On est parfois découragés. Pour l'avenir de Charles, c'est sûr que je m'inquiète ; on s'inquiète toujours pour ses enfants. Cependant, j'essaie d'être la plus réaliste possible. Charles ne fera pas des études universitaires, alors je veux lui donner tous les outils nécessaires pour qu'il puisse fonctionner en société, car je ne serai pas toujours là. Et puis, je veux qu'il réalise ses rêves...

4.3 LA DYNAMIQUE FAMILIALE

La naissance d'un enfant déficient a des répercussions considérables sur les différents membres de la famille. Voyons un peu quelle peut en être l'étendue.

4.3.1 La mère

La sensation d'être débordées par les événements ou d'avoir un poids sur les épaules peut être exprimée par les mères d'enfant ayant une déficience intellectuelle. Cette situation entraînera pour elles des répercussions physiques, psychologiques ou sociales.

Selon M.M. Burley (1981), un sentiment de perte de l'enfant idéal en plus d'un manque de préparation à affronter l'événement perturbent grandement la santé mentale autant que physique de la femme. Plusieurs études de V.H. Kemp et D.D. Hatmaker (1989) et de J. Shapiro (1989) ont démontré de façon significative que la mère d'un enfant ayant une déficience éprouve plus de stress que celle d'un enfant non déficient. À long terme, un tiers des mères d'enfants déficients connaissent des problèmes psychiques et somatiques : la dépression, la fatigue, l'épuisement, les douleurs musculaires au dos et les troubles du sommeil en sont les principaux (Zucman, 1982).

Un autre aspect de la vie de la mère qui est touché reste son accessibilité au marché du travail. Dans de nombreux cas, elle quitte son emploi pour se consacrer presque exclusivement à son enfant déficient. Sa présence a aussi des répercussions sur les possibilités, pour elle, d'avoir une scolarité plus avancée, un revenu plus élevé et une carrière (Breslau, 1983). Le fait qu'elle soit confinée à un rôle de gardienne d'enfant et qu'elle ne puisse travailler à l'extérieur constitue un facteur de risque important de dépression ainsi que de détresse psychologique. Plus l'enfant sera dépendant, plus grande sera la détresse psychologique de la mère. Même si elle a un emploi, elle demeure la principale responsable de l'entretien ménager et des soins à l'enfant (Shapiro, 1989). Selon la recherche de L. Lachance, L. Richer, A. Côté et J.R. Poulin (2004), les femmes qui réussissent à combiner un travail à temps plein et les diverses responsabilités familiales tout en prenant soin d'un enfant ayant une déficience intellectuelle sont très minoritaires.

Les mères ont généralement un niveau d'estime de soi plus faible et un degré d'anxiété et d'émotivité plus élevé. Par contre, elles n'ont pas plus tendance que les autres mères à se retirer socialement. Cela pourrait s'expliquer par leur engagement dans des programmes d'éducation spécialisée et dans des comités de parents pour l'intégration de leur enfant à la garderie et à l'école. On les trouve souvent au sein de conseils d'administration de centre d'accueil, d'associations pour l'intégration sociale, etc.

TÉMOIGNAGE D'UNE MÈRE D'UN JEUNE ENFANT TRISOMIQUE

J'ai réussi à accepter mon fils tel qu'il était, avec ses forces et ses faiblesses. Bien sûr, je n'y suis pas parvenue en une seule journée. Cette acceptation m'a demandé du temps. C'est en vivant avec lui, au jour le jour, que j'ai progressivement pris conscience qu'il était avant tout une personne à part entière. Il a les mêmes droits que tout autre individu, et il mérite le même respect que l'on doit à toute personne. À cause de sa déficience, il éprouve plus de difficultés à apprendre certaines choses. Mais je ne me laisse pas décourager par ces problèmes d'apprentissage. J'essaie, au contraire, de pousser toujours plus loin ses limites. Et par moments, je me demande jusqu'où il pourra se rendre. Non pas que j'aie peur. Je suis plutôt émerveillée devant toutes ses capacités.

4.3.2 Le père

Le père a parfois de la difficulté à se projeter dans son fils ayant une déficience intellectuelle. Il a du mal à le considérer comme un prolongement de lui-même et à l'associer à ses valeurs et à ses réalisations. Il peut vivre un sentiment de rejet vis-à-vis de son enfant dans la première année.

À court terme, il arrive même que le père se détache de l'enfant. Se sentant incompétent, il a plutôt tendance à s'acharner à son travail, à l'extérieur de la maison ou à fuir dans des activités sociales. Différents écrits, dont ceux de A.E. Kazak et R.S. Marvin (1984) et R.W. Smith (1986) appuient ces constatations. Comparativement à la mère, le père dispose de plus de moments de liberté ou de loisir. M.A. McCubbin (1989) explique cela par la présence à l'intérieur de certains couples de la répartition traditionnelle des tâches, ce qui suppose que c'est principalement la mère qui s'occupe des enfants. Le père exprime difficilement ses émotions, ce qu'il ressent et, par conséquent, il lui est plus difficile de demander et de recevoir du soutien.

TÉMOIGNAGE D'UN PÈRE

Je n'ai jamais considéré Robin comme un fardeau. Je me suis toujours considéré chanceux d'avoir une personne handicapée dans la famille. C'est grâce à lui que j'ai appris à tolérer chez les autres des talents moindres et des habiletés différentes. Je sais qu'il a beaucoup influencé ma façon d'enseigner. Je ne juge plus un étudiant selon son habileté en math. Je n'estime pas moins une personne qui n'est pas bonne en math. Je n'estime pas moins une personne qui ne possède pas certaines habiletés physiques, par exemple la capacité de faire des sauts de sept pieds de haut. Le handicap de Robin a donc été une influence très constructive dans ma vie.

4.3.3 Le couple

La venue d'un enfant ayant une déficience intellectuelle a des répercussions importantes sur la vie de couple. Elle affecte plus particulièrement la qualité de la communication dans toutes ses dimensions. Le stress provoqué par la naissance de l'enfant peut susciter des conflits, de la confusion et de l'incompréhension entre les conjoints. Ils peuvent s'interroger sur l'attention que chacun va lui donner, sur son éducation, cela peut conduire à des différends. Le couple dont l'équilibre était précaire avant la venue de l'enfant risque de se désorganiser et l'enfant recevra alors une éducation monoparentale.

Par ailleurs, la vie de couple peut se réorganiser graduellement en fonction d'un nouveau contexte et se vivre de façon harmonieuse. La présence de l'enfant change la perception des priorités, des besoins et des valeurs. Sa venue peut aussi améliorer la qualité de vie du couple en favorisant une meilleure adaptation à la différence.

Le dialogue dans le couple est essentiel ; les échanges authentiques et profonds permettront un rapprochement. Le respect de l'autre dans ce qu'il vit et dans la manifestation de ses émotions favorisera le cheminement vers ce deuil de l'enfant idéal. Le couple doit se recentrer sur l'essentiel, avoir des attentes plus réalistes envers cet enfant différent des autres. Les petits « pas » deviennent de grandes victoires au quotidien. La richesse de l'être reprend toute sa valeur au détriment de la richesse matérielle. L'entourage des parents d'enfants ayant une déficience intellectuelle constitue une ressource informelle importante qui peut éviter que le couple s'isole et se renferme sur lui-même.

Certains témoignages révèlent bien l'importance du couple dans la prise en charge d'un enfant ayant une déficience intellectuelle.

Témoignages de Jacinthe, de Carole et de Marie

Jacinthe

À la naissance de Pier-Luc, notre vie a basculé. Du jour au lendemain, il ne suffisait plus de revenir à la maison avec un petit, de lui donner ses boires, le changer, le cajoler et le voir grandir simplement ! Et non, nous avions un petit être pour qui il faudrait investir temps et efforts afin de lui montrer une foule de gestes, de mouvements pour qu'il évolue de façon la plus normale possible. Il faudrait lui apprendre à parler, à exprimer ses besoins, à établir des contacts autour de lui afin qu'il ne demeure pas seul et isolé.

Il faudrait penser à l'entrée à la garderie, à l'école et aux loisirs, penser à plus tard. Mais voilà, nous avons passé toutes ces étapes et nous sommes plein d'espoir pour l'avenir de Pier-Luc. Bien sûr, tout ne s'est pas fait sans heurt, mais avec beaucoup d'amour, de discussions, de compréhension. Et avec l'établissement d'objectifs et de priorités réalistes, nous avons gravi plusieurs barreaux de l'échelle et nous en gravirons sûrement encore plusieurs. Pier-Luc, c'est notre enfant et comme ses frères et sa sœur, nous espérons le meilleur de la vie pour lui.

Carole

Comme ma petite fille présente une déficience intellectuelle, il est certain que mon mari et moi suivons un cheminement différent des autres couples. Le premier mois suivant à la naissance de Zoé, nous avons pris un temps d'arrêt pour prendre conscience de son état et de notre nouvelle situation. Nous avons ensuite fait appel aux ressources disponibles pour nous appuyer face au défi que représente Zoé, tels le CSSS de notre région, l'association pour l'intégration sociale « comité parents-soutien » et le centre d'adaptation et de réadaptation. Nous avons été grandement surpris des services et du soutien offerts. Aujourd'hui, Zoé a 18 mois, c'est un bon bébé interactif qui va à la garderie avec son frère de 3 ans et 9 mois et nous sommes très fiers d'eux.

Marie

La nature des effets de la venue d'un enfant handicapé sur la vie d'un couple et d'une famille dépend en grande partie du climat qui existait avant la naissance de l'enfant. Si, par exemple, un couple éprouvait des difficultés à dialoguer, l'arrivée de ce nouveau-né risque de provoquer de sérieuses confrontations. « C'est de ta faute ! Non, c'est de la tienne... » Ce genre d'accusations surgit trop souvent dans une atmosphère toute empreinte d'émotion et de culpabilité. Rien donc qui puisse contribuer à assainir le climat. Pour mon mari et moi, la naissance de Gabriel est venue renforcer l'unité de notre couple. Ce fut sans contredit une expérience douloureuse. C'est vraiment ensemble, mon mari et moi, que nous avons vécu l'arrivée de Gabriel. Nous nous sommes épaulés de notre mieux. Je connais personnellement un bon nombre de couples qui, avec une aide appropriée, ont fait de cette épreuve une occasion de croissance.

4.3.4 Les frères et les sœurs

À l'intérieur de la famille, l'enfant ayant une déficience intellectuelle met à l'épreuve l'équilibre des rapports entre parents et enfants. En effet, si les parents ont une tendance à la surprotection, ils vont concentrer toute leur attention sur l'enfant déficient intellectuel et délaisser les autres, ce qui amènera ceux-ci à se retourner contre celui qui leur enlève l'affection des parents.

Les frères et les sœurs peuvent parfois ressentir une privation de l'attention parentale, une augmentation de leurs responsabilités face à eux-mêmes ou à l'enfant déficient intellectuel, un sentiment de honte issu de l'affiliation, une perte des relations fraternelles normales et une augmentation des conflits interpersonnels. La réaction des frères et des sœurs peut varier selon leur rang dans la famille (Dyson, Edgar et Crnic, 1989).

Les frères et les sœurs d'un enfant déficient intellectuel apprennent plus rapidement que les autres à être responsables, réalistes. Ces enfants ont besoin d'information sur les causes de la déficience, sur la réaction des gens face à la déficience et sur la façon d'y répondre. Ces renseignements aident à éliminer la confusion et la colère qui risquent autrement de naître. Si l'on ne fournit pas d'explications aux frères et aux sœurs et qu'on ne leur donne pas l'occasion d'exprimer leurs sentiments, ils peuvent penser qu'ils sont à l'origine de cette situation problématique. Les frères et les sœurs ont droit à leurs propres temps et espace. Ils ont un grand besoin de communiquer.

Les parents doivent échanger avec eux, les informer de la nature, des causes et des conséquences de la déficience ; leur expliquer les comportements de l'enfant déficient, les décisions à prendre. Ils ont besoin, eux aussi, de savoir qu'ils sont aimés, qu'ils ont bien leur place à eux, qu'ils sont importants pour leur famille et qu'ils ont le droit de se comporter comme des enfants et non comme des adultes.

Il est aussi important pour les parents de discuter de la manière dont la fratrie vit l'intégration scolaire de leur frère ou de leur sœur ayant une déficience intellectuelle. La majorité des frères et des sœurs vivent mal le fait que leur frère ou leur sœur ayant une déficience fréquente l'école du quartier. Cette intégration peut coïncider avec l'apparition de difficultés scolaires ou relationnelles avec les autres enfants de l'école. La honte revient de façon répétitive dans les fratries comprenant un enfant ayant une déficience intellectuelle.

Les frères et les sœurs disent souvent qu'ils se sentent « des mauvais frères, des mauvaises sœurs », ils se reprochent d'avoir honte de lui, de ne pas être assez tolérants et de ne pas savoir comment l'aider efficacement. À l'école, l'enfant ayant une déficience intellectuelle peut se montrer sous un jour plus sociable et la fratrie est alors jalouse des autres enfants qui semblent heureux, gratifiés, à l'aise avec lui. Les frères et les sœurs se sentent démunis devant les nombreuses questions posées par les autres enfants de l'école.

Une ressource québécoise pour aider les frères et les sœurs dans leur cheminement est le Comité « frères et sœurs » de l'Association pour l'intégration sociale. Son objectif est de permettre aux frères et aux sœurs de personnes ayant une déficience intellectuelle d'échanger entre eux afin de briser leur isolement et de mieux composer avec leur situation.

Témoignage de la sœur d'une trisomique

Il y a quatorze ans déjà, ma famille et moi avons vécu un moment difficile : la naissance d'une enfant ayant une trisomie. Nous nous sommes retrouvés malgré nous dans un monde inconnu, un monde de préjugés, un monde où tous nos rêves face à cette enfant se sont effondrés. Mais surmontant la peine, la colère et le désespoir, nous avons accueilli parmi nous une petite fille qui a vite pris beaucoup de place dans nos cœurs. J'aimerais aujourd'hui partager la naissance de mon petit trésor... J'avais neuf ans quand ma sœur est née, mais je m'en souviens comme si c'était hier. La première fois que je l'ai vue à l'hôpital, ça m'a sauté aux yeux. Malgré mon jeune âge, je me disais dans ma tête : « Ma sœur elle n'est pas normale, elle n'est pas comme les autres bébés. » Pourtant, personne ne semblait se dire la même chose que moi. C'est seulement quelques jours après sa naissance que le médecin annonça froidement à ma mère que ma sœur avait une trisomie. Ce jour-là tout le monde autour de moi pleurait à chaudes larmes : mon père, ma mère, mon frère, ma tante, etc. Moi je n'avais aucune envie de pleurer, dans ma tête de petite fille, je me disais : « Ce n'est pas si grave que ça. »

C'est quand j'ai fait face aux autres gens que ma perception a changé. Sans gêne, j'annonçais à mes amis et professeur que ma petite sœur avait une déficience intellectuelle, mais je voyais bien, par leur réaction un peu refoulée, qu'ils trouvaient ça terrible. Un jour, une petite fille qui n'était pas aussi discrète que les autres s'écria : « Ta sœur est mongole ! » À la suite de ce jour-là, je n'ai plus abordé le sujet pendant très longtemps.

La situation fut davantage difficile pendant mon adolescence. J'aimais ma petite sœur plus que tout au monde, mais j'avais une peur terrible de la réaction des autres face à elle. À voir le comportement des jeunes qui riaient des personnes ayant une déficience intellectuelle et qui se traitaient de « mongols » entre eux, je me disais : « S'il fallait que les gens apprennent que j'ai une sœur comme ça, je vais faire rire de moi. » Je m'arrangeais pour qu'ils ne la voient pas. Un jour, j'ai craqué et je me suis vidé le cœur. C'est arrivé alors que j'étais avec plusieurs amis et d'autres adolescents que je connaissais moins. Je crois que je les ai fait beaucoup réfléchir. Par la suite, je n'ai plus jamais caché la déficience de ma sœur. Quand mes amis venaient chez moi, je la laissais venir nous rejoindre et à ma grande joie, mes amis l'aiment beaucoup. Mon attitude a ensuite complètement changé, j'étais vraiment fière d'être sa grande sœur !

Aujourd'hui, j'aurais envie de crier sur tous les toits que cette petite fille est ma sœur. Cette petite fille qui nous surprend tous les jours et qui nous rappelle les joies de la vie. Cette petite fille qui charme tous les gens qu'elle croise sur son chemin. Cette petite fille qui me dit à tout moment et avec tout son cœur « Je t'aime ma sœur ! » Moi aussi je t'aime !

4.3.5 L'environnement social

Selon J. Anglin et R. Glossop (1985), la qualité de l'adaptation familiale dépendrait des composantes de l'environnement extrafamilial. Ainsi, la famille élargie, les gardiennes, les voisins, les amis et les associations de parents contribuent de façon informelle au soutien de la famille, tandis que différentes instances publiques québécoises ou françaises constituent des ressources formelles.

TÉMOIGNAGE D'UNE MÈRE

En tant que parent d'un enfant trisomique, l'une de mes plus grandes joies a été lorsque mes parents m'ont dit qu'ils aimeraient cet enfant comme les autres petits-enfants. Les amis, souvent, ne savent pas quoi dire pour réconforter, ils se sentent mal à l'aise. Une fois la situation apprivoisée, l'ouverture aux proches se fera graduellement et plus facilement. L'une des façons de renouer avec la famille ou les amis est de leur parler de la situation que vous vivez et de leur donner de l'information. Il y aura toujours une personne qui sera plus proche de vous, capable de vous aider et de vous encourager. Faites également confiance à cet être nouveau qui saura conquérir le cœur de votre famille et de vos amis.

4.4 L'ENFANCE

Durant les premières années de vie, les enfants « normaux » font d'immenses progrès dans leur développement psychomoteur. Ils apprennent comment acquérir une bonne motricité globale et une certaine maîtrise de la motricité fine (appréhension). Ils développent des aptitudes perceptivo-motrices et une certaine connaissance de l'environnement spatial. De cette façon, ils emmagasinent les notions concernant les personnes et les objets du monde environnant. Dans la grande majorité des cas, ils réussissent de manière similaire et chronologique les étapes du développement psychomoteur ; par exemple, la marche à quatre pattes précède la marche proprement dite et le saut termine cette évolution. Le développement de ces aptitudes est aussi lié à une participation croissante à la vie sociale et scolaire.

Durant la moyenne enfance, les enfants apprennent à penser de manière différente, ils s'intéressent à la façon dont fonctionnent les choses ils les manipulent, les organisent et les transforment. Cela démontre les progrès de la mémoire, de la compréhension des concepts, de la mémorisation, de l'abstraction et de la concentration. Cette nouvelle forme de pensée est appelée, selon Piaget, « le stade des opérations concrètes ». Celui-ci a déjà été abordé au chapitre 2. L'annexe 1, *Les étapes du dévelop-*

pement de l'enfant de 0 à 6 ans, permet aussi de mieux comprendre le développement psychomoteur de l'enfant normal.

Chez l'enfant ayant une déficience intellectuelle, les habiletés apparaissent plus tardivement, comme le babillage, la marche, le jeu et la notion de symbole. Étant donné que le développement cognitif, social et psychomoteur correspond à un âge mental et non à un âge chronologique, la plupart des enfants ayant une déficience intellectuelle ne terminent pas le stade des opérations concrètes qui, chez les enfants « normaux », est associé à la moyenne enfance.

Les comportements sociaux se révèlent plus ou moins dans les normes, mais parfois, ils sont trop intensifs, comme les crises de colère et les problèmes d'adaptation.

Regardons les principaux services et programmes destinés aux enfants ayant une déficience intellectuelle de la première année à la moyenne enfance.

4.4.1 L'intervention précoce

L'intervention précoce se fera avec l'aide des CSSS, des services d'adaptation et de réadaptation, des services de garde et des services préscolaires. Ils devront inclure l'enfant et sa famille.

L'intervention précoce vise l'équilibre entre les besoins de l'enfant, de sa famille et de ses proches. Elle doit tenir compte de multiples facteurs dont les capacités et le rythme de l'enfant, les capacités et le choix des parents, les capacités et les attentes des différents milieux de vie.

L'intervention précoce est conçue comme un effort systématique et planifié d'actions sur les facteurs d'expérience individuelle et environnementaux durant les cinq premières années de la vie de l'enfant. Elle doit s'inscrire dans la philosophie de la valorisation des rôles sociaux et de l'intégration sociale des personnes déficientes intellectuelles. Elle vise à améliorer les habiletés et les performances de l'enfant et à soutenir sa famille et ses proches.

Il faut faire une distinction entre la stimulation précoce et l'intervention précoce. La stimulation précoce réfère spécifiquement au développement maximal des capacités de l'enfant dans sa « globalité » ; elle est variée plutôt que répétitive et elle demande un grand nombre de séquences micrograduées ; elle doit encourager l'enfant à jouer un rôle actif en se servant de ses sens et de son corps. L'intervention précoce se définit comme une action sur l'ensemble des expériences de l'enfant, de sa famille et de son environnement ; elle comprend donc la stimulation précoce.

L'intervention précoce fait appel à plusieurs domaines d'activité. Elle répond à l'ensemble des besoins de l'enfant ainsi qu'à ceux de sa famille. Elle doit se faire dans le respect des étapes suivantes :

- le dépistage ;
- le diagnostic ;
- le traitement ;
- l'adaptation-réadaptation ;
- le soutien aux familles ;
- l'intégration en service de garde ;
- l'intégration aux services préscolaires.

La psychologie, depuis Gesell (1940), Piaget (1957) et Bloom (1964), a montré l'importance des premières années de la vie de l'enfant dans son développement cognitif, langagier, sensorimoteur et affectif. Il est reconnu que la sous-stimulation pendant la petite enfance peut conduire à des carences irréparables, tant sur le plan affectif que sur le plan cognitif. Tous les chercheurs estiment que l'intervention précoce auprès des jeunes enfants ayant une déficience intellectuelle a des effets positifs sur leur développement et sur leur intégration dans la société.

Pour répondre aux besoins du jeune enfant, l'intervention précoce repose sur une **approche psychodynamique** qui tient compte des éléments suivants : les besoins physiologiques et affectifs ainsi que le développement psychomoteur de l'enfant. Cette approche tient compte aussi des attitudes prédominantes des parents, de leurs sentiments et de leurs émotions ainsi que d'autres facteurs comme le réseau des services communautaires et des services associatifs ou publics.

Regardons en détail les besoins du jeune enfant. Dans un programme de stimulation précoce, l'éducatrice vérifie si les besoins physiologiques de base de l'enfant sont comblés (hygiène, alimentation, repos). Les besoins affectifs relationnels sont plus délicats : ils sont difficilement mesurables et les plus susceptibles d'avoir des effets à long terme sur le jeune enfant. La qualité de l'attachement précoce de l'enfant à sa mère constitue l'un des éléments les plus importants de son développement futur. Selon Bourassa (1992), il a été démontré que les bébés qui ont une faible relation de confiance avec leur mère font face, lorsqu'ils ont grandi, à toute une série de problèmes : anxiété, tristesse, dépendance, difficulté à se concentrer, agressivité, conflits avec les pairs, manque d'empathie, de persistance et de souplesse. Ces troubles de comportement déjà présents à 3 ans seront plus accentués à 6 ans.

Le jeune enfant doit aussi établir une relation de confiance avec l'éducatrice, une relation chaleureuse et affective. Elle ne sera possible que s'il est encadré par la même éducatrice, d'où la nécessité d'un roulement de personnel le plus faible possible parmi les intervenants.

Des activités psychomotrices variées et consistantes proposées à l'enfant le placeront devant des situations qui favoriseront son développement moteur, cognitif et social. Elles lui permettront de relever des défis adaptés à son niveau de développement.

Pour réussir à stimuler le développement psychomoteur de l'enfant, il faut établir, au départ, un profil de développement basé sur les quatre aspects suivants : la motricité, le langage (verbal et non verbal), l'autonomie et la socialisation. Des outils sont offerts pour en permettre une juste évaluation, entre autres, la grille du guide *Portage d'intervention précoce* (1976), le *Sewall Early Education Developmental Programme* (1976) et l'*Épreuve individuelle d'habileté mentale pour enfant de 4 ans à 9 ans* (1996).

L'utilisation de ces outils permet de mettre l'accent sur les besoins du jeune enfant et de mettre sur pied un programme d'activités. La grille d'évaluation du guide *Portage* est accompagnée d'une banque de fiches d'activités qui correspondent aux besoins psychomoteurs de l'enfant de 0 à 6 ans.

4.4.2 Les ressources en intervention précoce

L'intervention peut se faire au domicile de l'enfant ou en centre spécialisé. L'intervention à domicile comporte les avantages suivants : une meilleure correspondance aux besoins des bébés en matière de soins et de stimulation ; une plus grande facilité pour rejoindre des populations dispersées ; une meilleure adéquation à la réalité du milieu familial. Parmi les inconvénients, notons principalement un coût d'exploitation élevé, car ce type d'intervention requiert beaucoup de temps de la part du personnel qui se déplace, ce qui réduit le nombre d'enfants desservis.

L'intervention en centre spécialisé offre les avantages suivants : la disponibilité de l'équipe multidisciplinaire ; l'occasion de socialisation pour le jeune enfant ; la possibilité de rencontres entre des parents d'enfants vivant des difficultés similaires ; la disponibilité d'un matériel spécialisé ; la possibilité de répit pour les parents quand leur présence n'est pas exigée. Du côté des inconvénients, on signale le transport des enfants entre le centre spécialisé et le domicile ; les coûts élevés d'aménagement des lieux et de l'administration des services ; le retrait de l'enfant de son milieu naturel.

Le choix entre l'intervention à domicile ou en centre spécialisé repose sur une analyse des avantages et des inconvénients de chaque option. On constate que l'intervention en centre spécialisé a tendance à diminuer au profit de l'intervention à domicile afin de répondre davantage à la philosophie de la valorisation des rôles sociaux dont on a traité dans le chapitre 1.

Au Québec, quatre principaux réseaux de services sont mis à contribution dans le programme d'intervention précoce : les CSSS, les services d'adaptation-réadaptation, les services de garde et les services préscolaires. Les associations de parents d'enfants ayant une déficience intellectuelle se préoccupent aussi de la recherche de modes d'intervention et, parfois, de la prestation de services (répit, dépannage, etc.).

En France, les programmes d'intervention précoce et de soutien aux familles sont les services de la protection maternelle et infantile (PMI) ; ils sont chargés d'assurer la protection sanitaire des familles et des enfants. Ils orientent, le cas échéant, les enfants vers les professionnels de santé et les structures spécialisées. Il y a aussi les centres d'action médico-sociale précoce (CAMSP) qui reçoivent les enfants, de la naissance à 6 ans, qui présentent ou qui sont susceptibles de présenter des retards psychomoteurs et des troubles sensoriels, neuro-moteurs ou intellectuels.

4.4.3 Les services de garde

Les garderies du Québec accueillent maintenant tous les enfants, avec ou sans handicap ou déficience. L'Office des services de garde à l'enfance du Québec offre un programme d'information et de subvention visant à aider les garderies régulières qui intègrent des enfants handicapés ou déficients.

En France, les parents peuvent demander que leur enfant soit intégré dans une garderie en milieu ordinaire la plus proche de leur domicile. Si l'enfant présente des besoins qui ne peuvent être satisfaits par cet établissement, il peut être envoyé dans une autre garderie adaptée ou dans un des services du secteur médico-social.

L'intégration de l'enfant déficient intellectuel est très profitable sur le plan de la stimulation sensorielle, du langage, de la socialisation et des préalables scolaires. L'intégration précoce en garderie facilite l'intégration scolaire à venir et la participation à la vie communautaire.

4.4.4 Les services préscolaires

Au Québec, le ministère de l'Éducation a permis l'implantation de maternelles pour les enfants âgés de 4 ans ayant une déficience sévère ou provenant de milieux socioéconomiquement défavorisés afin de leur permettre de développer les préalables scolaires et de favoriser aussi une meilleure intégration.

Pour permettre le développement maximal des capacités de l'enfant, il faut, en résumé, intervenir le plus tôt possible ; intervenir auprès de lui, mais aussi auprès de ses proches, de sa famille comme de ses amis de la garderie.

TÉMOIGNAGE D'UNE MÈRE D'UN JEUNE ENFANT TRISOMIQUE

L'intégration de Thomas s'est faite comme n'importe quel enfant qui intègre un centre de la petite enfance (CPE), à l'exception que le centre de réadaptation en déficience intellectuelle (CRDI) assurait un suivi régulier sur le site du CPE, ce qui permettait aux parents de partir au travail l'esprit tranquille. Maintenant que Thomas a intégré la maternelle de son quartier, c'est le service de garde qui a pris la relève pour le dîner et la fin de la journée.

4.5 L'IMPORTANCE DE L'INTÉGRATION SCOLAIRE ET DU RÔLE DES INTERVENANTS

Que serait une société où l'on exclurait de l'école les autistes parce qu'ils ont des troubles de comportement ? Les personnes ayant une déficience intellectuelle parce que leur intelligence n'est pas à la hauteur ? Les caractériels parce qu'ils sont difficiles ? Les étrangers parce qu'ils ne suivent pas la scolarité proposée ? Les surdoués parce qu'ils s'ennuient ? Les handicapés parce qu'ils gênent ou demandent des équipements particuliers ? Et pourquoi pas les trop laids, les trop beaux, les trop gros, etc. ? Pourtant, la question de l'intégration scolaire des enfants présentant une déficience intellectuelle suscite beaucoup de débats. Les nombreuses recherches sur le sujet (Arsenault, 1982 ; Goupil et Boutin, 1983 ; Simon, 1988 ; Beaupré, 1990 ; Saint-Laurent, 1994 ; Rousseau et Bélanger, 2004) sont loin de faire l'unanimité.

Le terme intégration a pris plusieurs significations. De façon générale, il fait référence au procédé qui veut que les enfants ayant des besoins spéciaux soient éduqués dans un milieu où se trouvent des enfants « non handicapés ou déficients ». Malheureusement, cette définition est souvent prise dans un sens tellement étroit que l'on en vient à considérer l'établissement de classes spéciales dans des écoles régulières comme de l'intégration.

L'intégration scolaire n'est pas une utopie, mais un moyen réel et concret, réaliste et réalisable de permettre aux élèves ayant une déficience intellectuelle d'apprendre et de se développer sur les plans cognitif, social et affectif, avec leurs limitations, dans un environnement qui est et sera leur milieu de vie, un environnement qui doit pouvoir s'adapter à leur réalité, sans les exclure. Notre vision d'une école à laquelle l'élève a l'obligation de s'adapter doit faire place à celle d'une école à l'écoute des besoins, spéciaux ou non, des enfants et des adolescents. Seule la vision d'une « école pour tous », prenant en compte la multitude des différences individuelles et offrant des moyens diversifiés, est à même de favoriser une intensification de la valorisation des rôles sociaux.

Les services éducatifs doivent se doter des moyens capables de soutenir les personnes ayant une déficience intellectuelle dans leurs efforts pour s'intégrer au milieu régulier. L'intégration ne doit pas être automatique et systématique pour tous les élèves ayant une déficience intellectuelle. Mais on doit mettre fin à la ségrégation automatique et systématique. Il est, certes, possible de trouver une réponse qui soit un pas vers une plus grande intégration de ces jeunes.

Les progrès des sciences sociales, ces dernières années, ont permis de développer des stratégies d'intervention favorisant réellement la réduction de l'écart entre les exigences de la vie en société et les capacités limitées des personnes ayant une déficience intellectuelle. Ces stratégies découlent d'une approche positive de la personne qui mise sur les capacités plutôt que de tenter de combler les déficits.

Toutefois, le seul développement du potentiel de l'individu ne suffira pas à éliminer l'écart entre les aptitudes de la personne à participer aux différentes sphères d'activité de la collectivité et les exigences associées à cette participation. Il devient alors nécessaire que l'environnement ajuste ses attentes aux capacités de la personne et mette en place les mesures pouvant la soutenir, là où ses limitations fonctionnelles l'empêchent de participer pleinement.

En plus des adaptations « académiques », d'autres types d'adaptation pour les élèves ayant une déficience intellectuelle sont à considérer comme la dimension de l'intégration sociale des jeunes à leur environnement scolaire et l'apprentissage de l'utilisation des ressources communautaires du milieu. Ces deux aspects doivent faire partie des préoccupations des intervenants pendant toutes les années de scolarisation.

La Loi sur l'instruction publique du Québec, entrée en vigueur en juillet 1989, et les règlements qui en découlent reflètent bien l'évolution de la société québécoise en regard des élèves handicapés ou ayant une déficience. Ainsi, tous conviennent que chacun devrait pouvoir développer ses capacités, quelles qu'en soient les limites. La loi s'inscrit dans cette perspective en affirmant que toute personne d'âge scolaire a droit aux services éducatifs donnés par les commissions scolaires. La loi reconnaît l'importance de favoriser et de préparer l'insertion sociale des élèves au même titre que l'acquisition des connaissances.

L'Office des personnes handicapées du Québec et les lois et décrets en France insistent également pour que la scolarisation des élèves handicapés respecte trois conditions : les besoins de l'élève, la priorité à la classe régulière et la participation des parents :

- le respect des besoins de l'élève est primordial, il doit guider l'organisation et la prestation des services. En ce sens, l'Office rappelle que le plan d'intervention est obligatoire selon la Loi sur l'instruction publique. Cet outil de planification permet de prévoir les adaptations nécessaires pour répondre aux besoins de l'élève, notamment dans un contexte d'intégration ;
- la classe régulière de l'école de quartier est l'endroit à prioriser pour scolariser un enfant handicapé. Tous les efforts nécessaires en ce sens doivent être faits ;
- la participation des parents au cheminement scolaire de l'élève est essentielle. Leur connaissance des besoins et des capacités de leur enfant en font des partenaires incontournables dans cette démarche. Il appartient donc à l'institution scolaire de favoriser leur participation.

La Commission des droits de la personne et des droits de la jeunesse du Québec, dans son avis (2010) ne prône d'aucune manière l'intégration à tout prix ou l'inclusion totale. Cependant, elle considère qu'il faut **privilégier l'approche inclusive** pour répondre aux obligations relatives au droit à l'égalité prescrit à l'article 10 de la Charte québécoise des droits et libertés. Cette approche suppose une certaine souplesse organisationnelle et peut permettre une scolarisation partielle ou totale dans un cadre spécialisé, lorsqu'il a été démontré que c'est dans l'intérêt de l'enfant.

En 2000, le ministre de l'Éducation du Québec, dans sa politique de l'adaptation scolaire, « *Une école adaptée à tous ses élèves* », met l'accent sur la réussite scolaire des élèves dans des environnements des plus inclusifs possibles. En 2006, il confirme : les élèves qui présentent une déficience intellectuelle ont les mêmes droits aux services éducatifs que leurs camarades. Ainsi, dans tous les cas, les services offerts doivent conduire à la double finalité suivante : le développement intégral et optimal de la personne et son insertion dans la société. Par ailleurs, la Politique de l'adaptation scolaire du même ministère précise que ce n'est que dans des conditions exceptionnelles que l'on devrait recourir au milieu spécialisé pour scolariser un élève.

L'intégration scolaire de l'élève passe nécessairement par l'adaptation de l'enseignement, par l'individualisation de l'enseignement et par la pratique du plan d'intervention personnalisé qui tient compte des caractéristiques individuelles de l'élève, de ses besoins, de ses capacités et de ses faiblesses. Cela exige une collaboration étroite entre les divers intervenants et comporte plusieurs changements dans les façons de faire à tous les niveaux de l'organisation scolaire.

Les intervenants dans l'école jouent un rôle majeur dans une intégration. Regardons quelques éléments clés :

- le directeur d'école, qui est le principal responsable du plan d'intervention personnalisé, a comme mandat de fournir à tous les élèves les meilleurs services et d'assurer la concertation de tous les intervenants dont, en premier lieu, les parents ;
- l'enseignant, dont le rôle est d'assurer le développement de tous les aspects de la personnalité des élèves, est le premier responsable des apprentissages et de l'atteinte des objectifs scolaires, sociaux et affectifs. C'est lui qui met en œuvre le plan d'intervention personnalisé ;
- le personnel non enseignant (psychoéducateur, psychologue, orthopédagogue, éducateur spécialisé) répond aux besoins particuliers des élèves. Il doit évaluer leurs forces et leurs fai-

blesses, mettre en œuvre l'adaptation de l'enseignement et veiller à la mise en place des moyens adéquats à l'atteinte des objectifs.

Le témoignage d'un directeur d'école face à l'intégration de Laurence, enfant trisomique, en maternelle

Nous encourageons au moins une intégration sociale, si elle ne peut être scolaire. En fait, les autres enfants de sa classe ne voient pas Laurence comme quelqu'un de très différent. Elle à sa place dans le groupe, donc elle a sa place dans la société. Si l'intégration se déroule bien au préscolaire, il faut être prudent quant à l'avenir. Que se passera-t-il quand les exigences académiques seront plus élevées ? Nous devrons alors nous asseoir avec les parents et discuter avec eux, car en fin de compte, ce sont eux qui prennent les risques.

Le témoignage d'une mère à la suite de l'intégration dans une classe régulière de son garçon Vincent, 12 ans, trisomique

Avec de la bonne volonté, une collaboration étroite des parents, de la travailleuse sociale, de la direction d'école et une enseignante déterminée, un enfant ayant une déficience intellectuelle peut être intégré en classe régulière. Vincent poursuit actuellement sa 6e année, au sein d'un programme adapté spécifiquement pour lui, selon ses capacités. Maintenant, on ne s'arrête plus à chercher pourquoi intégrer Vincent, mais comment le faire. Ça demande une bonne ouverture d'esprit de l'enseignante qui a besoin de soutien. D'ailleurs, en classe, un éducateur tient compagnie à Vincent 15 heures par semaine, adaptant le matériel scolaire. Vincent a maintenant plus confiance en lui. En intégrant le circuit régulier, il apprend à vivre en société, il fait les mêmes choses que les autres ; évidemment, il est conscient de sa différence.

4.5.1 Les principaux facteurs de réussite d'une intégration scolaire

Il existe une façon de faire qui est susceptible d'assurer la réussite de l'intégration. Il faut, en effet :

- privilégier une approche qui s'adresse tant à l'enfant qu'à la famille ;
- intervenir le plus tôt possible et de manière continue jusqu'à la scolarisation ;
- considérer la famille comme un véritable partenaire ;
- faire participer les parents aux décisions et au programme d'intervention précoce dans un rapport égalitaire ;
- utiliser le plan ded services et les plans d'intervention ;
- favoriser le travail en équipe multidisciplinaire ;
- mettre à contribution la communauté ;
- recourir à un programme d'intervention très structuré quant aux objectifs et à la programmation ;
- employer des outils d'évaluation adaptés aux différents types de déficience, de limitations et de capacités ;
- profiter des divers services de l'Association pour l'intégration sociale (Parents-Soutien).

4.5.2 La classification des niveaux de déficience intellectuelle, selon le ministère de l'Éducation du Québec

Le ministre (2007) qualifie la déficience intellectuelle de « moyenne à sévère » lorsque l'évaluation fonctionnelle de l'élève révèle qu'il présente les caractéristiques suivantes :

- des limites sur le plan du développement cognitif restreignant ses capacités d'apprentissage relativement à certains objectifs des programmes d'études des classes ordinaires et nécessitant une pédagogie ou des programmes adaptés ;

- des capacités fonctionnelles limitées sur le plan de l'autonomie personnelle et sociale entraînant un besoin d'assistance pour s'organiser dans des activités nouvelles ou un besoin d'éducation à l'autonomie de base ;
- des difficultés plus ou moins marquées dans le développement sensoriel et moteur ainsi que dans celui de la communication pouvant nécessiter une intervention adaptée dans ces domaines ;
- un quotient intellectuel ou de développement qui se situe entre 20-25 et 50-55 est habituellement l'indice d'une déficience intellectuelle moyenne à sévère.

Du point de vue des apprentissages :

- des difficultés à traiter des données nombreuses et complexes ;
- des difficultés dans le repérage et la sélection des informations pertinentes ;
- des difficultés à utiliser un apprentissage dans un nouveau contexte ;
- des capacités de généralisation et de transfert limitées ;
- des difficultés sur le plan de la communication et du langage : problèmes d'élocution, vocabulaire limité et utilisation fréquente de phrases télégraphiques ;
- des difficultés sur les plans moteur et sensoriel en ce qui a trait à la motricité globale, à la motricité fine, à la coordination visuo-motrice, à l'équilibre, à la posture et au schéma corporel.

Le ministre (2007) qualifie la déficience intellectuelle de « profonde » lorsque l'évaluation fonctionnelle de l'élève révèle les caractéristiques suivantes :

- l'évaluation des fonctions cognitives au moyen de tests standardisés indique un quotient intellectuel ou de développement inférieur à 20-25 ;
- les limites importantes sur le plan du développement cognitif rendent impossible l'atteinte des objectifs du programme de

formation de l'école québécoise et requièrent un programme spécifique ;

- les habiletés de perception, de motricité et de communication sont très limitées, exigeant des méthodes d'évaluation et de stimulation individualisées ou le recours à une aide technique ;
- les capacités fonctionnelles sont très faibles sur le plan de l'autonomie personnelle et sociale ; il est possible que des déficiences associées soient présentes.

Du point de vue des apprentissages :

- des apprentissages limités réalisés principalement par la manipulation, l'exploration, l'expérimentation et l'association ;
- des difficultés liées à la parole, souvent non acquise.

Du point de vue du fonctionnement à l'école :

- des difficultés sur le plan affectif : grande peine à exprimer ses émotions, à faire comprendre une demande, à exprimer un besoin ou à faire un choix ;
- des difficultés sur le plan social : interactions plutôt restreintes, difficiles à saisir et rarement le résultat de son initiative ; habiletés sociales peu développées et risque de présenter des comportements sociaux inappropriés ;
- des difficultés sur les plans moteur et physique : possibilité d'hypotonie, d'hypertonie ou de spasticité ; mouvements involontaires ; manque de dextérité manuelle ; faible capacité de coordination rendant ardue l'exécution des gestes fonctionnels les plus élémentaires ; souvent, état de santé précaire.

Passons maintenant en revue les programmes d'études adaptés au Québec, au niveau primaire, selon le degré de déficience intellectuelle.

La déficience intellectuelle moyenne à sévère

Selon le ministère de l'Éducation,

> l'objectif général des programmes d'études adaptés en français, mathématiques et sciences humaines est de définir un ensemble structuré de

compétences de base qui permettront à l'élève présentant une déficience intellectuelle moyenne à sévère d'enrichir sa capacité d'entrer en relation avec les autres, d'interagir avec son environnement et de poursuivre, ultérieurement à l'enseignement secondaire, le développement de son autonomie et de son sens des responsabilités. Pour les élèves qui présentent une déficience intellectuelle, l'autonomie et la responsabilité sont particulièrement importantes pour favoriser leur insertion dans la société.

La déficience intellectuelle profonde

Le programme éducatif est basé sur le principe philosophique du courant humaniste inspiré de la valorisation des rôles sociaux qui met l'accent sur la participation sociale. Selon le ministère de l'Éducation (2004),

> l'objectif général du programme éducatif adapté est de permettre à l'élève ayant une déficience intellectuelle profonde avec ou sans déficiences associées d'acquérir des compétences liées à la connaissance, à la communication, à la motricité, à la socialisation, à l'affectivité et à la vie communautaire. Son autonomie dans les différents milieux de vie sera accrue et sa participation sociale, augmentée.

4.6 L'ADOLESCENCE

L'adolescence, période de transformation, est aussi celle de transition entre l'enfance et l'état adulte. C'est un temps de grand dynamisme, de grands espoirs et de grands découragements. C'est l'étape du développement accéléré et de changements majeurs dans l'environnement. C'est une période composée de grands absolus et de grands extrêmes : « tout ou rien ». En psychologie, on place le début de l'adolescence vers 11-12 ans et on considère la fin vers 18-20 ans. Mais c'est purement conventionnel, vu la quantité de changements qui ont lieu durant cette période. Regardons en détail les modifications sur les plans physique, cognitif et social de l'adolescent dit « normal » afin de mieux comprendre l'adolescent ayant une déficience intellectuelle.

Le développement physique

Pour l'adolescent, tout est remis en question. Et d'abord, tout d'un coup, son corps devient un inconnu de par sa forme, sa force et sa sensibilité. Il le voit se transformer ; il doit s'en refaire l'image, l'accepter et l'assumer. Il doit se réévaluer et se réajuster dans l'espace et dans le temps.

Chez plusieurs adolescents, la croissance physique progresse à un rythme plus accéléré que le développement cognitif, émotif et social. Bien que ce déséquilibre passager soit normal, il engendre des problèmes que l'adolescent doit résoudre. L'indolence, un appétit insatiable et les maladresses sont des effets de la croissance physique. Les garçons et les filles arrivent à leur maturité physique à des âges différents ; ils atteignent leur développement complet (physique et psychique) entre 16 et 20 ans. Regardons quelques transformations physiques :

- la taille s'étire, c'est la période des vêtements « trop courts ». Cet étirement provoque une modification importante des proportions des autres parties du corps ;
- la croissance rapide des pieds peut leur donner des proportions disgracieuses ;
- le thorax, pendant cette période, est souvent étroit ; les épaules sont tombantes ; souvent, l'adolescent développe une attitude scoliotique ;
- les poignets seront jugés trop petits ou trop gros selon que l'on est garçon ou fille ;
- la force musculaire augmente considérablement ; elle double entre 12 et 16 ans ;
- la charpente osseuse et les muscles peuvent croître plus rapidement que le reste du corps (fonctions respiratoires, cardiovasculaires, etc.). Ce déséquilibre temporaire pourra rendre la fille ou le garçon maladroit ;
- l'activité stimule les glandes sébacées qui ont pour fonction de huiler la peau et les cheveux, ce qui peut occasionner une éruption abondante de boutons et la présence d'acné ;

- chez la jeune fille, on constate le développement des seins, l'élargissement du bassin et l'apparition de la pilosité et des premières menstruations ;
- chez le garçon, on remarque la mue de la voix, la formation de la « pomme d'Adam », le développement génital et l'apparition d'une pilosité plus ou moins forte de la barbe.

Le développement cognitif

Durant les premières années, la pensée de l'enfant était magique. À la période de latence, il a acquis une logique concrète. Vers 12 ans, l'adolescent va pouvoir raisonner de façon déductive, et cela, grâce à la naissance de la pensée formelle. Son accès lui permet de progressivement s'extraire du concret pour accéder à l'abstrait, aux hypothèses. Il devient capable de se projeter dans le futur, de tenir compte des réalités sociales et d'élaborer des projets.

Il peut analyser des situations complexes, par exemple se mettre à la place de l'autre sans qu'il n'y ait de verbalisation : « Je pense ce que l'autre pense. » L'accès à la pensée formelle lui permet aussi de comparer, de comprendre et de critiquer différents points de vue, notamment ceux des adultes. Cette transformation provoque une tension interne et une préoccupation intense ; celles-ci se traduisent par des réactions impulsives et de l'hypersensibilité. Enfin, le développement du cerveau est critique au cours de l'adolescence, les lobes frontaux atteignant leur maturité au début de la vingtaine.

Le développement social

Le développement social chez le jeune adolescent se présente sous les trois phases suivantes :

La phase d'opposition

Chez la fille, elle survient entre 12 et 13 ans et chez le garçon, entre 12 et 15 ans. C'est un mouvement régressif au cours duquel l'adolescent est imprévisible, avec parfois un refus de tout ordre établi. Il y a à la fois une incapacité à domestiquer les désirs et une recherche du plaisir dans la transgression de l'interdit. Cela a pour but une certaine prise de conscience de soi.

La phase d'affirmation du moi

Chez la fille entre 13 et 16 ans et chez le garçon entre 15 et 17 ans, c'est une période de revendication, celle du « Je veux ! », avec une demande d'indépendance, de liberté. C'est l'époque du conflit des générations, où l'on discute beaucoup.

La phase d'insertion

La fille entre 16 et 18 ans et le garçon entre 18 et 20 ans tendent à s'identifier à l'adulte de façon stable, avec moins d'idéalisation. Ils réalisent leur indépendance affective et ils construisent leur autonomie économique. Ils acceptent concrètement et sans ambivalence de se passer de leurs parents. Cette insertion est facilitée par celle au marché du travail et par la relation de couple.

L'adolescent ayant une déficience intellectuelle

Lorsqu'il atteint l'adolescence, le jeune déficient intellectuel doit faire face aux mêmes problèmes physiques et affectifs que toute autre personne de son âge. Comme dans l'enfance, ses capacités cognitives déterminent grandement la suite de son développement. Il peut généralement se faire des amis à l'école et faire face à de nouvelles exigences concernant ses capacités sociales et intellectuelles, quelles qu'elles soient. Il sera sérieusement influencé par les aptitudes et les attitudes de ceux qui sont chargés de son éducation. Incité à faire partie de la collectivité, sollicité à devenir une personne unique qui se perfectionne, ses aptitudes et son amour-propre se développeront. Par ailleurs, l'isoler et le considérer comme improductif, incapable de grandir, d'apprendre et de faire face à des défis l'amèneront à ressembler de plus en plus à l'image projetée et il sera davantage perturbé.

La solitude est un problème que rencontre souvent le jeune adolescent ayant une déficience intellectuelle. Alors que la plupart des jeunes de son âge déclarent avoir environ sept ou huit amis stables, il est généralement abandonné par ses amis d'enfance et il se retrouve souvent seul. Pendant qu'il doit faire face aux changements physiques et psychologiques qui s'opèrent en lui à la puberté, il ne peut compter sur le soutien de leurs pairs pour partager cette nouvelle réalité. De surcroît, il vit le désir de transition du statut d'enfant dépendant vers celui d'adulte autonome. Le rejet ou l'indifférence de ses pairs l'amène à prendre conscience de sa différence, sans pour autant en accepter les limites. Ce problème peut expliquer, en partie, l'émergence de comportements excessifs ou inadaptés chez la personne ayant une déficience intellectuelle.

L'étude de D. Boisvert (1988) démontre que les personnes ayant une déficience intellectuelle et qui sont intégrées à la communauté vivent pourtant un état de solitude lié à l'absence d'un réseau d'amis.

L'adolescent a besoin de la même compréhension, des mêmes liens solides d'amitié avec d'autres personnes de son âge et du même soutien pour comprendre les modifications qui se produisent dans son corps que les personnes « normales ». Il a besoin d'autres jeunes pour lui parler, l'accepter comme individu et l'aider à participer à la vie de sa collectivité. Enfin, les adolescents qui bénéficient d'une insertion sociale pendant leurs jeunes années souhaitent la poursuivre à l'âge adulte.

Leurs apprentissages sont limités par leurs contraintes cognitives, leurs problèmes dans le domaine de la planification, de la compréhension et de la résolution de problèmes. Leur difficulté à se fixer des buts et à développer une stratégie pour les atteindre freine parfois leur intégration dans la communauté.

Énumérons les programmes d'études adaptés au niveau secondaire pour les adolescents et les jeunes adultes.

Les programmes d'études adaptés avec compétences transférables essentielles (PACTE) ont pour objectif de permettre à l'élève du premier cycle de l'enseignement secondaire (12-15 ans) ayant une déficience intellectuelle allant de moyenne à sévère de développer graduellement son autonomie personnelle et sociale et son sens des responsabilités ainsi que d'accroître son sentiment de réalisation de soi et d'appartenance à un groupe scolaire et social (Ministère de l'Éducation du Québec, 1997).

Dans les programmes d'études adaptés Démarche éducative favorisant l'intégration sociale (DÉFIS, 1996), le ministère de l'Éducation souligne les « savoirs » essentiels à l'autonomie et à l'intégration pour les élèves ayant une déficience intellectuelle de moyenne à sévère, avec ou sans autres déficiences associées, âgés de 16 à 21 ans. Ils sont regroupés en cinq sphères :

- les nombres et leur utilisation dans la vie quotidienne ;
- la communication (orale, écrite et non orale) ;
- la gestion du temps ;
- la gestion de l'espace ;
- la gestion de l'argent.

Dans le but de mieux préparer les jeunes ayant une déficience intellectuelle à devenir des adultes autonomes, la recherche de S. El Chourbagui et J. Langevin (2005) a identifié 25 habiletés alphabètes qui devraient leur être enseignées au cours de leurs années de scolarité :

- lire les mots courants ;
- écrire des mots courants ;
- lire et utiliser les chiffres ;
- lire et utiliser les nombres jusqu'à 100 ;
- lire l'heure ;
- suivre un horaire quotidien ;
- suivre un calendrier ;
- payer à la caisse ;
- lire des phrases simples ;
- écrire des phrases simples ;
- suivre un agenda ;
- payer des factures ;
- planifier les revenus et les dépenses ;

- savoir s'orienter ;
- lire des documents ;
- lire des textes en prose (lire les nouvelles) ;
- comprendre les symboles ($, *E*+, off, on) ;
- mesurer les quantités dans une recette ;
- faire fonctionner les appareils ;
- lire et utiliser les nombres supérieurs à 100 ;
- écrire les chiffres ;
- mesurer (estimer) le temps ;
- utiliser un livret de banque ;
- reconnaître les pièces et les billets ;
- connaître les graphèmes et les phonèmes.

4.7 L'ADULTE DÉFICIENT INTELLECTUEL DANS LA COLLECTIVITÉ

Vers 21 ans, l'être humain parvient, en principe, à l'âge adulte. Ce faire, c'est parvenir à l'indépendance. C'est s'assumer, se prendre en charge totalement. Ce qui ne signifie pas qu'on ne puisse, à l'occasion, être aidé. Mais la pensée traditionnelle est très claire sur ce point : parvenu à l'âge adulte, l'être doit se prendre en mains. L'âge adulte, c'est l'âge de l'action. Il faut désormais faire sa vie, devenir autonome, autosuffisant et autodéterminé et trouver sa place dans la société. Or, qu'en est-il pour un adulte ayant une déficience intellectuelle ?

La route s'avère souvent plus longue et plus pénible pour les personnes ayant une déficience intellectuelle que pour les autres. Elles ne sont pas toujours acceptées, traitées et respectées comme des adultes.

L'adulte ayant une déficience intellectuelle a-t-il sa place dans la collectivité ? Quelle est-elle ? Comment est-il considéré ? Peut-il contribuer, faire sa part dans la communauté ? Peut-il avoir une vie familiale comme la majorité des gens ?

Il n'existe pas encore de réponses complètes et définitives à ces questions, car bien des facteurs entrent en jeu : le tempérament de la personne, sa famille, sa formation, la collectivité où elle vit et les attitudes des gens qui l'entourent. Cependant, nous pouvons examiner ces questions à la lumière de l'expérience et trouver des éléments de réponse.

Quelle est sa place dans la collectivité ? Nous sommes en présence d'un adulte sur le plan chronologique, mais il n'est pas en mesure de « penser » comme tel. À bien des égards, il lui faut une place spéciale. Le problème, cependant, c'est que la plupart d'entre nous, au lieu de l'aider à trouver cette place, nous rejetons celui qui n'atteint pas nos normes intellectuelles. Nous ne nous intéressons à lui que dans la mesure où nous ne voulons pas le voir souffrir. Nous serions probablement heureux de le voir trouver sa place, mais dans le concret, nous ignorons de quelle place il s'agit. Et selon certains, l'effort à faire en vaut-il la peine ?

À toutes fins utiles, nous sommes impatients, car au lieu d'encourager le développement, si lent soit-il, de l'identité de l'adulte et de sa propre recherche d'identité, nous brûlons les étapes. D'autres enfants plus âgés quittent la maison et organisent leur vie tandis que nous créons un lieu et un programme pour les personnes ayant une déficience intellectuelle, souvent sans nous préoccuper de leurs désirs et sans respecter leurs sentiments et leurs opinions. Vaudrait-il mieux pour elles aussi de quitter la maison et de vivre dans leur propre milieu ?

Comment considérez-vous la personne ayant une déficience intellectuelle ? Comment réagissez-vous lorsque vous en rencontrez une au travail ou à l'école ? Qu'en disent vos parents, vos amis, vos voisins ? Croyez-vous que cette personne est en mesure de vous exprimer son amitié ? La croyez-vous capable de franchise et digne de confiance ? Croyez-vous en ses capacités d'apporter une contribution, si petite soit-elle, à l'atelier ou dans d'autres endroits normalisants ?

Les réponses à ces questions vous indiqueront si vous croyez possible que cette personne puisse faire son bout de chemin, occuper une place dans la société. N'accordons-nous pas une valeur trop exagérée à l'apport intellectuel ?

Pourquoi ces personnes maintiennent-elles difficilement une relation adéquate avec une autre personne ?

Pour certains chercheurs, cela serait lié au caractère « égocentrique » de ses comportements : sa relation avec l'autre est habituellement à sens unique. Lorsque la personne ayant une déficience intellectuelle parle aux autres, elle parle surtout d'elle-même, de sa famille, de ses activités et de sa vie quotidienne. Incapable d'abstraction, les conversations d'ordre social, politique ou autres la dépassent. Elle recherche, à travers ses relations, à satisfaire ses besoins d'attention, de valorisation et de communication. Dans ses relations avec les autres, elle est entière, ses comportements sont généreux, ses sentiments évidents. Elle est inapte à sauver la face, à camoufler ses sentiments ou ses émotions. Lorsqu'elle aime quelqu'un, c'est jusqu'au bout, complètement, gratuitement, sans méfiance. Quand elle rejette quelqu'un, c'est tout aussi catégorique et apparent. Il n'y a pas de demi-mesure dans ses sentiments. Elle aime ou n'aime pas. Elle est « entièrement naturelle ». Mais ces qualités remarquables ne correspondent pas à nos schèmes, à nos standards, à nos conventions sociales.

L'étude de D. Fraser et L. Labbé (1993) démontre que le sentiment de solitude et de dépression chez les personnes ayant une déficience intellectuelle entraîne des comportements tels que le retrait, le manque de soin de sa personne, l'absence de motivation, la passivité, la tristesse, etc. De plus, l'absence de relations amicales constitue une source abondante de frustration qui peut s'exprimer par des comportements excessifs chroniques.

L'étude de C. Bouchard et M. Dumont (1996) démontre que les personnes qui vivent en appartements supervisés font plus d'activités en milieu communautaire que celles vivant en foyers de groupe ou en familles naturelles. Cependant, peu importe le type de résidence, les activités faites en compagnie de pairs non déficients demeurent à peu près inexistantes. En ce sens, on peut dire que l'intégration sociale se fait surtout entre pairs, quel que soit le milieu de vie. La plupart des relations d'amitié se développent dans le milieu de résidence et entre pairs déficients.

Parmi les nombreux indicateurs de notre qualité de vie, les plus significatifs concernent les liens que nous développons avec notre entourage. Les liens familiaux apparaissent en premier, puis les liens d'amitié et, enfin, les liens amoureux. Autant d'attachements qui font que l'on existe pour quelques autres personnes. La personne ayant une déficience intellectuelle doit pouvoir, elle aussi, développer ces liens.

Pour ces personnes, nous devons travailler à la création de conditions favorisant l'apprentissage de l'habileté à organiser et à vivre des activités de loisir de façon la plus autonome possible. Ces activités doivent permettre des rencontres et des échanges propices à la naissance de liens privilégiés.

4.8 LA SEXUALITÉ

Nos sociétés ont développé depuis quelques années, face à la sexualité, une philosophie ou des attitudes plus libérales. Parallèlement, sur le plan de la déficience intellectuelle, l'heure est à la « valorisation des rôles sociaux », suivant laquelle la personne ayant une déficience intellectuelle a droit, autant que tout autre individu, 1) au développement et 2) à l'épanouissement de sa personne. Ces deux principes contribuent donc à lui donner le droit à une vie sexuelle normale.

Cependant, notre société conserve toujours, malgré son libéralisme, certaines règles. Pour que la normalisation soit efficace, il est essentiel que la personne ayant une déficience intellectuelle s'y conforme. De là, d'une part, l'importance d'une bonne compréhension de la sexualité de la personne déficiente intellectuelle et, d'autre part, la nécessité d'une éducation sexuelle adéquate.

Apprenons à regarder la sexualité dans sa globalité (anatomie, physiologie, affectivité, sociabilité et culture) et à considérer le comportement sexuel comme un comportement humain normal. La sexualité fait partie d'un processus de croissance biologique et psychosociale de la personne. Elle constitue le fil sensible du tissu des relations interpersonnelles qui, elles-mêmes, se situent toujours dans un environnement socioculturel donné.

Selon le pédopsychiatre québécois M. Lemay (1990), les valeurs fondamentales auxquelles les gens aspirent dans la culture nord-américaine en matière de relations interpersonnelles sont au nombre de sept :

- l'égalité des sexes ;
- la liberté des orientations érotiques ;
- la mixité des milieux de vie ;
- le consentement mutuel des échanges ;
- l'intimité ;
- l'individualité ;
- la responsabilité.

Certaines de ces valeurs se retrouvent dans la plupart des sociétés modernes ; d'autres sont liées aux grands courants de pensée humaniste et aux codes de loi régissant nos comportements sexuels.

Les personnes ayant une déficience intellectuelle ont les mêmes besoins d'amour, d'amitié et de passion que l'ensemble de la population. Souvent, c'est uniquement la manière d'y répondre qui diffère et, sans doute, les règles de la séduction.

Le développement sexuel des enfants ayant une déficience intellectuelle est semblable à celui des autres enfants : comme eux, ils s'intéresseront à leurs organes génitaux et ils auront du plaisir à se masturber. Mais ils seront plus lents qu'eux à réaliser que ces plaisirs-là se prennent dans l'intimité. Également, ils comprendront plus difficilement les changements qui se produiront lors de la puberté.

4.8.1 Les trois aspects d'un programme d'éducation sexuelle

Un programme d'éducation sexuelle couvre habituellement la prise de conscience de son corps, la connaissance de son corps et les relations interpersonnelles. Regardons-les en détail :

- la prise de conscience de son corps, c'est la sensibilisation de son schéma corporel (anatomie, sensations, sentiments), de l'initiation à la relaxation et à la détente, en passant par l'expression de la gamme des émotions (colère, peur, joie, tristesse, acceptation, refus). C'est aussi la découverte de la sensualité (plaisir, excitation érotique) et de l'identité personnelle (affirmation de soi, image corporelle) ;

- la connaissance de son corps, c'est la prise de conscience des phénomènes sexuels dans leurs aspects physiologique, affectif et social (puberté, menstruations, masturbation, contraception, etc.). C'est aussi l'importance des soins corporels (sanitaires, esthétiques, d'hygiène menstruelle, etc.) et d'une certaine compréhension des maladies transmises sexuellement ;
- les relations interpersonnelles sont les contacts personnels divers (parents, frère, sœur, amitiés de camarade de jeu ou de travail, personnes inconnues, personnes-ressources). Ce sont les différents types de contacts physiques (expression, acceptation, refus), sans oublier la relation érotique (clarification de son orientation hétérosexuelle ou homosexuelle, étapes affectives à franchir, conditions du consentement mutuel, savoir-faire).

L'éducation sexuelle doit nécessairement être factuelle, simple, concrète et surtout toucher une réalité vécue par la personne. La collaboration des parents et des autres membres de la famille s'avère essentielle.

Pour le sexologue A. Dupras (1984), l'action à entreprendre en matière de sexualité doit reposer sur quatre piliers :

- l'autonomie, qui consiste à reconnaître à la personne le droit de s'approprier sa propre sexualité et de s'épanouir en cette matière ;
- l'aménagement, qui consiste à faire en sorte qu'elle puisse vivre dans un milieu où l'intimité est possible ;
- l'adaptation, qui consiste à accommoder les besoins de la personne et à faire preuve de flexibilité ;
- l'apprentissage, qui consiste à aider la personne à développer son habileté sexuelle et à la placer dans un contexte où elle fera des expériences et apprendra à développer ses émotions.

Les jeunes et les adultes ayant une déficience intellectuelle vivent dans le même environnement culturel que nous et subissent comme nous les fortes influences d'une société de consommation sexuelle. Nous marginalisons leur sexualité même si, sous bien des points de vue, ils apparaissent tout à fait conformistes. Ils expriment leurs besoins, leurs questionnements et leurs désirs par des attitudes et des émotions plutôt que par des mots. L'intervenant se met sans cesse à l'écoute de leurs besoins en les décryptant et en créant un contexte favorable à leur épanouissement.

Notre difficulté est de comprendre leurs comportements. Par exemple, si l'intervenant serre dans ses bras un adolescent ayant une déficience intellectuelle parce qu'il a fait du bon travail, mais qu'il ne lui explique pas le pourquoi, celui-ci pourrait en tirer la conclusion qu'il est approprié de serrer quelqu'un dans ses bras sans raison.

Enfin, la vie sexuelle d'une personne ayant une déficience intellectuelle est aussi fondamentale à son plein épanouissement qu'à celui de tout être humain dit « normal ». **L'éducation sexuelle fait partie de l'éducation globale de la personne**. En l'aidant à intégrer sa sexualité à sa personnalité, on lui permet donc d'établir des relations d'amitié et d'amour.

4.8.2 Les parents face à la sexualité de leur enfant

Aujourd'hui, il n'est pas rare qu'un adolescent ou une adolescente ayant une déficience intellectuelle ait un amoureux ou une amoureuse. Pour les parents, voici apparaître de nouvelles inquiétudes et beaucoup de questionnements.

Certains dénient la sexualité de leur adolescent ou adolescente, qu'ils considèrent encore comme un « enfant asexué », donc sans procréation possible. D'autres reconnaissent une sexualité effective, mais ils écartent tout projet de procréation. Un jour ou l'autre, la vie sexuelle fera irruption.

Face à la sexualité d'un garçon, les parents pensent au risque potentiel de pratiques sexuelles dans un contexte inapproprié ou à ses aptitudes à respecter sa partenaire. Face à la sexualité d'une fille, les questions portent davantage sur la contraception, les risques d'agressions à caractère sexuel et la procréation possible.

Comment parler d'intimité et de sexualité à mon enfant ? Souhaite-t-il avoir des contacts intimes avec son compagnon ou sa compagne ? Généralement, les centres ont des programmes en matière de vie affective, amoureuse et sexuelle.

4.8.3 Les agressions sexuelles

Souvent, les personnes ayant une déficience intellectuelle ont de la difficulté à faire la différence entre les comportements à adopter en public par rapport à ceux en privé et les parties intimes du corps par rapport à celles qui peuvent être montrées en public. Pour cette raison, il est également important d'expliquer les normes sociales. Démystifier la sexualité, expliquer ce qu'est une agression et ce qu'est un acte consentant, cela peut contribuer à prévenir les attaques. Certaines statistiques laissent entendre qu'une proportion aussi élevée que 80 % des femmes et 50 % des hommes ayant une déficience intellectuelle sont agressés sexuellement avant l'âge de 18 ans. Selon Statistique Canada (2004), entre 40 % et 70 % des filles ayant une déficience intellectuelle sont agressées sexuellement avant l'âge de 18 ans.

M. Boulanger-Lemieux (1998) fait part, dans son article « Agressions sexuelles et déficience intellectuelle », d'une étude menée en Alberta, en 1994, auprès de 215 personnes présentant une déficience intellectuelle ayant subi des abus sexuels, qui démontre que les gens ayant commis ces actes sont : 28 % des intervenants directs ; 16,5 % des connaissances ; 15,6 % des familles naturelles ; 9,1 % des pairs ; 7,4 % des intervenants indirects ; 6,6 % des étrangers ; 5,8 % des familles d'accueil ; 5,8 % des intervenants du transport ; 3,3 % des amis ; 2,5 % des familles reconstituées. Il est donc essentiel d'enseigner aux personnes atteintes de déficience intellectuelle des moyens de ne plus être des victimes et, le cas échéant, d'être en mesure de déclarer les agressions.

4.9 LA VIE À DEUX ET LA PARENTALITÉ

Depuis quelques années, les statistiques démontrent une augmentation de la parentalité chez les couples où au moins un des deux conjoints présente une déficience intellectuelle. L'un des principaux facteurs sociaux qui a eu une incidence sur cette augmentation est assurément le fait d'être passé d'une philosophie de ségrégation à une d'inclusion. Dans la société actuelle, on reconnaît à ces personnes plus de capacités à mener leur vie de façon autonome. Mais la procréation et la parentalité des femmes ayant une déficience intellectuelle sont encore à l'heure actuelle des sujets tabous. Cependant, nous ne pouvons ignorer ce désir de procréer, de vouloir devenir parent. Il suscite donc de nombreuses questions et inquiétudes tant chez les intervenants que chez les parents.

« Lorsque l'enfant paraît, le cercle de famille applaudit à grands cris : son doux regard qui brille fait briller tous les yeux. Il est si beau, l'enfant, avec son doux sourire, sa douce bonne foi, sa voix qui veut tout dire, ses pleurs vite apaisés », écrivait Victor Hugo. Si cet enfant a des parents ayant une déficience intellectuelle, les intervenants et la famille qui gravitent autour de lui auraient plutôt tendance à être plongés dans la plus grande perplexité. La naissance d'enfants issus de ces mariages pose des questions complexes, puisque leur croissance exige un milieu d'émulation intellectuelle et sociale. Les recherches de B.R. Keltner, L.A. Wise et G. Taylor (1999) soulignent que les enfants dont les parents sont déficients intellectuels présentent eux aussi des difficultés cognitives et linguistiques qui augmentent avec l'âge. Des problèmes de comportement et des retards scolaires sont également relevés dans les travaux de L.C. Heinz et P.R. Grant (2003). Plus la déficience intellectuelle de la mère est sévère, plus l'encadrement est nécessaire et plus l'entourage doit s'engager.

La psychologue V. Leroux (2007) fait la remarque suivante au sujet de parents ayant une déficience intellectuelle :

> Ayant une haute idée de leurs responsabilités à l'égard de l'enfant, les parents rencontrés reconnaissent qu'ils ont des difficultés à jouer pleinement leur rôle. Selon eux, ces difficultés sont aggravées par leur sentiment d'être toujours surveillés par les professionnels et parfois par leur propre mère. Ceux qui sont censés les aider sont, pour beaucoup, vécus comme persécuteurs et contribuent à augmenter les craintes des

parents de ne pas être à la hauteur. Mais à la quasi-unanimité, cependant, les parents revendiquent d'occuper leur place de père ou de mère, même si au quotidien une autre personne qu'eux s'occupe souvent de leur enfant.

B. Coppin (2004) a réalisé, en France, une enquête auprès de services d'accompagnement à la vie sociale concernant 700 couples, dont l'un des deux conjoints au moins a une déficience intellectuelle, et 1 100 enfants. Par rapport aux parents, l'enquête souligne que ces familles ne rencontrent pas plus de problèmes d'autorité ou de difficultés à exprimer leurs sentiments que les autres. En revanche, 80 % d'entre elles ne peuvent pas assurer le suivi des devoirs de leur enfant qui bénéficie alors d'une aide spécifique. Pour Coppin, cette réalité permet de mettre en doute l'idée préconçue et encore actuelle : « Ces personnes ne sont pas capables de s'occuper d'elles-mêmes, comment pourraient-elles envisager d'avoir un enfant ? »

Les résultats de la même enquête concernant les enfants font, entre autres, les constatations suivantes : 83 % des enfants n'ont pas de reconnaissance de handicap. Parmi ceux qui vont à l'école, deux tiers suivent un programme dans le secteur ordinaire et un tiers dans le secteur spécialisé. La majorité (68 %) n'est pas placée et vit avec ses parents. Près de 50 % rencontrent des difficultés dans leur développement (troubles du langage, de l'apprentissage, du comportement, du sommeil).

Une étude menée au Québec auprès de 50 mères ayant une déficience intellectuelle, desservies par des centres de réadaptation en déficience intellectuelle, a permis d'établir qu'elles se retrouvent régulièrement dans des situations de vie difficile. Elles sont souvent isolées, confinées et généralement dans une situation financière fragile. L'étude fait aussi ressortir les points suivants : elles ont ordinairement des limitations légères sur le plan des comportements adaptatifs et, par le fait même, elles nécessitent peu de soutien formel pour leurs activités de tous les jours. L'étude souligne un fort taux de stress. Ces mères sont habituellement en moins bonne santé mentale et physique. Leur réseau social est souvent limité aux membres de leur famille et aux intervenants.

La procréation étant considérée comme un droit, on ne peut donc pas obliger une personne ayant une déficience intellectuelle à y renoncer, mais les questions suivantes sont incontournables : Qu'est-ce être un adulte apte à procréer ? Qu'est-ce qu'un bon parent aujourd'hui ? Quels sont les préalables pour être mère ? Au nom de quoi poser des limites, des critères ou des interdits ?

L'envie d'avoir un enfant pour la personne ayant une déficience intellectuelle correspond à plusieurs désirs : imiter ; faire comme sa sœur et comme les femmes de son entourage ; affirmer son statut d'adulte ; rechercher la reconnaissance sociale ; être capable de faire comme les autres, je travaille, j'ai un conjoint et bientôt un bébé ; vouloir pouponner.

Il ne faut pas oublier les parents qui ont déjà élevé leur fille déficiente intellectuelle et l'idée que celle-ci soit enceinte et donne naissance à un enfant qu'elle pourrait ne pas se sentir capable d'éduquer ou ne pas être en mesure de le faire, même si elle s'en sent apte. Car, l'incapacité d'un certain nombre de femmes ayant une déficience intellectuelle à assumer pleinement leur fécondité ne peut être niée. Les questionnements des grands-parents concernent aussi le bébé qui va naître, son développement futur. Le travail des intervenants a ici toute son importance sur le plan du soutien et de l'accompagnement à faire auprès de la fille, du conjoint et des grands-parents.

Il est donc primordial de mettre autour de la table toutes les personnes qui intercèdent dans la vie de la future mère (conjoint, parents, familles, intervenants CRDI, CSSS) afin qu'un dialogue puisse être engagé et que la jeune femme puisse exprimer ses attentes en toute liberté. Les intervenants doivent dépasser leurs appréhensions et être à son écoute. **L'essentiel est de la considérer comme un être à part entière avec des attentes et des souhaits.**

Face à cette nouvelle réalité, les intervenants devront mettre en place une « guidance éducative » adaptée aux parents ayant une déficience intellectuelle et, surtout, en mesure de répondre aux besoins du jeune enfant. Selon les programmes d'entraînement aux habiletés parentales, on trouve les objectifs suivants :

- soins de base à dispenser au jeune bébé ;
- achat de nourriture et planification de repas équilibrés ;
- entretien et sécurité à la maison ;

- stimulation de la communication entre les parents et l'enfant ;
- stimulation sensorielle à donner au bébé ;
- résolution de problèmes et prise de décisions.

La recherche en éducation parentale pour les parents ayant une déficience intellectuelle de M. Feldman (1994) recommande que le programme soit structuré et orienté vers des techniques de modification de comportement (renforcements positifs, recours à un modèle, etc.), qu'il soit appuyé par des observations systématiques, de préférence en milieu naturel, qu'il soit accompagné de matériel imagé (pictogrammes) plutôt que sur des instructions verbales, qu'il respecte un ordre hiérarchique des tâches à accomplir et qu'il soit réalisé, de préférence, au domicile des parents.

Selon l'étude de L.S. Éthier *et al.* (1999) :

> L'intervention auprès des parents ayant des incapacités intellectuelles semble vouée à l'échec si elle omet de tenir compte de l'ensemble des caractéristiques individuelles, sociales et affectives de ces personnes. Trop d'études ont mis l'accent seulement sur les habiletés à prendre physiquement soin des enfants, sans tenir compte de la sensibilité émotionnelle du parent à l'égard de l'enfant.

Témoignage d'une mère ayant une déficience intellectuelle

Les personnes déficientes intellectuelles sont capables d'élever un enfant. Avec de l'aide, du soutien et de l'encouragement, on peut y arriver. Tout est possible, c'est juste que ça nous prend plus de temps. Y'a des ressources d'entraide qui existent pour nous donner un coup de main et aussi des intervenants provenant de différents groupes communautaires et du CRDI. Faudrait pas oublier que les gens dits « normaux » ont eux aussi leurs petites « bibittes » (violence, abus sexuel, négligence, drogue et alcoolisme), mais ça ne les empêche pas d'en avoir, eux, des enfants. Pourtant, ces derniers auront des manques importants (affectifs, psychologiques, retards de développement et scolaires).

En fait, malgré notre différence, nous sommes comme le monde « normal » ; on a des rêves, on veut travailler et avoir notre vraie place dans la société ! On a besoin d'aide et de soutien, oui, mais pas de quelqu'un pour faire à notre place et gérer notre vie. Faut être capable de dire non au contrôle et à l'emprise, faut surtout pas laisser les autres décider pour nous ! Les personnes déficientes intellectuelles sont des êtres à part entière ayant les mêmes besoins, droits et devoirs que tous les individus, avec en plus : la tolérance. Tolérance face aux préjugés, face à l'ignorance...

La violence conjugale et la femme handicapée

Les femmes handicapées constituent un groupe de la population particulièrement vulnérable, selon les recherches de D.A. Brownridge (2006) et M.A. Nosek *et al.* (2001). Elles auraient davantage de risques que les autres femmes d'être victimes de violence de la part de leur conjoint et elles subiraient des formes plus sévères de violence. D'après l'estimation de l'Agence de santé publique du canada (1993), les femmes handicapées sont de 1,5 fois à 10 fois plus susceptibles d'être maltraitées que les femmes non handicapées, selon qu'elles vivent dans la collectivité ou dans des établissements. Le rapport de l'Office des personnes handicapées du Québec (2010) souligne, entre autres, les points suivants : au cours de l'année 2007-2008, 118 femmes handicapées victimes de violence conjugale ont eu recours aux services d'hébergement. Ces femmes avaient surtout une incapacité liée à un trouble grave de santé mentale, une incapacité motrice, une déficience intellectuelle ou un trouble envahissant du développement. Les femmes handicapées sont en général plus vulnérables que les autres femmes face à la violence de leur conjoint dans une proportion d'environ 50 % à 90 %. Selon l'Office, différents facteurs expliquent cela : les déficiences ou les incapacités elles-mêmes, la pauvreté, le manque d'estime de soi, la dépendance aux autres pour les soins, le manque d'accès aux services d'aide et les stéréotypes sociaux à leur égard.

4.10 LE TRAVAIL

Le travail est le champ d'activité sans doute le plus valorisé dans notre société. À cet égard, les personnes ayant une déficience intellectuelle sont particulièrement handicapées : un ensemble d'obstacles nuit à leur intégration et à leur maintien sur le marché du travail. En dépit des progrès accomplis, elles participent deux fois moins que les autres au marché du travail et celles qui le font ont souvent un statut précaire. Depuis le mouvement d'intégration et l'approche communautaire, nous trouvons présentement divers programmes et formules pour intégrer les personnes ayant une déficience intellectuelle en milieu socioprofessionnel.

Généralement, vers l'âge de 18 à 21 ans, le jeune adulte déficient intellectuel peut passer de l'école à un stage individuel non rémunéré, à une entreprise adaptée à un plateau de travail ou, encore, à un service d'apprentissage aux habitudes de travail. Il existe deux approches en matière d'apprentissage des habitudes de travail : l'approche ségréguée en milieu de travail protégé et l'approche non ségréguée en milieu de travail régulier (plateau de travail, stage en entreprise, etc.). Regardons ces deux concepts tout en se donnant comme critère la valorisation du rôle social.

4.10.1 L'approche ségréguée

Les milieux ségrégués à caractère restrictif possèdent une structure de fonctionnement qui permet peu l'épanouissement personnel et limite le développement d'aptitudes favorisant l'adaptation professionnelle.

Bien qu'ils acquièrent des habiletés professionnelles en relation directe avec l'exécution de tâches précises, les employés ayant une déficience intellectuelle ont peu d'occasions de développer des habiletés sociales qui faciliteraient leur intégration dans un milieu de travail régulier par la suite, ce qui les confine à un type de milieu étant donné que celui régulier exige une plus grande capacité d'adaptation. Ainsi, lorsque ces personnes sont intégrées dans une entreprise, on leur reproche souvent de difficilement lier des contacts sociaux et d'avoir peu d'initiative.

Dans un milieu ségrégué, l'employé évolue sans que l'on reconnaisse nécessairement ses capacités personnelles. On lui offre rarement une formation individualisée qui favoriserait son développement optimal et élargirait ainsi son champ d'intégration. Les tâches exécutées sont souvent répétitives et monotones. De plus, l'organisation du travail permet beaucoup trop de temps libre, favorisant le développement de comportements inappropriés et enlevant au travail son caractère stimulant et normalisant. Ce milieu limite l'apprentissage de comportements responsables chez l'individu, lesquels l'outilleraient davantage pour répondre aux exigences du marché du travail régulier.

Les personnes ayant une déficience intellectuelle ont prouvé qu'elles pouvaient apprendre en observant leur entourage, qui leur sert alors de modèle. Il apparaît évident que l'absence de modèles dans les milieux ségrégués les prive de l'occasion d'acquérir de nouveaux schèmes comportementaux. Elles s'identifient ainsi à leurs collègues de travail et adoptent des comportements déviants que tolère ce milieu. Le manque de motivation au travail est d'ailleurs un phénomène fréquemment observé chez les employés de milieux ségrégués, qui devraient pourtant jouer un rôle de tremplin vers le marché du travail régulier.

4.10.2 L'approche en milieu régulier

Que penser de cette approche ? Devrait-on la privilégier ?

Une philosophie de normalisation et d'inclusion sociale des personnes ayant une déficience intellectuelle n'a de sens que si elle fait partie de la continuité de l'intégration dans la famille, dans le voisinage, à l'école, dans les loisirs et au travail.

L'intégration en milieu de travail régulier permet à ces personnes d'accroître leurs habiletés sociales, d'acquérir des aptitudes spécifiques de travail en respect avec leurs qualités et de s'adapter aux exigences des milieux de travail. Elle permet aussi une indépendance financière et confère à la personne un statut social positif, la possibilité de devenir un citoyen à part entière, responsable et utile. Par son intégration, la personne contribue au développement économique de la société.

Pour la plupart de ces personnes intégrées, l'expérience est souvent plus que positive. Les compagnons de travail, la satisfaction de l'employeur à l'égard de la tâche effectuée et la valorisation liée au fait d'accomplir une tâche utile, comptant parmi les dimensions importantes à considérer dans cette approche, ne sont que quelques aspects à relever. Le respect de leur différence, leur besoin de se retrouver dans un endroit de travail le plus normalisant possible et leur disposition à travailler sont souvent évoqués comme des facteurs positifs de satisfaction par les personnes intégrées en milieu de travail régulier. De plus, cette intégration amène la personne à utiliser différents services publics, dont le transport en commun, ce qui favorise le développement de diverses compétences sociales qui débordent le cadre du travail.

Les études sur l'intégration au monde du travail régulier de W. Pilon *et al.* (1991), de l'Association pour l'intégration sociale (1993) et de W. Wolfensberger (1972) vont dans ce sens et font ressortir les avantages suivants :

- l'occasion d'établir des interactions avec des compagnons de travail non handicapés ;
- de meilleures occasions d'avancement et de promotion ;
- un salaire selon le travail effectué ;
- des activités de travail culturellement valorisantes ;
- une meilleure qualité de vie.

Enfin, l'étude de C. Bouchard et M. Dumont (1996) démontre que les personnes intégrées dans un milieu régulier d'emploi auraient une meilleure estime d'elles-mêmes que celles qui travaillent en atelier protégé.

Il existe un certain nombre de structures pour permettre aux personnes ayant une déficience intellectuelle d'obtenir des acquis professionnels. En voici quelques exemples :

- les entreprises adaptées (anciennement CTA) ;
- les services d'apprentissage aux habitudes de travail (SAHT) ; aujourd'hui, bon nombre des personnes desservies par le programme SAHT le sont à l'intérieur de plateaux de stages intégrés dans des entreprises régulières ;
- les contrats d'intégration au travail (CIT) ;

- les services externes de main-d'œuvre (SEMO).

L'Office des personnes handicapées du Québec envisage les étapes de l'intégration au marché du travail ainsi :

- La première étape suppose que le milieu de l'éducation prépare bien au chapitre de la formation professionnelle.
- La deuxième étape demande que les services d'intégration socioprofessionnelle donnent une bonne préparation au marché du travail. Ces services sont fournis par les CRDI. On y retrouve les plateaux de travail et les stages individuels.

  Les plateaux de travail sont intégrés dans les entreprises ou les organismes communautaires. Ils ont comme objectifs de développer des qualités normalement exigées sur le marché du travail, telles que la ponctualité, la vitesse d'exécution, le respect des directives, la prise de décision, la prudence et l'ordre, et de permettre à la personne d'accéder à un stage individuel de travail. Le soutien, la coordination et l'encadrement des travailleurs sont sous la responsabilité d'un intervenant du CRDI.

  Les stages individuels se déroulent dans des services ou des entreprises. Le stagiaire reçoit habituellement une allocation de fréquentation de la part du CRDI et le soutien d'un éducateur spécialisé.
- La troisième étape est l'intégration dans une entreprise adaptée si la personne ne peut être intégrée au marché du travail régulier. Elle doit être suivie sur une période plus ou moins longue, selon ses habiletés.
- La quatrième étape : devenu performant à la suite de son passage dans une entreprise adaptée, le travailleur pourra être intégré dans une entreprise par l'intermédiaire du programme Contrat d'intégration au travail (CIT). Le contrat d'intégration au travail vise deux objectifs : favoriser l'embauche et le maintien en emploi des personnes handicapées en milieu de travail régulier ; compenser financièrement l'employeur d'une personne handicapée pour les adaptations des outils et des lieux de travail en fonction des besoins de la personne handicapée.

Le programme est administré par Emploi-Québec, avec le soutien d'un réseau de ressources externes spécialisées dans l'intervention auprès des personnes handicapées. Existe aussi le programme *Devenir*, lequel vise à offrir à la personne ayant une déficience intellectuelle un soutien et un accompagnement personnalisés grâce à des projets particuliers offerts par des organismes du milieu. L'objectif est de préparer la personne à participer à une mesure ou à un programme d'Emploi-Québec.

– La cinquième étape est celle de l'intégration sans subvention au marché du travail.

Beaucoup de personnes ayant une déficience intellectuelle veulent et peuvent travailler. Il faut leur donner accès au marché du travail en les accompagnant et en les encadrant. L'intégration sociale et communautaire passe par l'intégration au travail. Les services de soutien et les milieux de travail devront donc s'ajuster afin de leur permettre d'être des citoyens à part entière. Lisons le témoignage de David face au marché du travail.

Cet été, j'ai un job, l'éducateur du CRDI a fait une entente avec la bibliothèque de Québec pour un travail d'été. Je dois laver les livres et nettoyer les étagères, ce que je fais très bien et de façon minutieuse, c'est ce que disent mon superviseur Jean, de la bibliothèque, et les éducateurs du CRDI qui viennent me superviser. Je trouve que mes journées passent vite même si mes heures de travail sont de 10 h à 16 h. J'aime ça la bibliothèque. Les gens qui travaillent avec moi sont gentils. J'aimerais encore avoir un job l'été prochain. Le même ou un autre.

4.11 LE VIEILLISSEMENT

Les perceptions à l'égard de la vieillesse ont bien évolué et nous ne pouvons plus, aujourd'hui, dire précisément à quel âge nous devenons vieux : 60 ans ? 85 ans ? L'âge de 65 ans est souvent le point de référence pour l'utilisation du terme personne âgée ; il se reporte à la prise de la retraite. L'Organisation mondiale de la santé (2002) définit la vieillesse comme le « processus graduel et irréversible de modification des structures et des fonctions de l'organisme résultant du passage du temps ».

Les progrès de la médecine ont, entre autres conséquences, engendré l'augmentation de l'espérance de vie de l'ensemble de la population. Cette longévité accrue, tant chez les hommes que chez les femmes, concerne également les personnes ayant une déficience intellectuelle. Leur temps de vieillissement ne cesse lui aussi de se prolonger. Cela est dû à la fois à une meilleure organisation des services et à une meilleure insertion sociale. L'espérance de vie des personnes ayant une déficience intellectuelle était de 22 ans pour les hommes et de 15 ans pour les femmes en 1931-1935 et en 1998-2002, on est passé à 67 ans pour les hommes et à 70 ans pour les femmes. Comme pour le reste de la population québécoise, d'ici 2030, il y aura deux fois plus de personnes déficientes intellectuelles de 60 ans et plus.

Il est fréquent que certains symptômes du vieillissement affectent une jeune personne ayant une déficience intellectuelle. Est-il juste alors de la traiter comme une personne âgée ? Ne serait-il pas plus équitable de faire en sorte qu'elle poursuive une vie sociale, voire professionnelle, conforme à son âge, en réaménageant son service d'accompagnement en fonction de ses nouveaux besoins ?

4.11.1 Les conséquences du vieillissement chez la personne ayant une déficience intellectuelle

Selon les études de M. Haveman, M.A. Maaskant et F. Sturmans (1989) et de N. Breitenbach (1989), certaines personnes ayant une déficience intellectuelle vieillissent plus rapidement que d'autres. Les chercheurs constatent, entres autres, que celles ayant une déficience intellectuelle d'origine génétique ou chromosomique (trisomie 21, X-fragile) sont précocement fatigables. L'apparition des signes de vieillissement se fera 10 ans plus tôt que dans la population en général. Il y aura également plus de problèmes physiques associés, tels que l'obésité, l'ostéoporose et des anomalies de mouvement ou de mobilité (dyskinésie).

Regardons les conséquences du vieillissement sur les plans physique, cognitif et affectif-social.

Sur le plan physique

Les transformations physiques liées au vieillissement affectent la mobilité et la posture, mais elles n'entraînent pas nécessairement des problèmes de dépendance. Ainsi, bien qu'on remarque chez les personnes âgées une diminution du sens de l'équilibre, une moins bonne rapidité dans l'exécution des mouvements et une baisse du tonus musculaire et du maintien, les chutes sont généralement plus fréquentes. Cela ne signifie pas pour autant qu'elles ne puissent pas être en mesure de se mouvoir.

La présence d'une déficience intellectuelle peut rendre compliquée la reconnaissance des déficiences sensorielles chez la personne vieillissante. Par exemple, comment déceler une faiblesse auditive chez une personne ayant une déficience intellectuelle qui a toujours communiqué avec difficulté ? Comment ne pas confondre des comportements liés à une lacune auditive avec des comportements caractériels ou dus à une sénilité précoce ?

Sur le plan cognitif

On constate un déclin de la vitesse du traitement de l'information avec le vieillissement. Ainsi, le temps de réaction est plus lent et la concentration pour accomplir deux tâches simultanément devient plus difficile. L'altération du temps de réaction peut parfois mettre en danger quand l'environnement change vite, par exemple, lorsque le signal pour traverser la rue passe au rouge. La diminution des capacités de mémorisation à court terme et les troubles d'attention se développent consécutivement au peu d'intérêt qu'accorde la personne âgée à elle-même et à son quotidien. Le manque d'activités cérébrales et la perte de stimulation sensorielle sont autant de facteurs qui provoquent une accélération du processus de vieillissement cérébral. La mémoire des faits anciens n'est habituellement pas affectée par le vieillissement, mais la mémoire des faits récents peut l'être. La prise de décisions prendra alors plus de temps.

La diminution de certaines capacités cognitives n'empêche pas la majorité des personnes de bien fonctionner si elles se trouvent dans un environnement stable et qu'elles s'adonnent à des tâches familières.

Sur le plan affectif-social

Les problèmes de santé mentale sont de quatre à six fois plus présents que dans la population en général. Cela s'explique par le fait que les personnes vieillissantes ayant une déficience intellectuelle vivent souvent des pertes et des deuils et qu'elles ne sont pas en mesure ou ont plus de difficulté à exprimer ce qui leur arrive. L'établissement d'un diagnostic associé à la santé mentale est également plus difficile à faire, les personnes traduisant souvent en des problèmes de comportement leurs malaises physiques.

Par ailleurs, rares sont les personnes ayant une déficience intellectuelle qui ont pu constituer une famille, avoir une descendance et acquérir des biens matériels. Elles vivent habituellement chez leurs parents lorsqu'ils existent encore, dans un foyer de groupe ou dans une famille d'accueil.

En conséquence, lorsqu'elles vieillissent, leur « patrimoine » affectif et matériel est beaucoup moindre que celui d'une personne « normale » qui est handicapée du fait de son âge. Elles sont donc particulièrement fragiles et vulnérables parce que plus démunies. On voit toute l'importance de maintenir ces personnes vieillissantes dans un cadre de vie adapté à leurs besoins affectifs et sociaux. On sait que toute rupture d'équilibre de leur environnement, déjà difficile à vivre pour une personne âgée normale, peut être fatale pour ces êtres frêles. Une modification brusque du mode de vie et de l'entourage peut parfois engendrer chez elles une régression irrémédiable.

4.11.2 Les parents face au problème du vieillissement

L'inquiétude parentale et familiale est grande face au devenir de leur enfant ayant une déficience intellectuelle. Conscients de leur propre vieillissement et de la lourdeur d'une prise en charge, qui dure souvent depuis 40 ou 50 ans dans certains cas, et qui devient de plus en plus difficile à assumer, ils se demandent ce qu'il adviendra après leur mort. Qui s'occupera de leur enfant ? Pourra-t-il survivre sans eux ?

Par ailleurs, si certaines personnes ayant une déficience intellectuelle peuvent atteindre l'âge de 65 ou 70 ans, il n'est pas rare que leurs parents, eux, vivent jusqu'à 80 ou 90 ans. Au moment de la séparation inévitable, la prise en charge de ces derniers peut se révéler tout aussi problématique que celle de leur enfant.

Pourquoi des parents persistent-ils à ne pas profiter des services offerts par le réseau de la santé malgré leur âge avancé et la déficience de leur enfant ? Il existe à cela diverses explications. Certains parents ont vu naître leur enfant à une époque où de tels services n'existaient pas ou ne leur étaient pas accessibles. D'autres ignorent peut-être les formes de soutien offerts à ce jour ou ils s'en méfient ou ils ne réussissent tout simplement pas à y accéder.

Enfin, et c'est là une explication fréquente, ces parents trouvent une satisfaction réelle dans l'accompagnement permanent de leur enfant. Avec les années, celui-ci a été intégré à part entière à la vie familiale. On a appris à vivre avec sa différence, on s'est adapté, on lui a fait sa place et un équilibre s'est instauré, dont chacun bénéficie. Mais le temps passe et, malgré les difficultés croissantes qu'ils rencontrent, les parents âgés retardent le plus possible l'inéluctable moment de la séparation, une décision d'autant plus pénible à prendre que la personne aura été surprotégée et n'aura pas développé son autonomie et son potentiel. À cela s'ajoute la « peur » qu'elle ne s'adapte pas à son nouveau milieu. Les parents redoutent le départ de cet enfant, le symbole vivant de l'achèvement de décennies de vie commune faites de renoncements, d'efforts, d'ajustements et de joies partagées. Plusieurs éprouveront, face à cette séparation, un réel sentiment de culpabilité.

De là l'importance de repérer ces familles, de leur permettre de s'exprimer, de concevoir pour elles des solutions respectueuses de leur réalité particulière, de les mettre en contact avec des associations de parents comme l'Association pour l'intégration sociale et des communautés, telle l'Arche de Jean Vanier. Parlant de solution appropriée, pourquoi, lorsqu'il ne reste qu'un des parents et que celui-ci a besoin de placement, ne pas admettre son enfant en même temps que lui au même centre d'accueil pour personnes âgées ? En attendant cette solution idéale, on constate que la plupart du temps, les tentatives de séparer les parents de leur enfant de façon expéditive sont fréquemment vouées à l'échec. Il en résulte des dommages souvent irréparables, tant pour les parents que pour l'enfant.

Il doit donc y avoir une période de transition, d'apprivoisement du nouveau milieu. Le philosophe J. Balavoine (1995) avance qu'une bonne préparation à l'intégration de quelque structure que ce soit demande de un à trois ans, pendant lesquels la personne aura le temps de se créer des points d'attache et un nouveau tissu relationnel.

4.11.3 La fratrie face au vieillissement

Dans bon nombre de familles, les frères et les sœurs de l'enfant ayant une déficience intellectuelle sont « déchargés » par leurs parents de toute responsabilité à son endroit, et ce, dès son plus jeune âge. Ainsi, toute la réalité de la prise en charge de leur frère ou de leur sœur leur demeure presque étrangère et, à la rigueur, arrive à ne plus les concerner, ce qui plonge la fratrie dans une situation plus que complexe lorsque vient le moment de prendre la relève des parents malades ou trop âgés.

En effet, chacun a alors organisé sa propre vie, a fondé sa famille, est engagé dans une vie professionnelle active. Aucun n'a vraiment envisagé de prendre un jour cette relève à laquelle il n'a été ni sensibilisé ni préparé. Une telle situation est pénible à vivre pour tous et on devrait tout faire pour qu'elle ne se présente jamais ; par ailleurs, même dans les familles unies par un lien affectif très fort, la peur d'assumer soudainement la responsabilité d'un frère ou d'une sœur ayant une déficience intellectuelle est toujours présente, surtout si l'on n'y a pas été préparé. En ce qui concerne les parents, et ils sont nombreux, qui trouvent difficile d'envisager la « passation » de leurs responsabilités à quelqu'un d'autre, ils pourront recevoir des associations de parents et des services d'adaptation-réadaptation une préparation adéquate pour aborder et vivre cette séparation éprouvante.

4.12 LES RESSOURCES RÉSIDENTIELLES

Aborder la question de l'hébergement des personnes ayant une déficience intellectuelle est une préoccupation récente. On a vu au premier chapitre qu'il y a 40 ans, les immenses institutions répondaient aux besoins d'hébergement de la majorité pendant que les autres étaient pris en charge par leur famille.

Au début des années 1970, alors que la désinstitutionnalisation s'installe peu à peu, on crée, pour accueillir les enfants, de petits établissements à dimension plus humaine. Les institutions de grandes tailles se vident peu à peu pour faire place aux familles d'accueil et aux foyers de groupe.

Aujourd'hui, des milliers de personnes adultes présentant une déficience intellectuelle ont pris le chemin d'une ressource résidentielle intégrée à la communauté. Elles ont quitté leur famille pour aller vivre dans un environnement où elles peuvent poursuivre leur cheminement, tout en recevant le soutien qui leur est nécessaire dans leur vie quotidienne. Cette approche exige donc la mise en place d'une nouvelle gamme de services résidentiels.

4.12.1 Les services résidentiels pour le jeune enfant

L'enfant ayant une déficience intellectuelle n'a habituellement pas besoin de services résidentiels substituts. De façon générale, il bénéficie des mesures prévues pour l'ensemble des enfants. Ainsi, en situation de protection sociale, il sera placé en famille d'accueil régulière, spéciale ou de réadaptation. En situation d'absence des parents (abandon ou déchéance), le processus d'adoption sera entrepris.

Les ressources pour les jeunes enfants sont de types familial (RTF) et intermédiaire (RI). Il s'agit de familles d'accueil qui reçoivent chez eux de quatre à cinq pensionnaires. Elles offrent une supervision 24 h sur 24 h et 7 jours sur 7. Elles s'occupent également des repas et elles sont sous la supervision du CRDI.

Des résidences intermédiaires spécialisées (RIS) sont disponibles pour les enfants présentant des déficiences multiples sévères ou des troubles de comportement à risque pour lui-même ou son entourage et obligeant temporairement des interventions spécialisées, intensives et régulières de la part du CRDI.

4.12.2 Les services résidentiels pour les adultes

La gamme des services résidentiels varie en fonction du niveau d'encadrement requis par la personne. Un maximum de quatre personnes par résidence semble le nombre le plus adéquat pour une bonne qualité de vie. Dans ces services résidentiels, on trouve quatre types de soutien qui vont de la supervision minimale à la supervision intensive, en passant par la supervision régulière et la supervision spécifique.

La supervision minimale est un soutien périodique afin d'aider la personne à vivre au sein de la communauté. On trouve, entre autres, l'appartement supervisé, l'appartement de transition et la chambre et pension.

La supervision régulière est un soutien régulier et de formation. On trouve l'appartement partagé, l'îlot résidentiel et la famille d'accueil régulière (RTF).

La supervision spécifique est un soutien permanent et de formation régulière. On trouve la famille d'accueil spéciale, la famille d'accueil de réadaptation, la résidence communautaire et la chambre et pension avec encadrement.

Enfin, la supervision intensive offre un soutien permanent. On trouve la ressource intermédiaire spécialisée et le milieu résidentiel structuré pour répondre aux situations d'urgence. Le milieu résidentiel est un facteur important dans la réussite de l'intégration de la personne.

Qu'il s'agisse d'un appartement supervisé, d'une ressource de type familial (RTF) ou d'une ressource intermédiaire (RI), c'est dans son lieu de résidence que la personne sera le plus souvent en contact avec les gens qui comptent pour elle. Leur jugement et leurs attitudes auront souvent une forte influence sur sa motivation et sur son fonctionnement dans ses apprentissages ou ses activités. Cette réussite s'appuie sur la participation de plusieurs personnes : les intervenants, les amis, les voisins, les compagnons de classe ou de travail. Les parents et le milieu résidentiel ont aussi un rôle à jouer, lequel n'est pas sans importance.

Les récentes études tendent à démontrer que si les personnes ayant une déficience intellectuelle exercent actuellement peu de pouvoir sur le choix de leur milieu de vie résidentiel, il en sera autrement dans l'avenir étant donné que, de plus en plus, elles seront reconnues comme aptes à faire des choix.

Vivre en appartement, en ressource de type familial, c'est le début d'une nouvelle vie pour les jeunes adultes ainsi que pour leurs parents.

TÉMOIGNAGES DE JEUNES ADULTES ET DE PARENTS

Jean-Yves

J'aimerais dire aux parents de ne pas oublier qu'un jour, vos enfants vont partir pour aller vivre en appartement ou en ressource de type familial parce qu'ils ont une vie à vivre eux aussi !

Claude

Je suis heureux, ici, et je ne voudrais pas revenir en arrière. Je continue de voir mes parents, mais quand je pars de chez eux, c'est pour rentrer chez moi.

Marielle

Oui, je suis d'accord pour dire que je les aime tous, toute la gang, ici, de la famille d'accueil, avec Madeleine et Gaston et sa famille, leurs deux enfants et puis avec Charles, Éric et puis Huguette. Pas de problème !

La mère de Lucie

Je conseille fortement aux parents de penser d'abord au bien du jeune, de s'oublier, car ce n'est jamais facile de se séparer d'un enfant. Si notre jeune est à la maison, même si ça va bien, il faut se dire que nous ne sommes pas éternels et que si nous disparaissons ou tombons malades, il aura à vivre deux situations stressantes : la peine de perdre un parent et l'adaptation à une ressource ou à d'autres personnes.

Les parents d'André

Voilà près d'un an et demi que notre fils vit dans une résidence partagée. Évidemment, il bénéficie d'une plus grande autonomie, nous constatons qu'il y vit dans la quiétude et la sécurité. Nous voulions l'assister nous-mêmes dans cette importante transition.

L'utilisation de la collectivité et du milieu dans lequel la personne ayant une déficience intellectuelle vivra et agira constitue probablement la phase la plus importante de sa formation. Car à quoi peut servir d'apprendre à se débrouiller seule à son travail ou dans un atelier si elle ne peut agir dans la collectivité afin de rendre sa vie agréable et lui donner un sens ? Ces personnes sont capables de participer à la vie de la collectivité, du milieu et du quartier. Elles possèdent des aptitudes liées à l'achat d'un certain nombre de biens et de services ainsi qu'au maniement de l'argent ; elles doivent apprendre à s'occuper de leur propre personne afin d'être comme les autres et ne pas devenir un objet de curiosité lorsqu'elles évoluent dans la collectivité. Elles peuvent s'intéresser à l'endroit où elles vivent : l'appartement protégé, la ressource de type familial, etc.

La possibilité d'utiliser les installations de récréation de la collectivité est absolument vitale pour les jeunes ; il faut qu'ils aient le choix de faire ce qu'ils veulent avec d'autres jeunes. Mais attention : l'intégration à la collectivité ne signifie pas qu'on fait tout avec tout le monde, mais qu'on possède les aptitudes, l'habileté et la possibilité d'être utile et de se divertir comme on le veut, avec qui on veut et non d'être isolé à l'intérieur du groupe ou de la collectivité. L'accès et la libre participation des personnes ayant une déficience intellectuelle au même éventail d'activités de loisir que leurs concitoyens sont d'autant plus nécessaires que ces activités constituent un moyen privilégié d'intégration sociale.

4.12.3 Les résidences pour personnes âgées

Présentement, les services offerts aux personnes âgées ayant une déficience intellectuelle sont les suivantes : ressource de type familial (RTF), ressource intermédiaire (RI), ressource intermédiaire spécialisée (RIS), résidence intermédiaire pour la clientèle aînée en perte d'autonomie (RIPAPA) et centre hospitalier de soins de longue durée (CHSLD).

Ne serait-il pas souhaitable d'accueillir ces personnes dans des maisons ou dans des résidences pour personnes âgées déjà existants ? Cette solution s'inscrirait dans la dynamique de la valorisation du rôle social et de l'inclusion à tous les âges de la vie. De même que le jeune enfant accède à la garderie, à l'école du quartier, de même la personne âgée ayant une déficience intellectuelle pourrait entrer dans la résidence pour les personnes âgées de son quartier.

Il faut cependant être très prudent quant à la généralisation de cette solution. En effet, ces personnes vieillissantes appartiennent à des générations qui n'ont pas, comme celle d'aujourd'hui, connu l'insertion scolaire et sociale dès leur petite enfance. Elles ont connu le rejet, l'exclusion, les tabous liés à la déficience intellectuelle. La plupart ont vécu toute leur vie entre le domicile de leurs parents et les centres de réadaptation-adaptation, les foyers de groupe, les centres de travail adapté, etc. Est-il réaliste et pertinent de leur proposer, comme première expérience d'intégration à la société, la maison d'accueil ou la résidence pour les personnes âgées du quartier ? La prudence devrait nous garder d'appliquer cette solution à tous, sans distinction. En effet, il se peut qu'elle s'avère adéquate dans certains cas et pas dans d'autres.

L'idéal serait de disposer d'un éventail de solutions souples et adaptables à chaque cas, à chaque histoire personnelle, à chaque degré d'atteinte de la déficience ou du vieillissement, de même qu'à la volonté exprimée par la personne elle-même.

4.13 LES ORGANISMES COMMUNAUTAIRES

La personne ayant une déficience intellectuelle, les parents et les intervenants peuvent compter sur des organismes communautaires pour les aider et les soutenir. Au Québec, pensons au mouvement « Personne d'Abord », à l'Association pour l'intégration sociale (AIS) et à l'Association canadienne pour l'intégration communautaire(ACIC).

En France, il y a l'Union nationale des associations de parents, de personnes handicapées mentales et de leurs amis (UNAPI). Leur influence a ouvert bien des portes. Regardons plus particulièrement deux organismes communautaires du Québec : le mouvement « Personne d'Abord » et l'Association pour l'intégration sociale.

4.13.1 Le mouvement « Personne d'Abord »

Le premier groupe de « Personne d'Abord » est né en Oregon, aux États-Unis. Il a été mis sur pied par des personnes ayant une déficience intellectuelle qui se sont regroupées pour défendre leurs droits et leurs intérêts. Au Canada, on compte près de 50 associations de ce mouvement dont une dizaine au Québec.

La personne d'abord, cela exprime leur revendication fondamentale : « Ne dites pas de nous que nous sommes des déficients intellectuels. Nous sommes des personnes d'abord. » Le but de l'association : permettre aux personnes vivant avec une déficience intellectuelle de se regrouper et de devenir leur propre porte-parole dans les questions qui les concernent. Les grands objectifs sont de briser l'isolement par des rencontres, d'apprendre à devenir plus autonome, à s'entraider et à se donner des services quant aux loisirs, à la formation et à la vie communautaire.

Témoignage de Denis

Parce que... la plupart d'entre nous avons été étiquetés « déficients mentaux » par la société, avons vécu longtemps en institution ou en familles d'accueil ou encore avons été surprotégés. Faire partie du mouvement, c'est réunir nos efforts à demander qu'on cesse de nous étiqueter.

En se regroupant et en apprenant à parler en notre propre nom, cela permet :

- de briser notre isolement ;
- de se rencontrer ;
- de parler ensemble de ce qu'on vit ;

- de parler de nos besoins ;
- de parler de nos difficultés ;
- de trouver des solutions ;
- de défendre nos droits.

En tant que membres, nous travaillons ensemble afin de nous faire entendre et de faire connaître nos principales préoccupations comme tout citoyen dans la société.

4.13.2 L'Association pour l'intégration sociale

L'Association pour l'intégration sociale regroupe des personnes ayant une déficience intellectuelle ainsi que des parents et des intervenants. Elle existe dans l'ensemble du Canada. Elle vise l'intégration sociale des personnes qui présentent une déficience intellectuelle à travers différents secteurs de la vie commune comme l'éducation, le travail, les ressources résidentielles et la défense des droits. Elle fait aussi la sensibilisation de la communauté par des actions de promotion ; par exemple la semaine de la déficience intellectuelle, des colloques et la diffusion d'information dans diverses revues.

Voici les comités que l'on peut trouver au sein de l'association pour l'intégration sociale de la région de Québec :

- le comité « entourage » encourage l'intégration sociale des enfants ayant une déficience intellectuelle ;
- le comité « ressources résidentielles » veut promouvoir le principe de vie autonome pour les adultes et soutenir les familles dans ce cheminement ;
- le comité « scolaire » essaie de favoriser l'intégration des enfants et des adolescents dans les classes régulières de leur école ;
- le comité « Parents-Soutien » est d'abord présent pour soutenir les parents qui reçoivent une annonce de déficience intellectuelle pour leur enfant, que ce soit à la naissance ou à la rentrée scolaire. Un tel diagnostic peut être une source d'inquiétude et d'insécurité. Dans un premier temps, un jumelage est

effectué avec un parent-soutien. Le comité sensibilise également les professionnels à l'importance de développer une communication de qualité au moment de l'annonce du diagnostic aux parents ;

- le comité « frères et sœurs » permet aux frères et sœurs des personnes ayant une déficience intellectuelle d'échanger entre eux afin de briser leur isolement ;
- le comité « répit-dépannage » favorise, pour toutes les familles, un accès au programme et aux ressources de répit, selon leurs besoins ;
- le comité « travail » favorise l'accès à des emplois véritables, rémunérés et valorisants pour les personnes présentant une déficience intellectuelle ;
- le comité « bioéthique » a pour but de permettre une réflexion éthique sur les divers services en génétique en lien avec la périnatalité et leurs répercussions sociales et culturelles.

CHAPITRE 5

Les interventions éducatives

« Le traitement éducatif commence pour chaque enfant là où son évolution naturelle s'est arrêtée. Autant d'enfants, autant de commencements. »

ÉDOUARD SEGUIN

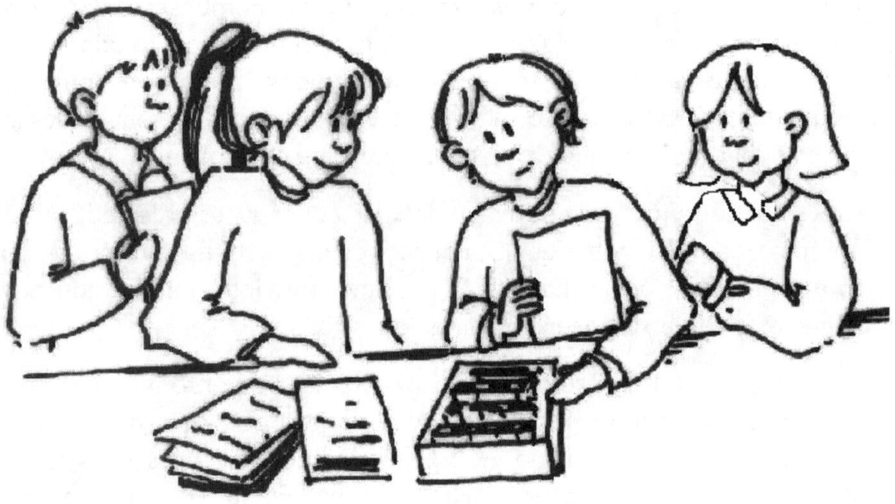

Comme on l'a vu au premier chapitre, il a fallu attendre le début du XIXe siècle pour voir apparaître les premiers « programmes » planifiés à l'intention des personnes ayant une déficience intellectuelle. On commence alors à se préoccuper vraiment de l'éducation de ces personnes, que l'on désignait par les termes « idiot » ou « oligophrène ». Les travaux innovateurs en pédagogie de Montessori (1909), Decroly (1920), Freinet (1950) et Brown (1980) proposent de nouvelles pistes d'action en matière d'enseignement et d'apprentissage que l'on nomme pédagogie nouvelle ou méthode active. Ces pédagogues considèrent l'être dans son ensemble et visent son éducation globale (affective, intellectuelle, pratique). Leurs méthodes sont dites « actives » parce qu'elles s'appuient sur l'idée que c'est par son activité personnelle que l'enfant assimile le mieux les connaissances. Ces méthodes font appel à l'activité spontanée et à l'intérêt de l'enfant pour le jeu.

Jusqu'aux années 1970 et 1980, les éducateurs se préoccupaient surtout de faire acquérir aux personnes des compétences d'autonomie afin qu'elles vivent mieux en institution et travaillent mieux en atelier protégé. Mais le concept de la valorisation du rôle social viendra poser un nouveau défi : celui de donner la possibilité à chaque personne, peu importe sa déficience intellectuelle, de vivre dans son milieu naturel, d'encourager le plus possible les interactions avec les autres membres de la société perçus comme normaux, de favoriser une participation maximale aux activités habituelles dans une société (travail, études, loisirs, consommation, décisions, etc.), d'offrir des conditions de vie (revenu, logement, accès aux services publics) semblables à ce qui existe dans leur milieu.

Pour répondre à ce nouveau défi, les éducatrices et les éducateurs adopteront une pédagogie et des approches plus actives, que nous aborderons tout au long de ce chapitre. Mais avant toute intervention éducative, il est nécessaire de se poser certaines questions :

Quels sont les besoins et les forces de cette personne en particulier ? Quelles compétences doit-elle développer pour vivre de façon plus autonome dans son milieu de vie ? Quels comportements ou attitudes maîtrise-t-elle et lesquels devrait-elle maîtriser ? En quoi cet apprentissage est-il un besoin pour elle ? Est-ce que cela va l'intéresser ? Est-ce que cela va servir à la personne ?

Regardons en détail les notions de forces et de besoins. On estime comme une force ce qu'une personne peut ou aime faire. Cette notion réfère aux capacités qu'elle possède déjà. Par exemple, le fait que Pierre soit capable de prendre l'autobus et d'aller seul à la piscine constitue ses forces. On estime comme un besoin ce qu'une personne veut et doit acquérir afin de s'adapter à la vie quotidienne. Par exemple, Jean doit apprendre à communiquer pour exprimer ses attentes d'une autre façon que par des crises et de la colère.

5.1 L'ANALYSE DES BESOINS

L'analyse des besoins constitue le point d'ancrage des actions que l'éducateur mettra en œuvre pour offrir une pédagogie de qualité. On voit par là l'importance d'y apporter un soin particulier. Enfin, l'analyse des besoins permet d'établir les priorités d'intervention et de s'assurer que l'apprentissage correspond aux besoins.

A. Maslow propose un modèle d'analyse des besoins de forme pyramidale. Pour lui, tous les comportements humains sont motivés par un ensemble de besoins agencés selon un ordre hiérarchique.

Bien comprendre les besoins d'une personne permet d'éviter de confondre les besoins et les moyens. Schématisons cette distinction.

Besoins	Moyens
Communiquer	Langage parlé, langage gestuel
Apprendre	Stimulation précoce Intégration scolaire Plateau de travail
Se divertir	Centre de loisirs, association

Les besoins fondamentaux font référence aux besoins physiologiques de sécurité, d'appartenance et d'amour, d'estime de soi, de réalisation et spirituels. Les besoins spécifiques font référence aux besoins propres aux caractéristiques d'une personne, aux conditions de sa vie sociale ou de son état de santé ; par exemple, le besoin d'apprendre à utiliser les moyens de transport pour un jeune adolescent ayant une déficience intellectuelle pour se rendre au plateau de travail constitue une priorité afin de favoriser son intégration sociale.

Bref, en évitant de confondre les besoins et les moyens, on favorise le développement de la personne. En effet, dire qu'un enfant ayant une déficience intellectuelle a besoin d'apprendre est différent de dire que l'enfant à besoin d'un programme adapté. Le programme adapté apparaît comme l'un des moyens possibles pour répondre au besoin d'enseignement.

On détermine les besoins d'une personne de la façon suivante :

- demander à la personne elle-même ;
- demander aux personnes importantes de son entourage ;
- observer le comportement de la personne à l'aide d'échelles de développement ou de grilles d'analyse.

Une autre façon de cerner les besoins est de faire l'inventaire des forces de la personne. Les forces et les besoins sont intimement liés. Par exemple, un jeune enfant qui sourit et qui tend les bras n'exprime-t-il pas un manque, un besoin de communiquer, d'avoir de l'affection ?

5.2 LA FORMULATION D'OBJECTIFS

Lorsque le besoin prioritaire est déterminé, il faut le traduire sous la forme d'un objectif à réaliser. Si le besoin de l'enfant est d'apprendre à communiquer, on doit préciser le point où on veut l'amener, qui peut être, par exemple, d'exprimer ses préférences. Le comportement attendu de l'enfant correspond à l'objectif à atteindre. La formulation d'un objectif répond alors aux exigences suivantes :

- décrire le comportement attendu ;
- être observable et mesurable ;
- contenir les conditions (le matériel, le lieu, le soutien nécessaire) ;
- définir le seuil de réussite (le pourcentage, la fréquence, etc.) ;
- préciser l'échéancier de réalisation (la durée).

L'objectif peut s'exprimer ainsi : lorsque l'éducateur propose à Louis la collation du matin en classe, Louis pointe son doigt sur le symbole qui représente le verre de lait placé sur son pupitre pour exprimer son choix. Le critère de réussite est de 8 fois sur 10 essais. La période débutera, par exemple, le 4 janvier et prendra fin le 7 mars.

Avec un objectif comportant ces éléments, il est possible de mieux suivre le développement de l'enfant dans ses apprentissages. S'il y a une difficulté, il est possible de modifier la technique. Par exemple, l'enfant pourrait avoir besoin d'un entraînement particulier pour acquérir les habiletés préalables à la poursuite de l'objectif visé. Parfois, ce sont les conditions (le renforçateur, le soutien) ou le seuil de réussite qu'il faut modifier.

Lorsque l'objectif principal est difficile à atteindre, il est préférable de procéder par étapes ou sous-objectifs. Voici deux exemples :

OBJECTIF : ÊTRE CAPABLE D'ENLEVER SON MANTEAU

Étapes :

1) détacher la fermeture éclair de son manteau ;
2) saisir le manteau des deux côtés ;
3) glisser le manteau vers l'arrière ;
4) placer les deux mains derrière le dos ;
5) prendre l'extrémité d'une manche avec une main ;
6) tirer sur la manche pour libérer complètement le bras ;
7) saisir l'extrémité de la manche avec l'autre main ;
8) tirer sur la manche pour libérer complètement l'autre bras.

OBJECTIF : ÊTRE CAPABLE DE SE LAVER LES MAINS AU LAVABO

Étapes :

1) relever ses manches ;
2) ouvrir le robinet d'eau froide ou d'eau chaude ;

3) mouiller ses mains ;
4) prendre le savon ;
5) faire mousser le savon dans ses mains ;
6) replacer le savon sur le lavabo ;
7) frotter le dessus et le dedans de ses mains ;
8) rincer ses mains ;
9) prendre la serviette ou l'essuie-mains en papier ;
10) essuyer ses mains sur la serviette ou sur l'essuie-mains ;
11) replacer la serviette au bon endroit ou jeter l'essuie-mains en papier dans la corbeille ;
12) descendre ses manches.

Enfin, assurons-nous que l'objectif correspond bien aux besoins de l'enfant en se posant les questions suivantes : Le besoin est-il réel ? L'objectif est-il approprié à l'âge chronologique ? Améliore-t-il la qualité de vie ? Favorise-t-il l'autonomie et le développement social ? Améliore-t-il le développement moteur, intellectuel et développe-t-il la créativité ?

Le choix de l'objectif est établi en collaboration avec les parents et il correspond aux réels besoins de l'enfant compte tenu de son milieu de vie et de son avenir.

5.3 L'ENSEIGNEMENT ET L'APPRENTISSAGE

Il existe une différence importante entre l'enseignement et l'apprentissage. L'enseignement est le fait de donner une matière, c'est une activité qui est centrée sur l'enseignant. L'apprentissage réfère à l'élève. Sans apprentissage, l'enseignement ne veut rien dire. Parce qu'on a affaire à des personnes présentant des difficultés intellectuelles, il faut doublement insister sur la notion d'apprentissage.

Notre propos ne portera pas sur des techniques particulières d'apprentissage ; notre but est simplement de découvrir la « philosophie » des intervenants et de transmettre quelques principes à prendre en compte au cours de leurs interventions. L'intervenant aura lui-même le souci de faire découvrir et non de faire acquérir massivement des connaissances à l'enfant ou à l'adolescent sans que celui-ci ait le temps de les assimiler. L'apprentissage se réalise rarement sous la contrainte ; il faut, au contraire, qu'il se présente comme une réponse aux motivations réelles de l'enfant. Il fait appel à l'affectivité de la personne, il sollicite l'expérimentation personnelle, il incite à la créativité. L'enfant et l'adolescent apprennent par observation, réflexion et expérimentation. L'objectif de cette éducation n'est pas seulement de rendre possible la maîtrise de certains gestes, mais de favoriser des habitudes sociales par le travail de groupe et d'acquérir des connaissances utilisables dans la vie quotidienne.

Certains enfants, adolescents ou adultes peuvent répéter ou imiter ce qu'ils voient sans passer par le processus d'intégration : ils exécutent les exercices par automatismes. Ce genre d'apprentissage, bien qu'il donne parfois des résultats, n'est pas dans la philosophie d'une pédagogie active.

EXEMPLE D'EXERCICE BASÉ SUR UNE PÉDAGOGIE ACTIVE

L'intervenant demande à Amélie : « Dis-moi ce que je fais avec le petit sac de sable ? » Réponses de l'enfant : « Tu le mets sur ta tête, sur ton poignet droit, sur ton pied gauche ; tu le lances très loin avec ton pied droit. » L'intervenant, dans cette situation, ne montre pas des gestes à faire ; il ne fait que donner à l'enfant l'occasion de s'exprimer oralement sur la situation présente. Il demande à l'enfant de trouver le terme exact, la phrase qui explique bien le mouvement.

Ensuite, l'intervenant dira à Amélie de trouver d'autres jeux à jouer avec le petit sac de sable et il fera exactement ce que l'enfant demandera.

Cet exemple montre que les expériences personnelles sont beaucoup plus significatives pour l'enfant que des démonstrations théoriques. De la même manière, ce n'est pas en regardant l'intervenant que l'on apprend à faire de la bicyclette, c'est en prenant conscience de la sensation d'équilibre liée aux notions d'espace, de vitesse, de contrôle de son corps, de la puissance de sa musculature, etc. Le rôle de l'éducation est de faciliter cette prise de conscience corporelle et de montrer le lien qui existe entre les aspects de l'être humain : l'aspect moteur, par la prise de conscience de ses mouvements ; l'aspect intellectuel, par la prise de conscience des notions d'orientation et d'espace ; l'aspect affectif, par la confiance en-soi que l'on acquiert dans la conquête de la maîtrise d'une bicyclette. Quand une activité est simplement basée sur l'imitation ou sur le conditionnement, elle n'est pas aussi avantageuse pour l'enfant.

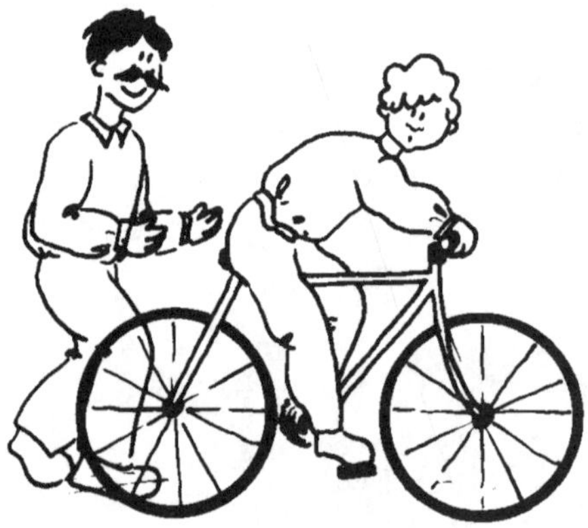

Le rôle de l'éducateur consiste à enseigner à la personne ayant une déficience intellectuelle dans un processus actif et excitant. Par exemple, lors d'une promenade ou d'une excursion, il peut l'aider à prendre conscience du monde qui l'entoure : le chant des oiseaux, le bruissement des arbres, la sensation de l'écorce des arbres, la douce senteur des fleurs. Il peut également l'aider à partager cet enrichissement avec ceux qui l'accompagnent pour que ce soit aussi une expérience d'ordre social.

Une fois encore, l'apprentissage, par opposition à l'enseignement, sous-entend que notre travail consiste à ouvrir des portes, à offrir de nouvelles expériences aux personnes déficientes intellectuelles et à les aider à donner un sens à leur portée. L'apprentissage est une suite dans laquelle chaque nouvelle chose apprise est liée à ce qu'on sait déjà et placée dans une sorte de cadre de référence. En lui faisant partager les faits ordinaires de la collectivité, en lui faisant découvrir le monde des transports en commun, des magasins, des centres de loisirs, des parcs et des événements sociaux, on étend ses horizons de connaissances.

Par les programmations de loisirs et de contacts sociaux, l'éducateur aide la personne ayant une déficience intellectuelle à connaître son corps, à distinguer la gauche de la droite, c'est-à-dire la notion de latéralité et de latéralisation, à améliorer sa coordination oculo-manuelle, son organisation temporelle, son environnement spatial et sa motricité globale. Il l'aide également à connaître les autres et à établir des relations avec eux, à apprendre à partager, à donner et à recevoir, à tenir compte d'eux. Cela l'aide également à se considérer comme une personne à part entière.

5.4 LE PROCESSUS D'APPRENTISSAGE CHEZ LA PERSONNE AYANT UNE DÉFICIENCE INTELLECTUELLE

Pour avoir une idée du problème auquel fait face une personne ayant une déficiente intellectuelle et pour mettre en évidence les divers moyens avec lesquels les intervenants peuvent l'assister, nous étudierons brièvement le processus d'apprentissage et les difficultés qu'elle rencontre et nous verrons ensuite comment l'aider à se développer à la limite de ses possibilités.

Pour bien comprendre le processus de l'apprentissage, voici l'exemple de Jean-Claude qui découvre le petit papillon. Comment cela va-t-il devenir pour lui une source d'apprentissage ?

1re étape : l'appréhension (l'entrée des messages)

L'information parvient au cerveau et y est enregistrée.

Les moyens utilisés sont :

a) les sens (vue, ouïe, odorat, goûter, toucher) ;

b) les nerfs afférents (qui transportent l'information vers le centre nerveux).

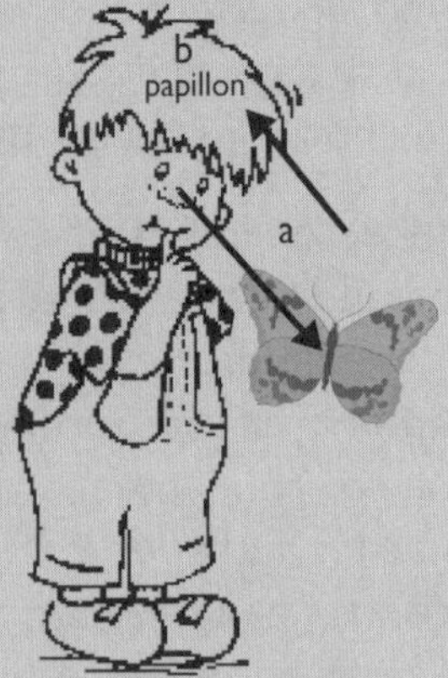

2e étape : l'intégration

L'information est classée, enregistrée et comprise.

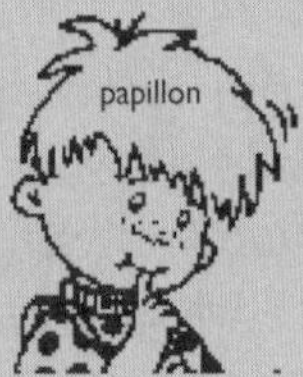

3e étape : la rétention

L'information est conservée en mémoire pour pouvoir être retrouvée.

Mémorisation à court ou long terme.

4e étape : le transfert

Transfert de l'information par les nerfs efférents (qui transportent l'information produite par le centre nerveux de l'intérieur vers la périphérie du corps) et divers moyens de communication, comme la parole, le geste et l'écrit.

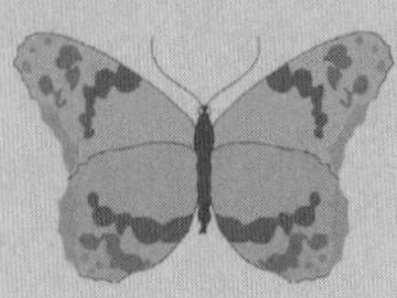

Une fois ce processus d'apprentissage terminé, Jean-Claude est alors capable d'identifier un « papillon » dans son livre d'images, de dessiner un « papillon » et d'écrire le mot « papillon ». Il a appris ce qu'est un papillon.

Dans le cas de la déficience intellectuelle, on trouve des problèmes d'apprentissage en lien avec l'une ou l'autre des étapes énumérées précédemment, soit l'appréhension, l'intégration, la rétention et le transfert.

Bien qu'il reste encore beaucoup de choses à découvrir sur les façons dont nous apprenons, il semble que toute information atteint le cortex cérébral par l'intermédiaire de stimuli d'un ou de plusieurs organes des sens, les yeux, les oreilles, le nez, la bouche et la peau (les récepteurs). Ces stimuli sont transformés en schémas transportés par les nerfs afférents au cortex du cerveau. Le cerveau agit alors comme un classeur extraordinaire. Il trie les schémas et les intègre à ceux qui ont déjà été emmagasinés à partir d'expériences antérieures. Une décision est prise. Elle-même prend la forme d'un nouveau schéma véhiculé par les nerfs efférents à un muscle donné (les effecteurs). Une portion du résultat est qu'une action se produit et une autre est que juste avant que l'action ne se produise, une partie du schéma passe par un chemin qui retourne au cerveau où elle est emmagasinée comme une « expérience passée » : ce processus est la « rétroaction ».

Dans l'exemple de l'apprentissage du « papillon », Jean-Claude a retenu l'information parce que cela avait un sens pour lui : c'était concret, logique, beau, plaisant, attirant, utile et passionnant.

Un biologiste qui regarde une cellule au microscope voit différentes structures : cela a un sens pour lui, mais pour le commun des mortels, cela ne représente rien, ne veut rien dire, n'a pas de sens.

Pour comprendre, il faut que l'activité ait un sens pour celui qui la fait, sinon il ne peut y avoir d'apprentissage.

Voici un autre exemple : lire, c'est décoder un message écrit. Prenons le mot « cochon ». Pour qu'il ait un sens, il faut qu'il soit emmagasiné dans la mémoire, c'est-à-dire qu'il faut avoir une image claire d'un cochon.

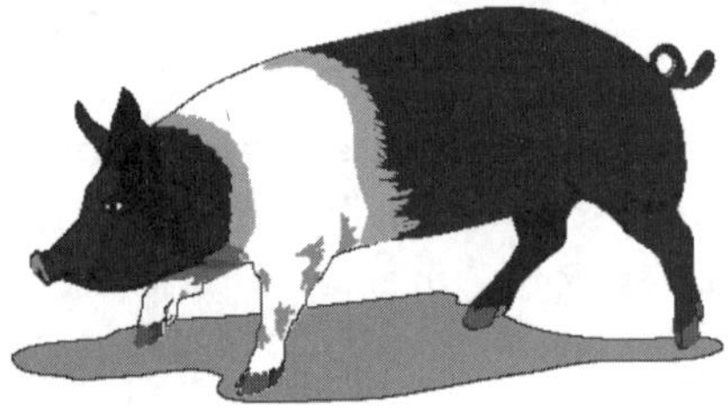

L'utilisation du mot, sa graphie et la possibilité de voir l'animal fournissent des informations complètes pour savoir à quoi correspond le mot « cochon ». Dans ce cas, la compréhension s'appuie sur l'expérience concrète. Que se passe-t-il, par contre, à la lecture du mot « tétraèdre » ?

On peut reconnaître la forme de chaque lettre et reconstituer le mot. Puis le cerveau cherche dans sa mémoire s'il est associé à quelque chose qu'il a emmagasiné, mais c'est le vide. Il ne fait référence à rien de déjà connu. On ne connaît pas ce mot. Mais si l'on dit : « Un tétraèdre, c'est un polyèdre, une figure géométrique à quatre faces, une pyramide dont la base est triangulaire », on commence à comprendre parce qu'on a déjà vu une figure géométrique. On sait déjà ce que représentent les mots « face », « pyramide » et « triangulaire ». On peut même commencer à l'imaginer comme ci-dessous.

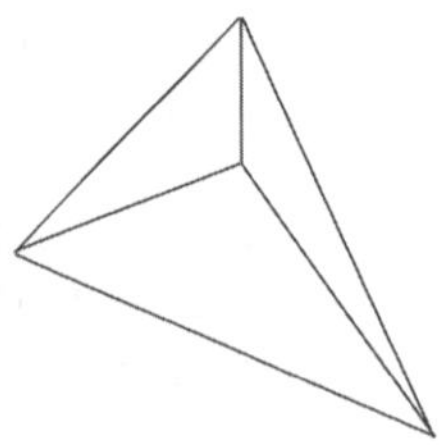

On a puisé dans des connaissances déjà acquises et conservées dans la mémoire (pyramide, figure géométrique, face triangulaire). Avec celles-ci, on a découvert un nouveau mot et une nouvelle réalité. Voilà un exemple de la façon dont s'effectue le transfert d'apprentissages passés à de nouvelles situations d'apprentissage.

5.5 LES DIFFICULTÉS D'APPRENTISSAGE

Les difficultés que rencontre l'enfant ayant une déficience intellectuelle dans ses apprentissages concernant le plus souvent la connaissance des notions spatiales, l'attention, le traitement de l'information, la reconnaissance et la signification des symboles, la généralisation, la mémoire visuelle, l'espace-temps, l'égocentrisme et la mémoire à court terme. Regardons-les en détail.

La connaissance des notions spatiales

L'enfant a des difficultés à évaluer la distance entre chaque objet. La connaissance des notions spatiales lui fait défaut. Dans un premier temps, l'enfant doit apprendre à se repérer par rapport à la position de son corps dans l'espace, par rapport à des repères fixes et à reconnaître la notion de la droite et de la gauche sur lui et sur autrui. À la suite de cet apprentissage, il pourra répondre aux questions suivantes : la niche du chien est-elle devant toi, très près de toi, à droite de toi ? Le chien est-il derrière toi ?

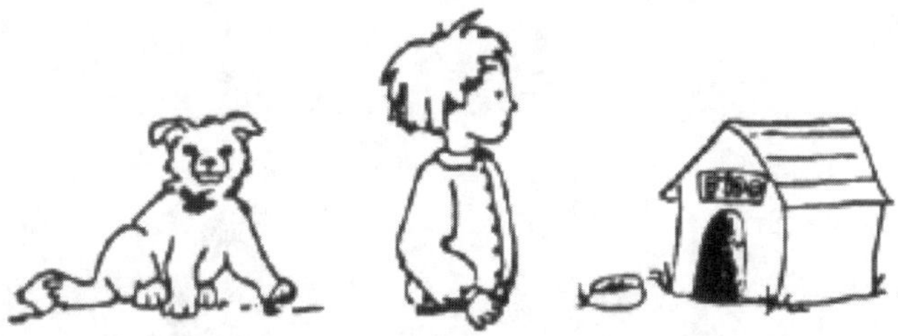

Lors de l'apprentissage de la lecture, l'enfant peut être invité à suivre avec le doigt ce qui est lu, à pointer chaque début de ligne ou à placer un doigt après chaque mot pour bien les espacer. Des repères visuels colorés peuvent également être utilisés. On peut disposer, par exemple, un point vert en début de ligne et un point rouge en fin de ligne ou surligner les lignes avec des couleurs différentes. Enfin, des lettres de grand format et en relief, dont l'enfant peut suivre le tracé par gestes, contribuent tels des indices kinesthésiques.

L'attention

L'enfant éprouve des difficultés à se concentrer sur un seul sujet. Il lui est difficile de retenir une quantité d'images ou de consignes en même temps. Il est incapable de distinguer ce qui est essentiel de ce qui ne l'est pas. Par exemple, selon le dessin suivant, il aura beaucoup de difficulté à répondre aux questions.

Lequel des clowns a toutes les qualités que l'on trouve ci-dessous ?

Le clown 1 – 2 – 3 ou 4 ?

Il a un gros nez.

Il a des yeux qui brillent.

Il a des touffes de cheveux autour des oreilles.

Il ne porte pas de chapeau.

Il a deux grosses dents.

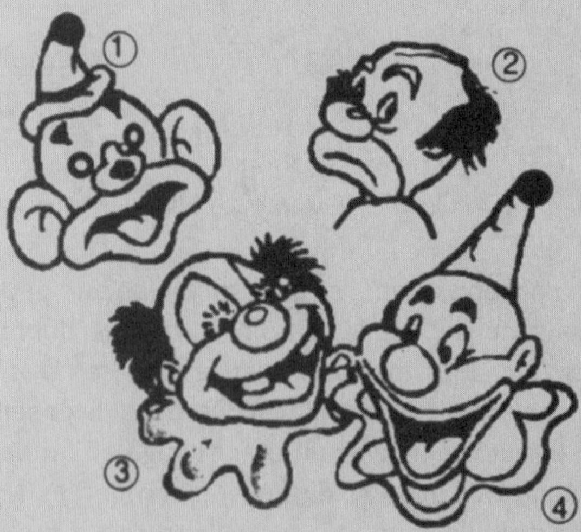

Le traitement de l'information

L'enfant a un problème de décodage, de classement séquentiel, visuel ou auditif. Il a du mal à suivre l'ordre chronologique des événements et de faire des déductions ou des comparaisons :

- difficulté à suivre des directives ;
- difficultés à comprendre les termes comme qui fait quoi, quand, où et pourquoi ;
- difficulté à prendre les consignes dans l'ordre ;
- difficulté dans la planification d'une tâche ;
- difficulté à sélectionner les informations pertinentes et à écarter les autres.

Dans l'exemple suivant, tu dois aller promener le chien, il est difficile pour l'enfant de mettre les séquences dans le bon ordre :

- j'essuie les pattes du chien ;
- je mets la laisse au chien ;
- je marche avec le chien dehors ;
- j'ouvre la porte ;
- je sors dehors avec le chien ;
- j'entre dans la maison avec le chien.

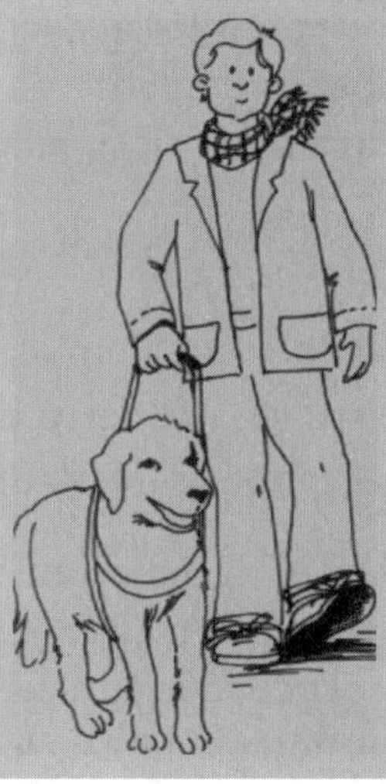

Dans un autre exemple, on décompose les étapes d'une tâche à l'aide d'images, de chiffres et de lettres. Il sera plus facile pour l'enfant d'associer l'image que la parole au vêtement.

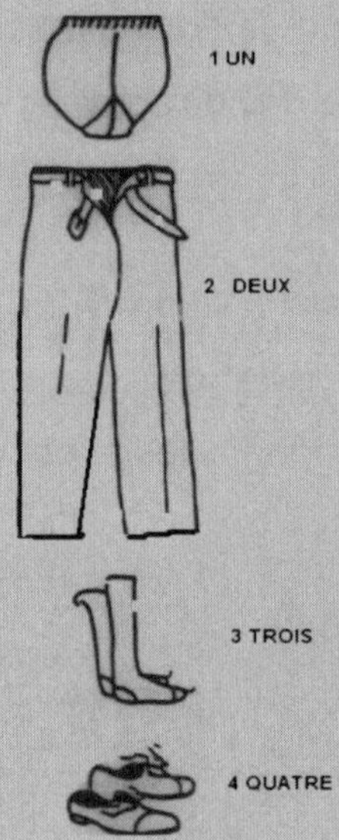

La reconnaissance et la fonction des symboles

L'enfant ne maîtrise pas la notion et la fonction des symboles simples (cercle, croix, trait, triangle, carré). Ceux-ci sont pourtant à la base des apprentissages. Il doit comprendre que les lettres et les chiffres sont des symboles et que l'alphabet es composé de formes géométriques simples, même si elles sont abstraites. Voici quelques exemples :

la lettre o = un cercle ;

la lettre C = un demi-cercle ;

la lettre b = un bâton + un demi-cercle ;

la lettre v = un triangle – la barre du haut ;

la lettre u = deux bâtons + un demi-cercle.

Les lettres de l'alphabet, comme on l'a dit précédemment, sont abstraites. Elles ne font référence à rien de concret, contrairement à l'odeur de la tarte aux pommes qui sort du four ou à celle de la mouffette qui éveille tout de suite une image dans notre tête. Les lettres « p » et « d » ne nous donnent pas une image aussi nette et si l'on change leur orientation, elles ne se prononcent plus de la même façon, elles deviennent « d » et « q ».

La connaissance des notions spatiales et de la fonction des symboles, c'est la base de l'autonomie. L'enfant ayant une déficience intellectuelle a besoin d'une image mentale nette, concrète. Il faut qu'il établisse des liens entre les formes et les symboles.

Par exemple, quand la personne interprète les codes et les signes spatiaux dans le métro, la flèche pointée vers le sol n'indique pas qu'il faut aller dans la terre, mais qu'il faut descendre plus bas. La flèche pointée à 45° vers le haut indique qu'il faut monter plus haut. Pensons aussi à la reconnaissance des chiffres et des lettres sur les autobus, aux symboles sur les portes des toilettes (homme ou femme). Voici un exemple d'exercice qui permet de faire le lien entre les symboles (le point, le chiffre, la lettre).

Construire quatre jeux de cartes (10 cartes par jeu, numérotées de 1 à 10).

Le premier, formé de cartes représentant des symboles-points :

o	o o	o o o	o o o o

Le deuxième, formé de cartes représentant des symboles-chiffres :

1	2	3	4

Le troisième, formé de cartes représentant des symboles-lettres :

un	deux	trois	quatre

Le quatrième, formé de cartes représentant les trois types de symboles sur la même carte :

o 1 un	le symbole visuel = le chiffre = le mot = la valeur

La généralisation

L'enfant a des difficultés à établir des liens, à faire des associations et des généralisations. Il a des incapacités à accéder au raisonnement abstrait. Dans cette situation, l'intervenant évite d'utiliser toujours le même format de présentation, sauf si l'apprentissage en question exige cette régularité. Par exemple, l'enfant n'associe le mot pomme qu'en présence d'une pomme rouge. L'intervenant aura à sa disposition plusieurs pommes de formes, de couleurs et de textures différentes afin que l'enfant puisse faire des associations etdes généralisations.

La mémoire visuelle

L'enfant a des difficultés de concentration et de mémoire visuelle. Si toutes les informations sont transmises en même temps, il est compliqué pour lui de faire une classification ou une sélection de l'information. Il ne prend pas suffisamment de temps pour encoder les informations. Dans cette situation, il est important de ne pas présenter trop de détails, par exemple :

- montrer un dessin en noir et blanc ;
- mettre une couleur à la fois ;
- mettre un détail à la fois.

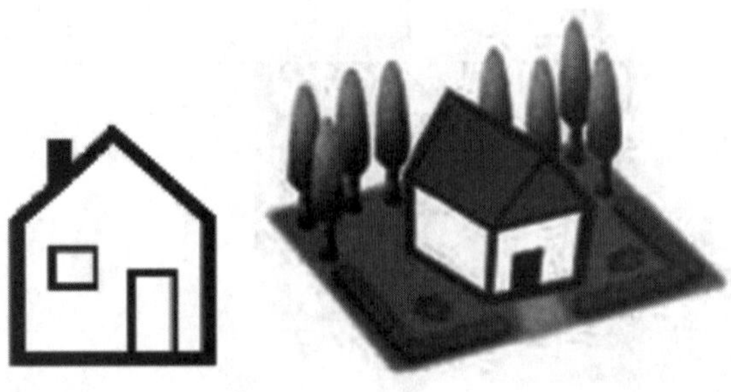

Exemples d'exercices qui favorisent la concentration et la mémoire visuelle. L'enfant doit :

- suivre, avec les yeux seulement, un foulard qui se déplace de gauche à droite et de haut en bas ;
- nommer de mémoire une série d'images ou d'objets déjà visionnés tout en respectant l'ordre de succession de gauche à droite ;
- exécuter de mémoire avec la main, dans l'espace, des tracés, des signes et des symboles déjà visionnés.

L'espace-temps

L'enfant a des difficultés avec la notion espace-temps ; les points de repère temporels et spatiaux se chevauchent et il n'arrive pas à s'accrocher à la logique de notre pensée. Il est donc souhaitable :

- d'inscrire les activités de la journée dans un horaire structuré qu'il peut visualiser (pictogrammes, sablier) ;

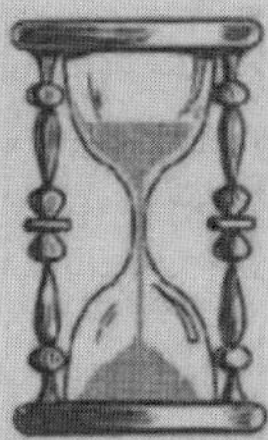

- de s'assurer qu'il maîtrise et qu'il intègre cet horaire ;
- d'esquiver les activités non structurées ;
- d'éviter de modifier sa routine quotidienne ;
- de permettre un temps « mort » entre la fin et le début d'une nouvelle activité.

L'égocentrisme

L'enfant perçoit le monde à partir de son propre point de vue. Par exemple, si on parle d'un chat, l'enfant se fera la représentation mentale de son chat, qu'il connaît, et non de tous les chats. Les autres ne sont pas des chats, car ils sont différents. Tout est centré sur son monde à lui.

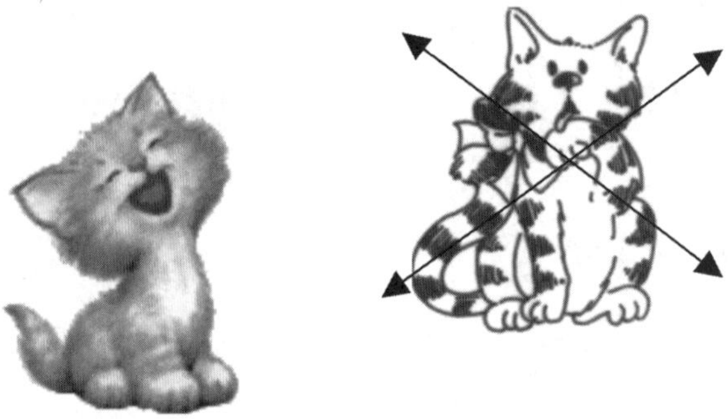

La mémoire à court terme

L'enfant a souvent des problèmes de mémoire à court terme et il lui est impossible de mettre en mémoire plus de deux unités d'information simultanément. Il est vite surchargé par un trop-plein de renseignements. Trois phases constituent le processus mnésique :

- l'encodage ou saisie de l'information. Pour cette étape, les perceptions sensorielles et l'attention sont capitales. Cette phase vise à donner un sens à la chose à se remémorer. Elle est liée à un contexte environnemental, cognitif et émotionnel ;
- le stockage ou la consolidation de l'information ; ici, un travail d'association et d'organisation de l'information est effectué ;
- la récupération met en jeu les fonctions exécutives, lesquelles sont l'ensemble des processus impliqués dans la définition d'un but, la planification, l'exécution et la vérification lors de tâches complexes telles que la résolution de problèmes.

Exemple d'un moyen simple pour permettre le stockage de l'information. L'enfant chante l'information à retenir sur un air de comptine. Le fait de chanter ou de fredonner des informations sur un air connu l'aide à les retenir par association.

5.6 LES TROUBLES NEUROLOGIQUES QUI NUISENT À L'APPRENTISSAGE

Certaines anomalies génétiques et neurologiques peuvent avoir des conséquences néfastes sur les apprentissages. En voici une description.

FIGURE 5.1

Les anomalies génétiques

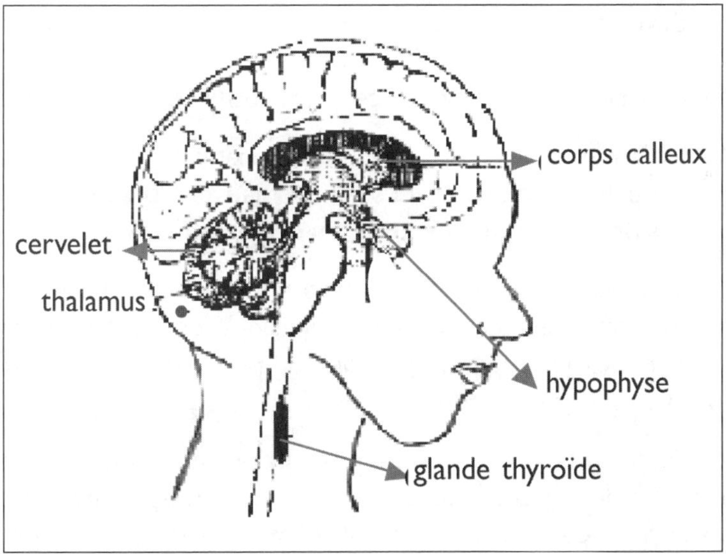

Les anomalies génétiques

La glande thyroïde, située dans le cou, sécrète la thyroxine qui contrôle la consommation d'oxygène et le rendement énergétique. Une sous-production aura comme conséquence une mauvaise mémoire et un manque d'énergie chez l'enfant. Une surproduction causera de l'hyperactivité, de l'irritabilité et un manque de concentration.

Le pancréas, situé près de l'estomac, sécrète l'insuline. S'il ne joue pas son rôle adéquatement, il occasionnera une hypoglycémie (peu de sucre dans le sang) qui amènera des perturbations des apprentissages scolaires.

Les glandes surrénales, situées près du pancréas, sécrètent l'adrénaline et le cortisol. Elles agissent en étroite collaboration avec l'hypophyse et leurs dysfonctions sont liées à des allergies et à des maladies diverses, dont certaines exigent un traitement à la cortisone.

Les glandes génitales mâles et femelles, ou gonades, sécrètent leurs hormones respectives, la testostérone et l'œstrogène, qui agissent en étroite collaboration avec l'hypophyse. Si leur fonctionnement est régulier tout au long de la croissance de l'enfant, celui-ci atteint la puberté en temps normal et devient un adulte sexuellement mûr. Lorsqu'il y a un développement sexuel précoce ou tardif, il peut se produire de graves problèmes d'ajustement social avec une incidence négative sur l'apprentissage scolaire.

Le thalamus joue un rôle de téléscripteur qui sélectionne l'information reçue par les voies nerveuses. Un mauvais fonctionnement aura des répercussions sur les apprentissages de l'enfant.

L'hypophyse, située dans le cerveau, sécrète une dizaine d'hormones. Certaines affectent la croissance physique et d'autres stimulent le comportement sexuel. L'hypophyse joue un peu le rôle de chef d'orchestre de toutes les autres glandes du corps.

Le corps calleux constitue un des principaux ponts de communication entre les deux hémisphères du cerveau (droit-gauche). Quand il ne joue pas son rôle adéquatement, la coordination entre ceux-ci est perturbée. L'hémisphère droit contrôle la notion d'espace et l'hémisphère gauche, les activités verbales. Le corps calleux permet la communication entre la perception spatiale et la formation du mot qui correspond au symbole.

Par exemple, si on montre à l'enfant un triangle sur un carton et qu'on lui demande de nous dire ce que représente cette figure, nous déclenchons tout un processus.

Δ = perception de la figure par l'hémisphère droit.

Triangle = réponse verbale (mot) formé par l'hémisphère gauche.

FIGURE 5.2

Les hémisphères du cerveau

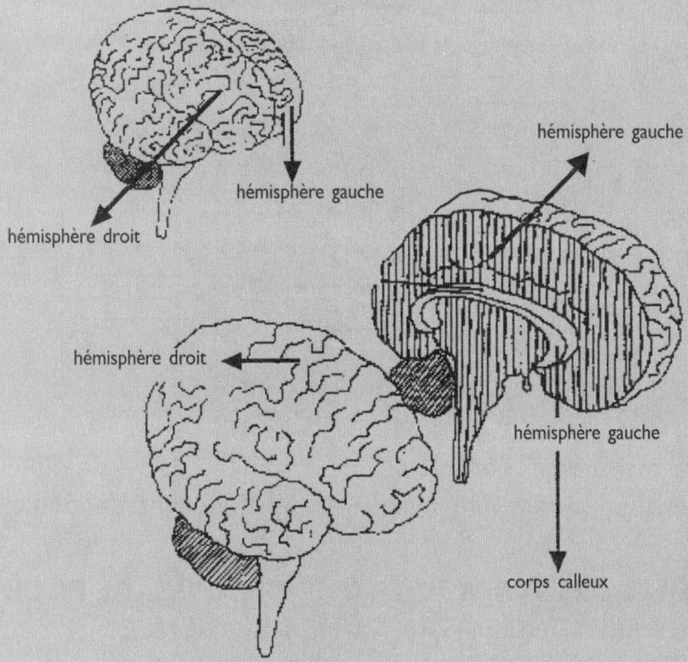

Les anomalies neurologiques sont aussi importantes que les anomalies génétiques. Le cerveau a un système de fibres interreliées qui établissent la relation entre les fonctions visuelles, auditives, tactiles et motrices. Si une des connexions est défectueuse, l'enfant risque d'avoir des difficultés d'apprentissage scolaire. Entre autres, il aura des problèmes de concentration, de mémorisation, d'abstraction, d'association mentale rapide et de mouvements rythmiques.

Un trouble mineur des circuits linguistiques peut suffire à causer une difficulté d'apprentissage. Il existe une relation entre les lésions de certaines parties du cerveau et les troubles de comportement. Il est vrai que le comportement dépend du cerveau tout entier, mais certaines activités motrices et intellectuelles dépendent davantage d'un des deux hémisphères ou de leurs parties antérieure (avant) ou postérieure (arrière).

FIGURE 5.3

Les lobes du cerveau

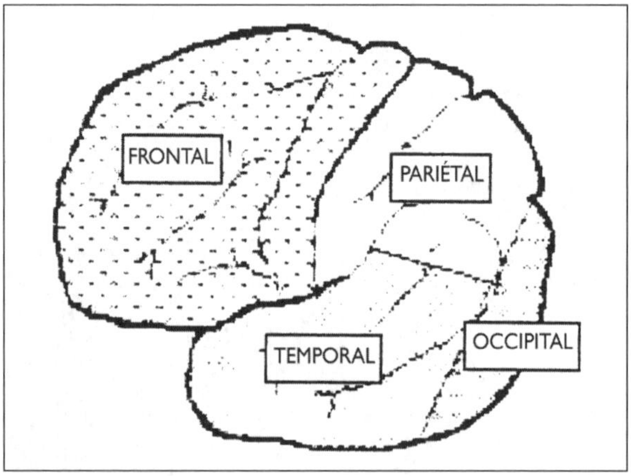

La gravité de ces anomalies détermine le degré de difficulté d'apprentissage chez la personne ayant une déficience intellectuelle.

5.7 QUELQUES STRATÉGIES D'APPRENTISSAGE POUR AIDER UNE PERSONNE AYANT UNE DÉFICIENCE INTELLECTUELLE

Le choix d'une stratégie convenable s'avère être l'une des conditions essentielles pour un apprentissage approprié et la réalisation des acquisitions. Sans compter qu'une bonne stratégie ne peut que favoriser la motivation de la personne ayant une déficience intellectuelle. Nous aborderons donc les stratégies ou techniques éducatives les plus souvent utilisées.

Accorder une place importante au sens

Pour le commun des mortels, l'apprentissage se produit par l'intermédiaire des sens : les yeux, les oreilles, la peau, le nez, la bouche. Nous interprétons et nous essayons de comprendre ce que nous entendons, voyons, goûtons ou touchons. Pour les personnes déficientes intellectuelles, l'apprentissage par l'intermédiaire des sens est déterminant, en partie parce qu'un certain nombre d'entre elles ont parfois un ou plusieurs de ces organes d'atteints. Il faut les aider à tirer le maximum de leurs sens. En effet, on ne peut supposer qu'elles les utilisent automatiquement. On doit les aider à apprendre, à voir ce qui les entoure, à entendre les sons de leur monde, à toucher, à goûter et à sentir, élargissant constamment leur champ d'expériences et d'apprentissages. Au cours de ces activités, il faut leur demander : « Que voyez-vous ? », « Qu'entendez-vous ? », « Quelle sensation cela vous donne-t-il ? » Il faut également leur parler de ce que nous voyons, entendons, goûtons et touchons.

Il faut cependant prendre garde de ne pas trop « stimuler » de sens à la fois. Si on bombarde les personnes de tous côtés avec des choses à entendre, à voir, à toucher et à sentir, tout deviendra confus. Il faut un certain ordre, du calme et de la simplicité.

Privilégier la communication sous toutes ses formes

Dès sa naissance, le bébé est capable de reconnaître la voix de sa mère. En fait, dès son tout jeune âge, il a la compréhension d'une forme de communication sonore ; il perçoit la voix maternelle et il la différencie de celle des autres individus qu'il entend. Il est capable d'analyser les sons et de les reconnaître. De plus, il peut exprimer ses émotions par ses pleurs, ses joies, ses sourires, ses demandes et ses cris. Il émettra bientôt, à son tour, des sons et il fera des gestes pour se faire comprendre.

Ce qui permet davantage au bébé de progresser dans l'acquisition du langage et de la communication, c'est l'imitation de son entourage lorsqu'il se met à babiller. En effet, quand nous répétons les sons qu'il émet, nous lui permettons d'acquérir ses premiers mots. Il tente alors d'imiter ce qu'il entend et cela développe son langage.

À l'approche de son premier anniversaire, il est capable d'utiliser des mots simples et courants, par exemple, maman, papa, bobo, et il comprend les tons de la voix, c'est-à-dire la colère, la joie, l'ordre. Il peut aussi faire des gestes plus compréhensibles pour communiquer, comme envoyer la main pour dire au revoir.

Bref, le petit enfant apprend à reconnaître et à mémoriser des images, des sons et des gestes sans problème majeur. Et, plus le temps avance, plus il développe sa compréhension, ses gestes et son langage. Ainsi, il utilise les différents moyens de communication que sont la parole, le geste, la mimique et les attitudes.

Finalement, l'enfant passe par les étapes associatives de son apprentissage d'expression et de compréhension comme suit :

Percevoir ——▶ Reconnaître/Apprendre ——┐
Réutiliser ◀—— Mémoriser ◀——————┘

Mais cette communication ne peut se développer normalement que si l'enfant n'a pas de déficit neurologique ou sensoriel et qu'une relation d'échange s'est établie entre sa mère et lui, son entourage et lui.

Développer la communication non verbale

On entend par la communication non verbale le fait de transmettre un message, de communiquer sans utiliser la parole. Je peux, par exemple, vous dire à quel point je suis heureux de vous voir alors que mon visage, mes yeux ou le ton de ma voix exprimeront tout à fait l'inverse. Nous avons tous vu des personnes qui tapotent nerveusement avec leurs doigts ou leurs orteils ou d'autres qui tournent le dos lors d'une conversation : ce sont là des communications non verbales indiquant des sentiments. On utilise aussi les messages non verbaux en d'autres occasions, par exemple lorsqu'on veut montrer à quelqu'un comment exécuter un mouvement. Pour les enfants déficients intellectuels, ce que nous leur disons et ce qu'ils nous disent non verbalement est très important, car les mots supposent souvent qu'on comprend des concepts abstraits qui sont très compliqués pour eux. De plus, il est souvent difficile pour ces personnes d'être en mesure de parler clairement. Ce qu'elles nous voient faire importe souvent plus que ce que nous leur disons et elles ont fortement tendance à copier ce qu'elles voient plutôt que ce qu'elles entendent.

Un avertissement, cependant : il n'est pas bon de faire un usage excessif de la communication non verbale. Nous voulons aider l'enfant déficient intellectuel à apprendre de nouveaux mots, à apprendre à parler aussi clairement que possible, pour qu'il puisse communiquer ses demandes comme tout le monde. Nous devons prendre garde de ne pas le priver de la possibilité d'entendre et d'utiliser des mots ; ne valorisons pas trop la possibilité de transmettre les messages non verbalement. On peut utiliser les deux types de communication en même temps.

Un mot sur quelques moyens non verbaux qui font appel aux symboles : la méthode Bliss, la méthode CAP, Commun I-mage, PIC et le programme Makaton, leque utilise les symboles et la communication gestuelle associée à la parole.

La méthode Bliss

Charles K. Bliss (1975) est le père de la communication par symboles. Son système de communication est basé sur l'utilisation de symboles pictographiques simples. En voici quelques-uns qui font bien voir que le dessin est significatif par lui-même :

La méthode de Bliss permet aux personnes déficientes intellectuelles privées de la parole de s'exprimer et de communiquer. Son avantage le plus important réside dans le fait qu'elle n'exige pas la lecture comme condition préalable ; ainsi, l'adulte ou le jeune déficient intellectuel non scolarisé et l'enfant en bas âge peuvent communiquer avec leur entourage. Il suffit de placer devant eux un tableau à l'horizontal et de leur faire pointer le ou les symboles qu'ils désirent employer ; en lisant le mot inscrit au-dessus du symbole, l'interlocuteur comprend le message transmis.

Les symboles de Bliss

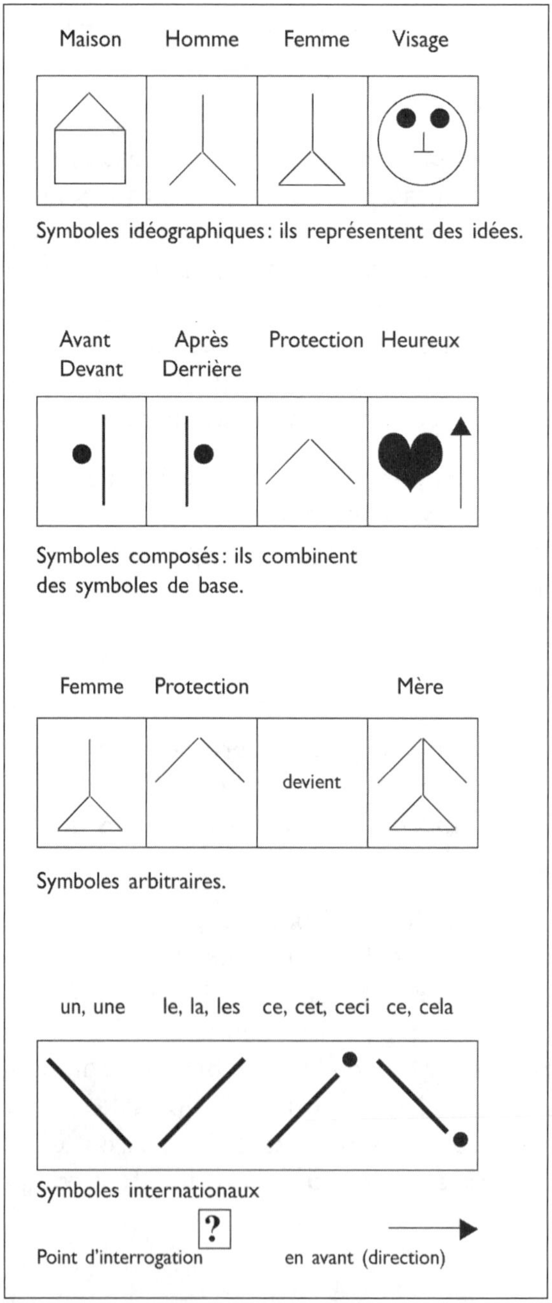

La méthode CAP et Commun I-mage

Communiquer et apprendre par pictogrammes (CAP) et Commun I-mage sont des méthodes visuelles basées sur la signification de symboles très simples appelés pictogrammes (représentation écrite par le dessin). Elles sont souvent employées comme moyen d'apprentissage chez le jeune enfant pour faciliter sa compréhension de la lecture. Elles sont aussi très utiles chez les personnes déficientes intellectuelles qui ont des problèmes de communication verbale.

Dans les pictogrammes, les symboles sont significatifs, clairs et concrets. CAP et Commun I-mage ont pour but de permettre à l'enfant ou à l'adulte déficient intellectuel d'arriver à exprimer ses besoins et ses désirs.

Ces méthodes visent trois objectifs :

- préparer la personne à la vie sociale par le décodage des nombreux messages que l'on trouve sous la forme de symboles (restaurants, lieux publics, magasins, etc.) ;
- apporter un soutien au langage oral ; ainsi, le pictogramme permet de réduire l'effort de concentration et de mémorisation que requiert l'usage exclusif de l'oral ;
- familiariser la personne avec la lecture alphabétique, car la base de cet apprentissage passe par la compréhension des symboles.

PIC

Pictogrammes et idéogrammes : une communication (PIC), dans son appellation originale anglophone, veut dire Pictogram Ideogram Communication. C'est un moyen de communication visuelle qui a été mis au point en 1978 par Subhas C. Maharaj pour suppléer à la communication. Il repose sur le principe de la normalisation du symbole conceptuel et il offre une banque de 400 images simples représentant des objets, des concepts et des actions. PIC veut permettre à l'utilisateur d'arriver à exprimer ses besoins et ses désirs.

Les pictogrammes

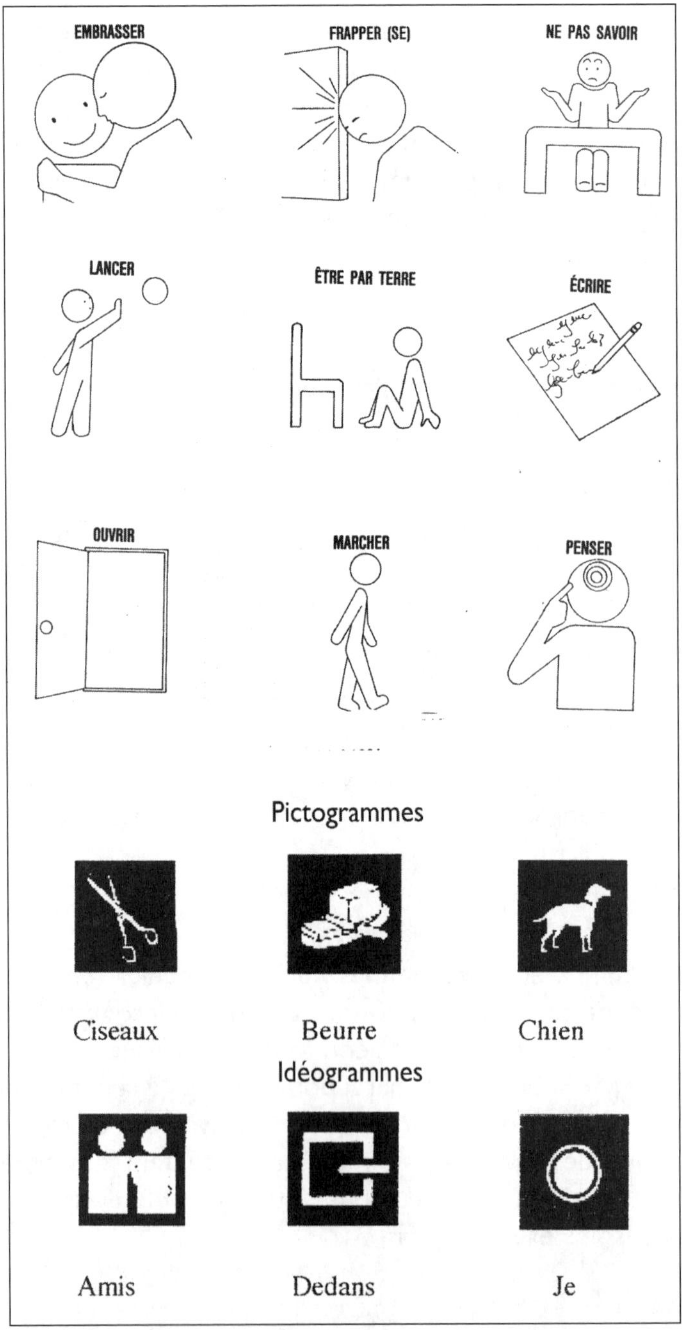

Le programme Makaton

Le programme Makaton, créé en Angleterre par Margaret Walker durant les années 1970, a pour but d'aider les personnes ayant des difficultés d'apprentissage et de communication. Depuis plusieurs années, il est aussi employé auprès des personnes autistes ou ayant une déficience intellectuelle. Il utilise la parole, le geste, l'expression faciale, le contact oculaire et le langage corporel.

Les études indiquent que l'utilisation de gestes et de signes favorise et stimule le développement de la parole ainsi que l'apprentissage de la lecture. Il est souhaitable d'utiliser la parole, les signes et les pictogrammes en même temps. Le programme Makaton utilise le langage gestuel des personnes sourdes, soit la langue des signes française (LSF). Au Québec, il serait préférable d'utiliser la langue des signes québécoise (LSQ).

Le programme développe le langage en employant un vocabulaire fonctionnel utilisé avec la parole, les signes (LSF-LSQ) ou les symboles (pictogrammes). Au début, seulement quelques signes et pictogrammes sont employés. Généralement, ce sont les plus significatifs pour l'enfant.

Les pictogrammes sont utilisés lorsque l'enfant a des difficultés de coordination et qu'il lui est impossible de faire les signes ou qu'il ne peut les faire que de façon très approximative. Ils sont aussi utilisés pour développer les compétences de lecture et de langage.

Développer la communication verbale

La communication verbale est l'outil le plus courant qui permet à l'individu de se développer socialement et d'exprimer ses besoins, ses idées et ses sentiments. Elle lui permet également de mieux se connaître et de s'intégrer à la société. Pour favoriser cette communication avec l'enfant et l'adulte ayant une déficience intellectuelle, voici quelques conseils :

- un petit groupe semble être un milieu idéal pour l'apprentissage du langage. Mais il serait illusoire de croire qu'une période fixe d'une demi-heure de langage, insérée dans l'ensemble des activités de la journée, puisse avoir un effet déterminant sur le développement de cette fonction ;

- il est souhaitable que l'intervenant utilise un langage simple et que celui-ci soit accompagné de démonstrations, d'images, etc. ;
- les mimes ou les théâtres de marionnettes peuvent constituer d'excellents instruments de communication et d'apprentissage psychogestuel. Un jeune déficient intellectuel est souvent dérouté par le monde qui l'entoure et il ne parlera pas à un étranger ou à un groupe important. Cependant, il communiquera quelquefois par l'intermédiaire de marionnettes, d'un téléphone jouet ou en mimant des situations réelles : jouer au magasin, par exemple. On peut l'aider à comprendre le monde en mimant une expérience, mais il faut la simplifier et aller lentement, il pourra alors mieux faire face à la nouvelle expérience ;
- l'art dramatique est aussi un moyen qui favorise la communication verbale. Pour J. Doyon (2007), spécialiste en art dramatique auprès de personnes ayant une déficience intellectuelle : « L'éducation artistique dépasse l'enseignement de compétences artistiques, habilite l'enfant, le jeune, à développer ses capacités d'expression et de communication, enrichit son esprit d'analyse et son jugement, enfin, touche autant son savoir-faire que son savoir-être. » L'art dramatique engendre maintes situations où la personne ayant une déficience intellectuelle doit distinguer ses émotions, en comprendre les subtilités et les paramètres et apprendre à déployer une justesse dans l'expression de celles-ci.

Certes, il est utile de systématiser cet apprentissage, mais il faut que toutes les autres activités constituent des prétextes à multiplier les échanges verbaux en classe ou à la maison.

- le but de l'apprentissage est d'abord de rendre l'enfant capable de communiquer efficacement. Le côté « artistique » ou « esthétique » de la communication est secondaire. L'acquisition du vocabulaire n'est pas très utile si l'enfant est incapable d'utiliser le langage. Il faut lui faire comprendre ce qu'est le langage ;
- pour parler, il faut que l'enfant ait quelque chose à dire, donc il faut lui permettre de vivre des expériences diverses. Il faut

que l'enfant ait le goût de parler. Nous devons considérer ici les fréquents problèmes d'inhibition dus à la peur ou à la dévalorisation ;

- on saura également être attentif aux manifestations psychogènes (mutisme) qui ne sont, en fait, que des refus de communiquer ;
- il serait souhaitable de faire un bilan des compétences linguistiques de l'enfant avant de planifier des activités de langage. Le tableau 5.1 présente les aspects à évaluer.

TABLEAU 5.1

L'évaluation du langage verbal

Aspects	Moyens
La capacité d'analyse auditive des sons de la parole	C'est le problème de l'audition et aussi de celui de la discrimination des sons à l'intérieur des séquences sonores.
Les préalables à la production des phonèmes	Il s'agit ici d'évaluer la capacité fonctionnelle des organes et des muscles compris dans la production des phonèmes et des séquences sonores.
L'articulation des phonèmes	On procède à un inventaire des phonèmes en positions initiale, médiane et finale ainsi que des groupes consonantiques.
Le vocabulaire	L'évaluation se fait sur le plan de la performance, soit de la nomination par l'enfant des mots désignant les objets montrés, et de la compétence, soit de la désignation par l'enfant des objets que l'intervenant nomme.
La formation des phrases	La capacité de structurer des phrases en accord avec les catégories grammaticales.

Créer l'atmosphère d'apprentissage

Établir de bonnes relations avec la personne déficiente intellectuelle est une dimension indispensable pour la réussite des apprentissages. L'éducateur doit être un bon exemple, particulièrement du fait que l'enfant déficient intellectuel apprend par l'observation. Sa personnalité, sa présentation et son langage seront un exemple s'il sait gagner sa confiance.

Favoriser la routine

Dans une situation nouvelle, il faut commencer par créer des routines à partir desquelles l'enfant peut facilement apprendre. Il faut qu'il sache que le monde possède un ordre logique et il doit se sentir à l'aise. Lorsqu'il se sent bien, il est prêt à accepter certaines modifications et des aventures nouvelles. La répétition d'une activité consolide l'apprentissage. Cela ne signifie pas qu'il faut apprendre à se conformer à la même directive chaque fois, ni répéter les erreurs, mais plutôt répéter une activité pour accroître progressivement sa capacité, à petits pas, avec un grand nombre d'exercices contextualisés comportant de nombreuses variantes.

Tenir compte de l'âge chronologique

Adapter une activité à l'âge chronologique de la personne et ajuster la difficulté d'exécution ou de compréhension à son niveau. Ne jamais faire exécuter par une personne déficiente intellectuelle des activités qu'une personne non déficiente n'effectuerait pas à cet âge. D'une façon générale, essayer de penser à ce qu'une personne non déficiente intellectuelle aime faire à chaque catégorie d'âge, puis présenter ces mêmes possibilités à un déficient de cet âge, en adaptant les instructions et les règles s'il y a lieu.

Suivre des étapes simples

S'efforcer de ne donner à l'enfant déficient intellectuel qu'une directive à la fois. Procéder par étapes pour l'aider à apprendre et que la progression soit naturelle. Si une personne éprouve des difficultés à accomplir quelque chose, imaginer une activité plus simple. Quant aux activités physiques, il existe des niveaux de développement connus.

Enfiler une aiguille, par exemple, est un travail difficile pour certaines personnes déficientes intellectuelles qui n'ont pas acquis un certain degré de coordination oculo-manuelle et de motricité fine. Il faut donc présenter des activités de motricité fine. Commencer par passer une grosse corde dans un cylindre, utiliser des cartes perforées et, enfin, un jour, il lui sera possible d'enfiler une aiguille.

Accorder une plus grande importance au concret

La personne déficiente intellectuelle peut comprendre les choses concrètes plus facilement que les choses abstraites. Il faut qu'elle voit pour connaître, qu'elle touche pour comprendre. Il est donc très avantageux d'utiliser des activités et des anecdotes de la vie quotidienne dans les programmes.

Favoriser la stimulation

Il est très important de connaître la personne avec laquelle on travaille et de lui proposer des activités qu'on la sait capable de faire, puis de la laisser faire. Rien n'est plus décourageant pour une personne que de voir quelqu'un d'autre la remplacer pour un travail qu'elle pourrait faire à son propre rythme. Ne jamais sous-estimer une personne déficiente intellectuelle. Au contraire, dans le cadre de ses possibilités, on doit être très exigeant.

Consolider les apprentissages

Il existe deux façons de consolider les apprentissages : positivement et négativement.

La consolidation positive

N'hésitons pas à dire à la personne qu'elle a bien fait et de témoigner notre satisfaction par une approbation non verbale. Souvent, parce que le progrès n'est pas aussi rapide que pour une personne non déficiente intellectuelle, nous oublions de souligner ce qui a été fait.

La consolidation négative

Par ailleurs, si une personne se conduit mal, soyons ferme et exprimons notre insatisfaction envers ce comportement, même si on l'aime. Si c'est possible, accordons moins d'attention à un mauvais comportement et soulignons vivement celui qui est adéquat. L'apprentissage d'un comportement acceptable s'avère crucial pour la vie sociale.

De nombreux intervenants se demandent ce qu'ils devraient faire au point de vue disciplinaire lorsqu'un enfant ayant une déficience intellectuelle perturbe le groupe. Il n'y a pas de solution miracle ; chaque personne et chaque situation sont différentes, ce qui signifie, en fait, que l'intervenant doit user de son jugement et de son sens des responsabilités. Voici, toutefois, quelques conseils utiles lorsque l'enfant refuse de faire quelque chose, gêne les autres ou cherche à attirer l'attention.

Quand un enfant ou un adulte est indiscipliné et qu'il perturbe le groupe, essayons d'abord de déterminer pourquoi il cherche à attirer l'attention. Il peut y avoir un certain nombre de raisons à cela :

- il s'ennuie ;
- il est déçu et son travail est peut-être trop facile ou trop difficile ;
- il n'aime pas ce qu'il fait ;
- il a des besoins affectifs à combler.

Une adaptation du programme fera cesser ce comportement, du moins en ce qui concerne les trois premiers points. Autrement dit, dans ces cas-là, il faut l'aider à trouver une autre activité qui l'intéresse et le stimule, sans toutefois le pousser trop loin ni exiger trop de lui. S'il ne peut se concentrer longtemps sur une seule activité, il s'agira de lui en proposer plusieurs qu'il pourra accomplir.

Quant aux besoins affectifs, il faudra éventuellement demander de l'aide pour savoir comment régler le problème. Cette personne a peut-être un problème affectif trop important pour être en mesure, du moins pendant un certain temps, de faire partie du groupe. On l'aiderait peut-être alors en lui donnant l'occasion d'établir avec quelqu'un des relations de grand frère ou de grande sœur.

Les technologies de l'information et de la communication

Les technologies de l'information et de la communication (TIC) peuvent être des instruments intéressants sur les plans de la communication et des apprentissages cognitifs. Par leur aspect ludique, elles favorisent la motivation pour les tâches plus intellectuelles. Elles offrent des supports privilégiés d'utilisation de l'image au service de la communication (pictogrammes).

Les TIC développement l'attention, la concentration et la motricité fine (utilisation de la souris, du clavier ou de l'écran tactile). Elles facilitent l'inclusion de la personne déficiente intellectuelle au sein de la société avec des moyens telles la synthèse vocale et la communication à distance (Skype).

Certains enfants sont plus à l'aise avec l'ordinateur qu'avec les intervenants, car il est plus prévisible et plus « constant » dans son comportement que ceux-ci et avec lesquels ils ont parfois des problèmes d'interaction. L'ordinateur est donc plus rassurant et moins oppressant. C'est un outil qui peut être utilisé et réglé à loisir, selon l'humeur ; c'est un répétiteur invariable qu'on peut arrêter sans le contrarier, sans se préoccuper de ses réactions. En outre, il est régulier, précis et exact. Son écran est un cadre et un contenant qui soutient la concentration de l'enfant. Il fournit principalement des informations visuelles ; or, beaucoup d'enfants ayant une déficience intellectuelle sont décrits comme étant des « visuels » qui privilégient l'image à la parole, qui arrivent à mieux traiter ce type d'information qui correspond mieux à leur façon de penser. Les enfants sont facilement distraits, mais le fait pour eux d'utiliser des couleurs vives à l'écran, ainsi que d'autres possibilités visuelles et auditives, aide à maintenir leur attention.

Ils peuvent avoir certains problèmes lors des apprentissages, souvent fastidieux pour les intervenants, que l'ordinateur peut possiblement prendre en charge. En effet, celui-ci peut, par exemple, répéter la même information un nombre illimité de fois et il ne s'énervera pas si l'enfant fait plusieurs fois de suite la même erreur. Il est donc une aide subsidiaire au travail des intervenants. Enfin, les TIC constituent un moyen pédagogique complémentaire aux méthodes d'apprentissage existantes. L'outil informatique peut être profitable à l'enfant ayant une déficience intellectuelle s'il est intégré au plan d'intervention personnalisé et utilisé en fonction des objectifs prévus par ce dernier.

5.8 LES APTITUDES REQUISES POUR LES ACQUISITIONS SCOLAIRES

Grâce aux innovations pédagogiques et à la sensibilisation des enseignants aux besoins particuliers des enfants ayant une déficience intellectuelle, on a vu augmenter peu à peu le nombre de ces enfants qui arrivent à une certaine maîtrise de la lecture, de l'écriture et du calcul (fonctionnelle). Certains d'entre eux ont appris à 7-8 ans, d'autres à l'âge adulte.

Cela dit, l'apprentissage de la lecture, de l'écriture et du calcul n'est possible que si l'individu est capable de percevoir des formes, des grandeurs, des nombres et l'ordre des éléments ainsi qu'associer des formes et des sons, ce qui suppose :

- une bonne organisation spatiotemporelle ;
- l'acceptation d'un ordre d'écoulement de la gauche vers la droite ;
- l'acquiescement d'une correspondance entre l'espace et le temps : gauche = avant, droite = après ;
- une bonne perception auditive et visuelle ;
- une certaine rapidité d'analyse et de décision ;
- une propriété de mémorisation et d'évocation immédiate ;
- une faculté de symbolisation, c'est-à-dire la capacité d'utiliser un signe pour désigner un objet, une situation, une personne ou un message ;
- une attitude de détente et de motivation au travail scolaire qui fait que l'enfant est ouvert et réceptif ;
- une maîtrise de la latéralité ;
- une motricité fine adéquate ;

- une maîtrise de la notion de quantité afin de l'associer au symbole correspondant ;
- une connaissance des notions d'ajouter et d'enlever ;
- une faculté de raisonnement et de réversibilité de la pensée, c'est-à-dire organiser sa pensée, raisonner, juger et classifier ;
- des habiletés langagières minimales ; par exemple pouvoir exprimer ses désirs ;
- une possibilité de représentation mentale, comme celle de comprendre le sens des questions ; par exemple, pouvoir répondre à : « Comment ? Qui ? Quand ? Pourquoi ? Quoi ? Où ? ».

Nous remarquons que les aptitudes requises pour les acquisitions correspondent généralement aux déficits constatés chez les personnes ayant une déficience intellectuelle. Cela explique peut-être pourquoi un grand nombre d'entre elles ne possèdent que quelques rudiments élémentaires de lecture, d'écriture et de calcul. À la suite de ce constat, on peut se demander quelle doit être la finalité de l'éducation de l'enfant ayant une déficience intellectuelle : insister sur les acquisitions de type scolaire n'a-t-il d'autre fin que de donner aux parents l'illusion d'une « normalisation » alors que ces acquis sont si vite perdus ? Ne vaut-il pas mieux miser en très bas âge sur ses possibilités d'autonomie et sur les acquisitions qui lui permettront plus tard de s'intégrer dans la communauté, à un milieu de travail adapté ? L'éducation vise, autant que possible, à pallier sa déficience, à développer ce qui, chez lui, n'est pas atteint, pour qu'il devienne le plus autonome possible.

Dans une civilisation industrialisée et informatisée, ne pas savoir lire constitue un handicap majeur, le langage écrit étant présent partout dans notre vie quotidienne : les panneaux de circulation, les modes d'emploi de tel ou tel produit, l'utilisation des guichets automatiques, etc. Il est donc souhaitable que la personne ayant une déficience intellectuelle maîtrise un niveau de base d'alphabétisation afin de favoriser son inclusion sociale. Par exemple : prendre le transport en commun ; comprendre l'horaire de l'autobus ; suivre l'horaire et les directives de travail ; être à l'heure à un rendez-vous ; lire des mots simples comme ceux d'un menu dans un restaurant ou des affiches (danger, arrêt, homme, femme, hôpital, urgence) ; écrire des mots simples (nom, adresse) ; lire et utiliser les chiffres inférieurs à 10 ; enfin, à l'âge adulte, être en mesure de vivre en appartement et être capable de suivre une recette de cuisine pour préparer ses repas ; faire une liste d'épicerie et payer ses achats à la caisse.

5.9 LES TECHNIQUES ET LES APPROCHES D'INTERVENTION

De nombreuses techniques et approches d'intervention ont été mises au point pour améliorer le développement des enfants ayant une déficience intellectuelle. Regardons en détail quelques-unes d'entre elles. Le programme de M. Frostig (1976), touche particulièrement la perception visuelle et les apprentissages scolaires. Les techniques d'intervention de F. Redel et D. Wineman (1964), qui visent précisément la modification des comportements. L'approche sonezelen d'A. Verheul et J. Hulsegge (1970), qui touche les aspects sensoriel et moteur. Enfin, l'accompagnement avec un animal (zoothérapie) et la rééducation avec un cheval (équithérapie), qui abordent le développement psychomoteur de l'enfant dans sa globalité.

5.9.1 Le programme de M. Frostig

Durant de nombreuses années de travail auprès d'enfants ayant des difficultés d'apprentissage, M. Frostig a été marquée par le nombre considérable de ceux qui éprouvaient des difficultés à réussir des tâches sollicitant la perception visuelle. À la suite de cette constatation, elle a mis au point un programme pour en favoriser le développement. Il met l'accent sur les cinq capacités perceptives qui ont des répercussions directes sur les apprentissages du jeune enfant : la coordination oculo-motrice, la perception figure-fond, la constance perceptive, la perception des positions dans l'espace et la perception de la relation spatiale. Comme nous l'avons souligné précédemment, la plupart des enfants ayant une déficience ont des difficultés de perception visuelle.

La perception visuelle est un processus par lequel le sens de la vue peut saisir (capter) tout objet et l'interpréter ; elle permet de distinguer des ressemblances et des différences entre les objets et les symboles. L'objectif des exercices de perception visuelle est d'aider l'enfant à faire cette distinction. Il doit arriver à différencier, en script ou en écriture cursive, la configuration des lettres et de voir le mot comme un tout et non comme des parties associées. Les exercices que nous présentons ici se divisent selon les cinq capacités perceptives énumérées plus avant. Ils s'adressent à l'enfant ayant une déficience légère à moyenne qui possède certaines des caractéristiques suivantes :

- il confond certaines lettres ;
- il intervertit la position des lettres dans un mot ;
- il manifeste des difficultés dans la classification des formes, des grandeurs et de l'orientation des symboles ;
- il éprouve des difficultés de perception tridimensionnelle et de figure-fond ;
- il présente ses graphismes avec maladresse (écriture, dessin, reproduction de formes géométriques).

La coordination oculo-motrice

La coordination oculo-motrice est l'habileté à coordonner la vision avec les mouvements du corps. L'accomplissement en souplesse de presque toute action dépend donc d'une coordination occulo-motrice adéquate. Les exercices de coordination développent les mouvements oculaires préalables à la lecture, à l'écriture et aux autres activités scolaires. Par exemple, l'enfant doit bien écrire son prénom entre deux lignes de son cahier.

Exercice 1

Le cheval

Consigne : le cheval est attaché à son poteau par une longue chaîne. Continue de dessiner la chaîne pour empêcher le cheval de quitter le champ.

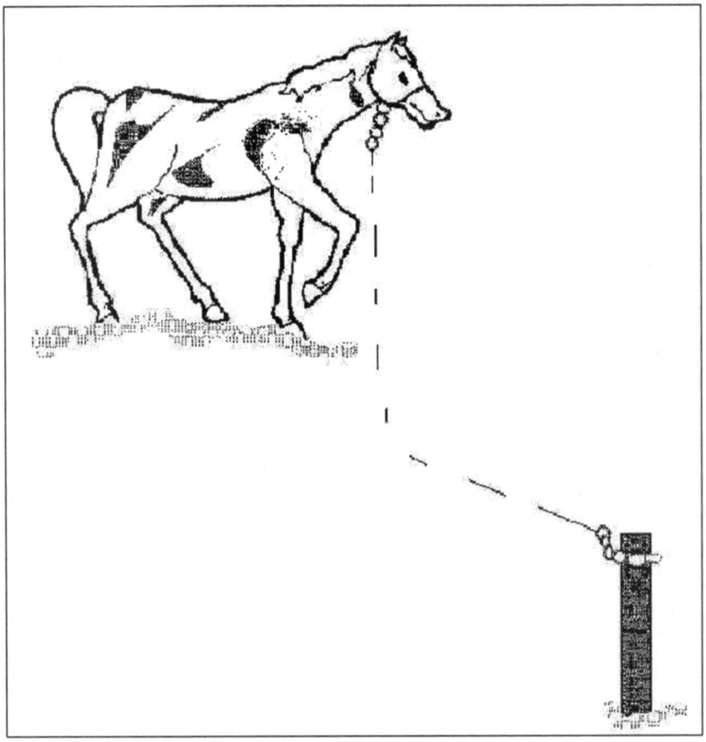

EXERCICE 2

Les fraises

Consigne : le dessinateur n'a pas terminé son travail et je te demande de le faire à sa place. Ajoute les petits points dans chaque fraise.

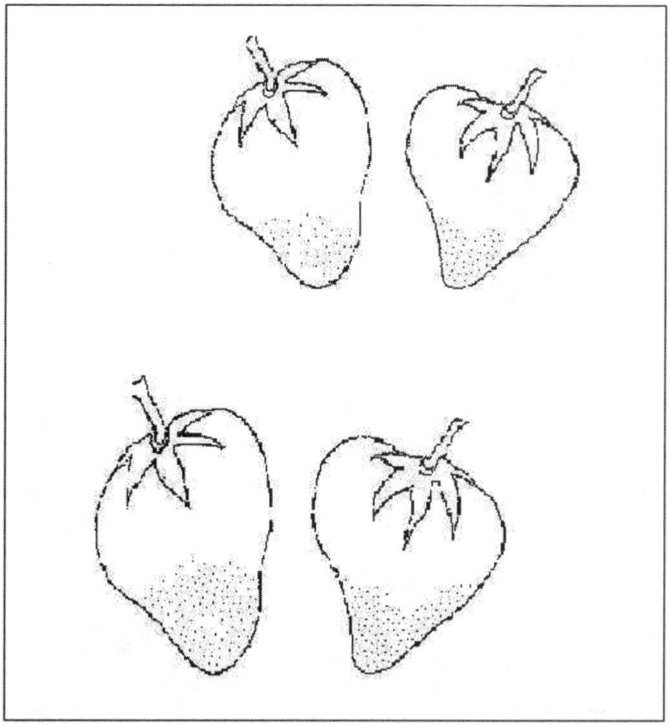

EXERCICE 3

Le ballon

Consigne : Amélie veut retrouver son ballon. Sans lever ton crayon, trace une ligne au milieu de cette route. Attention ! il ne faut surtout pas sortir du chemin !

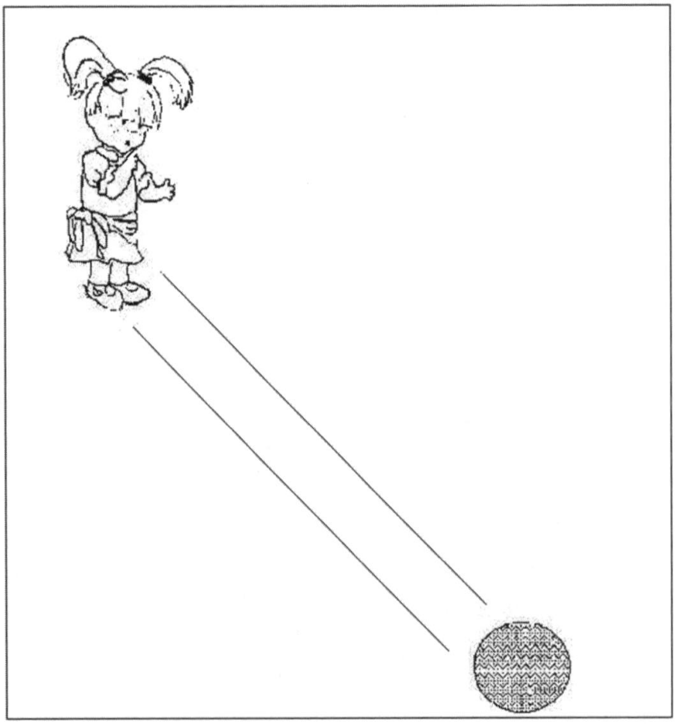

EXERCICE 4

Le chien

Consigne : Virgule, le petit chien, a perdu sa niche. Veux-tu l'aider ? Avec ton crayon, trace le chemin à prendre pour y arriver.

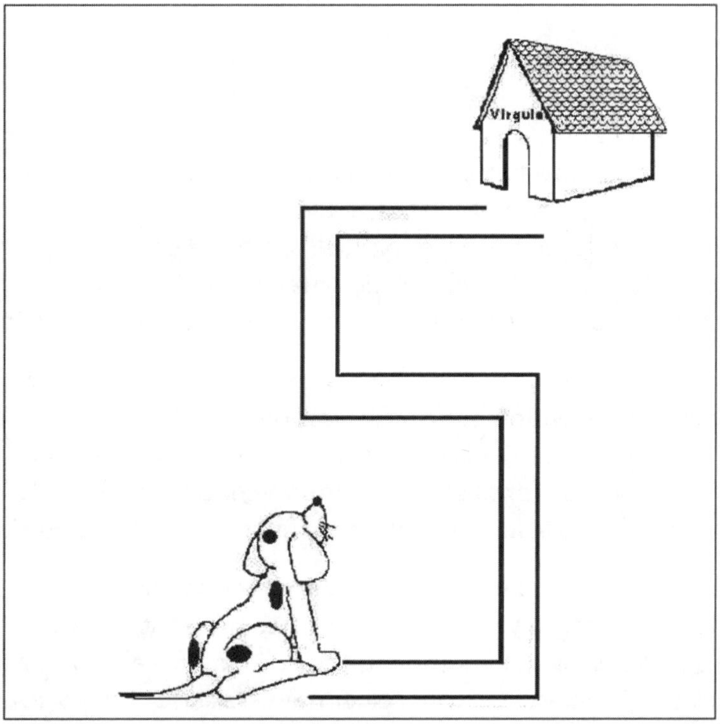

La perception figure-fond

La perception est la possibilité de faire abstraction d'un ensemble d'éléments pour se concentrer sur un seul.

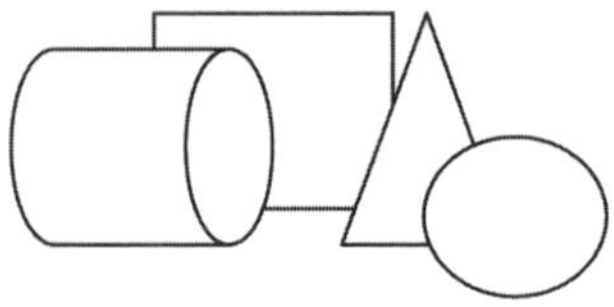

La figure est la partie du champ de perception qui constitue le centre de notre attention. À mesure que notre attention se dirige vers une autre figure, notre nouveau centre d'intérêt devient cette figure et l'ancienne est reléguée dans le fond. Un objet ne peut être perçu correctement s'il n'est pas perçu en relation avec le fond, car on ne peut juger la distance qui existe entre lui et nous, ni ses dimensions ni ses formes.

Par exemple, la petite Constance joue au ballon au terrain de jeu ; elle dirige son attention sur son ballon qui devient la figure de la scène qu'elle perçoit. Les autres éléments du terrain (le carré de sable, les balançoires, les fleurs) ne font pas partie de son centre d'intérêt, ils forment le fond de son champ visuel ; elle les perçoit suffisamment pour les éviter.

Un enfant ayant des difficultés de perception figure-fond est souvent inattentif et désorganisé parce que son attention est attirée par plusieurs stimuli à la fois, sans tenir compte de ce qu'il doit faire ; il semble incapable de trouver ses objets (crayon, règle) même s'ils sont sous ses yeux. Il a, en conséquence, des problèmes dans ses apprentissages.

Exercice 5

Les fruits

Consigne : Agathe a besoin d'aide. Trace le contour de la pomme avec un crayon rouge, le contour de la banane avec un crayon jaune et le contour de l'orange avec un crayon orange.

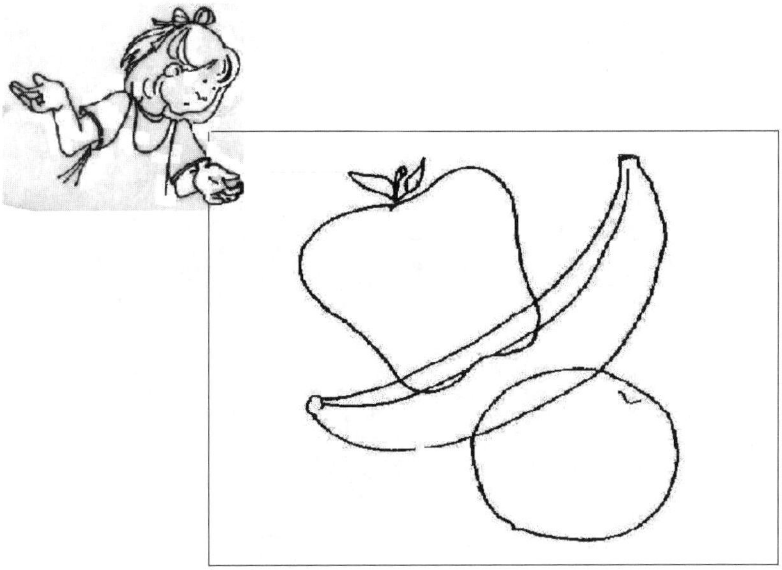

EXERCICE 6

Les cinq poules

Consigne : Mario a perdu ses cinq poules. Peux-tu l'aider à les retrouver ?

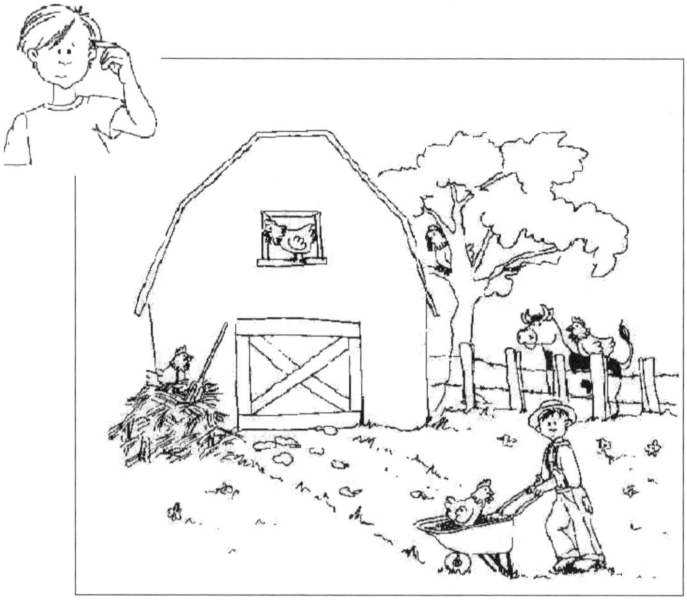

Exercice 7

Les fleurs

Consigne : le jardinier a besoin d'aide dans son jardin. Trace le contour de chaque fleur en utilisant trois couleurs différentes (une pour chaque fleur).

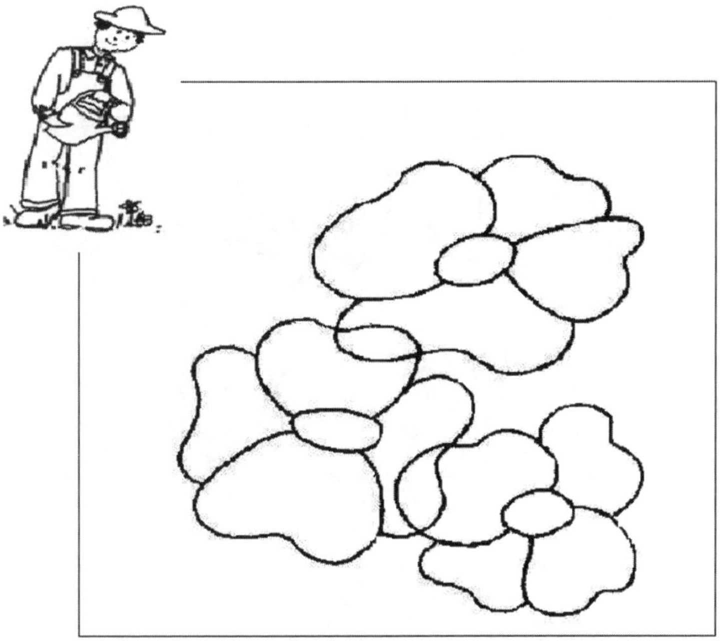

EXERCICE 8

Les dinosaures

Consigne : es-tu capable de démêler les dinosaures ? Prends ton crayon vert et trace le gros dinosaure. Prends ton crayon rouge et trace le moyen dinosaure. Prends ton crayon bleu et trace le petit dinosaure.

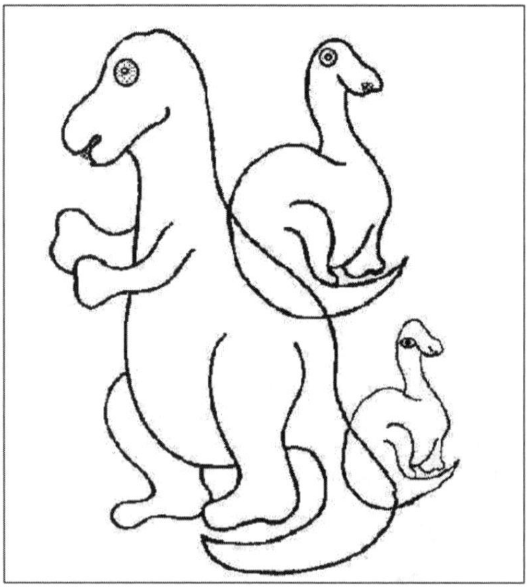

La constance perceptive

La constance perceptive est la capacité de percevoir la permanence des propriétés d'un objet, comme sa position, sa forme, sa grandeur et sa couleur, en dépit de l'impression différente que cet objet peut faire sur la rétine de l'œil. La constance de la grandeur est la capacité de reconnaître la grandeur d'un objet quels que soient les facteurs qui peuvent venir changer celle apparente.

Mathilde connaît la grosseur de son chat blanc ; même s'il est au fond du terrain, elle sait qu'il possède les mêmes dimensions que si elle l'avait dans ses bras, en dépit de l'image rétinienne beaucoup plus petite qu'elle perçoit.

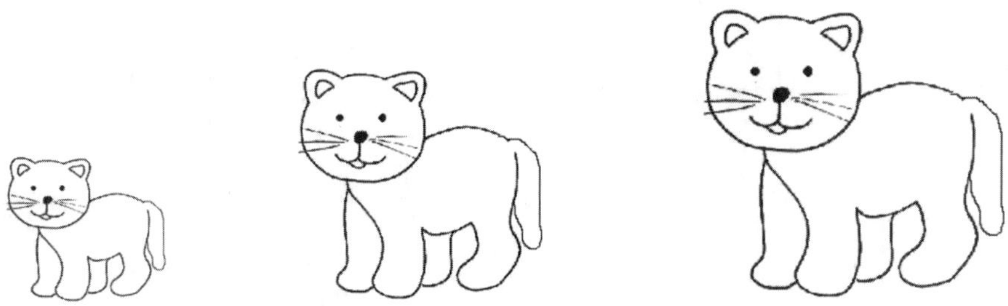

Les exercices de constance perceptive contribuent à développer chez l'enfant la capacité de trouver des images familières, peu importe la façon dont elles se présentent à l'œil. Ils l'aident à reconnaître les formes géométriques et les symboles, quelles que soient leur grandeur et leur couleur, ainsi que les lettres et les mots qu'il a appris, même s'ils apparaissent dans une calligraphie différente.

Exercice 9

Les poules

Consigne : voici l'image d'une poule dans le cadre. Y a-t-il d'autres poules dans l'image ? Fais une marque sur les autres poules. Sais-tu comment s'appellent les autres oiseaux de cette image ?

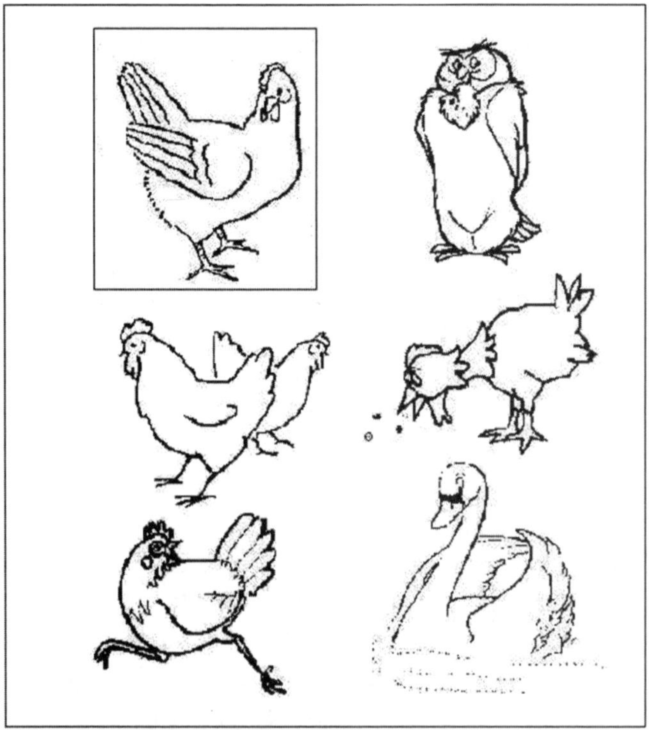

Exercice 10

Les formes

Consigne : il y a beaucoup de figures sur cette page. Guy te demande de prendre un crayon et de faire le contour des cercles seulement.

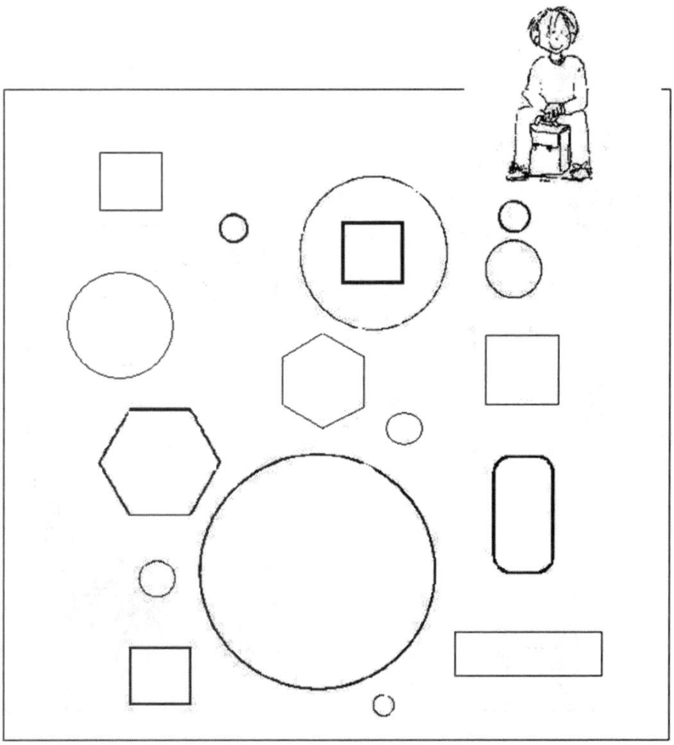

Exercice 11

Les chats

Consigne : en haut de la page, il y a un chat. Combien peux-tu trouver de chats sur cette page ? Trace le contour de chacun avec ton crayon.

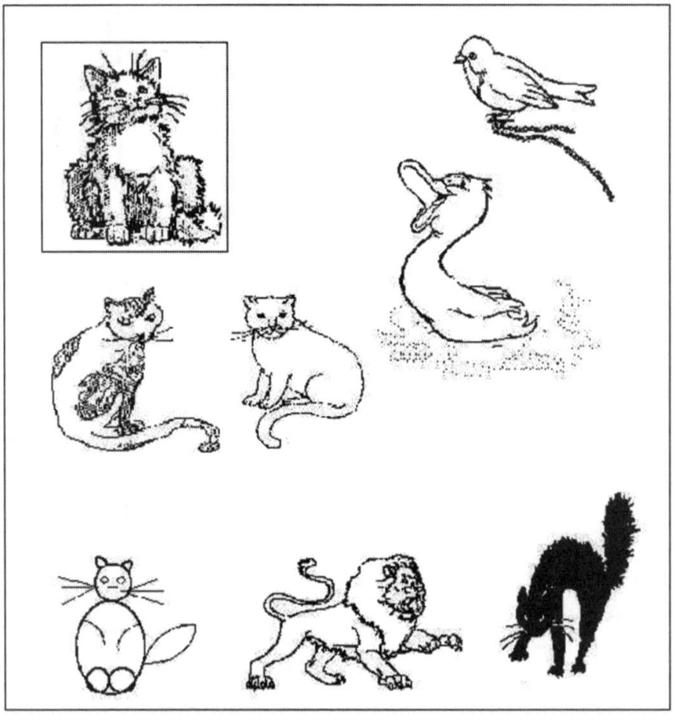

Exercice 12

Les grandeurs

Consigne : Judith a besoin d'aide pour faire les marques à la bonne place. Veux-tu l'aider.

En haut de la page, il y a trois grands souliers et un petit. Fais une marque rouge sur les trois grands souliers et une marque jaune sur le petit.

Au milieu de la page, il y a quatre chapeaux. Fais une marque rouge sur le plus gros, une marque verte sur le moyen, une marque bleue sur le petit et une marque jaune sur le plus petit.

Au bas de la page, il y a quatre parapluies. Fais une marque bleue sur le plus gros, une marque rouge sur le moyen, une marque verte sur le petit et une marque jaune sur le plus petit.

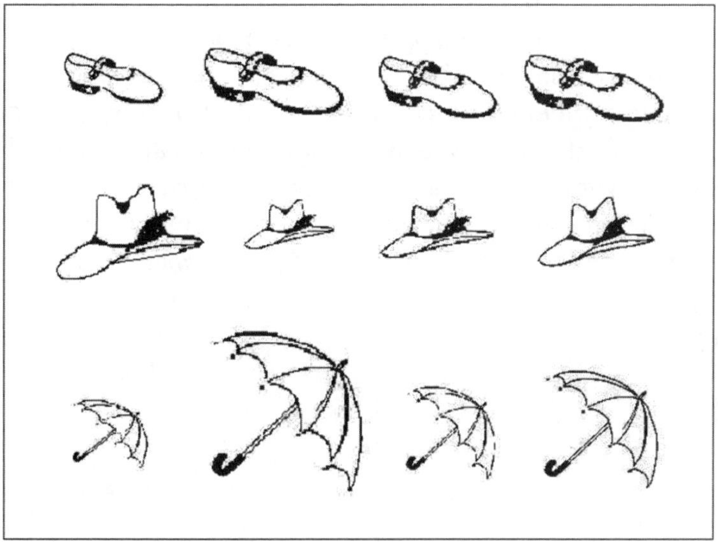

La perception des positions dans l'espace

Le concept de perception des positions dans l'espace fait référence au pouvoir de donner la position exacte d'un objet ou de trouver dans un ensemble de figures semblables celles qui ont la même position. Par exemple, l'enfant doit trouver le chat qui a la même position que celui du modèle encadré.

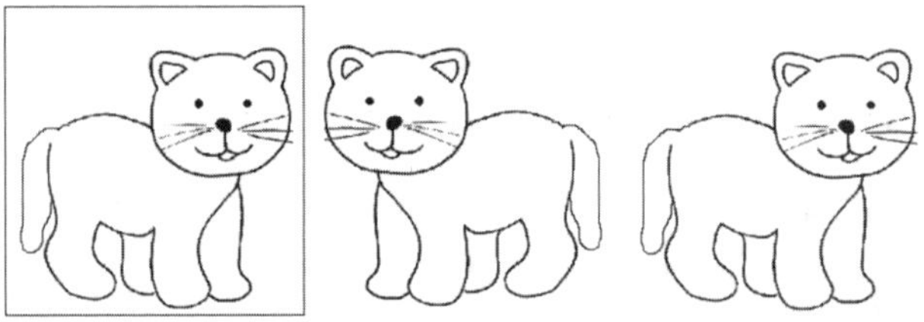

Un enfant dont la perception de la position spatiale est déficiente aura de la difficulté à différencier les lettres. Il prendra souvent un « b » pour un « d » un « p » pour « q », le mot « les » pour « sel », le mot « nos » pour « son » et le chiffre « 12 » pour « 21 ». Il aura aussi du mal à comprendre ce que signifient les mots désignant une position spatiale, comme haut, bas, devant, derrière, gauche, droite, en dedans et en dehors. Les mots, les chiffres et les images lui apparaissent difformes. Son monde visuel est déformé. Il est hésitant dans ses mouvements. Ses difficultés deviennent de plus en plus évidentes à mesure qu'il se trouve face à des tâches scolaires.

Exercice 13

Les outils du jardinier

Consigne : observe les dessins dans chaque case à gauche. Colorie ceux qui sont identiques et qui ont la même position.

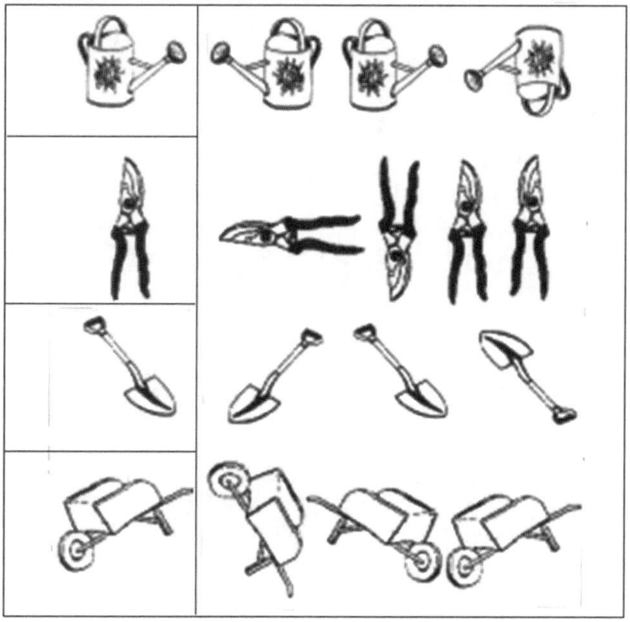

EXERCICE 14

Les carrés

Consigne : Constance veut identifier les carrés qui ont la même position et la même grosseur que celui-ci : 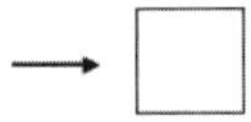

Trace le contour de chacun d'eux avec ton crayon

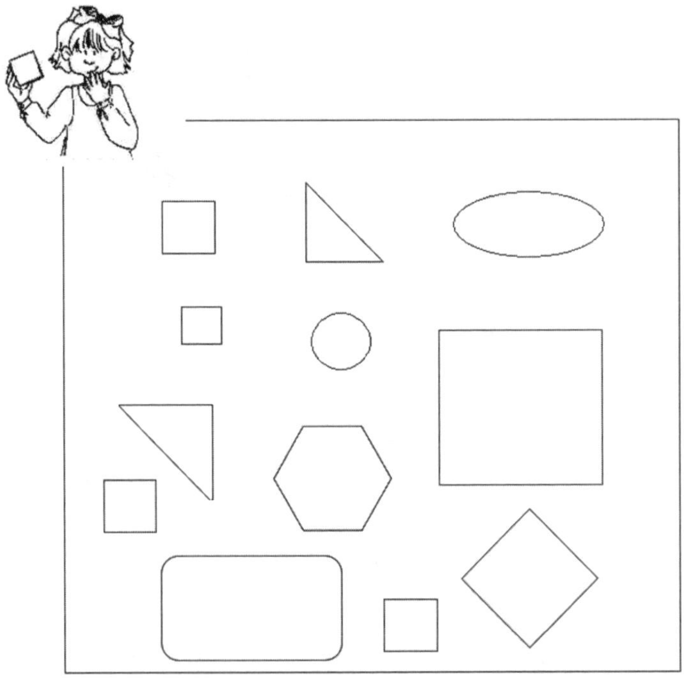

EXERCICE 15

Les chatons

Consigne : si tu regardes bien les six chatons, tu remarqueras que trois d'entre eux ont la même position. Cependant, un des trois a quelque chose de différent. Dessine ce qui lui manque.

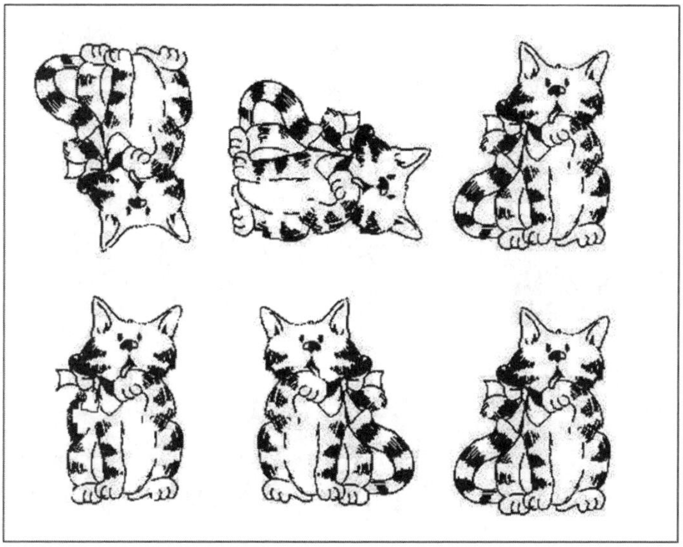

Exercice 16

Les identiques

Consigne : encercle le dessin qui a la même position que celui qui est dans le cadre à gauche.

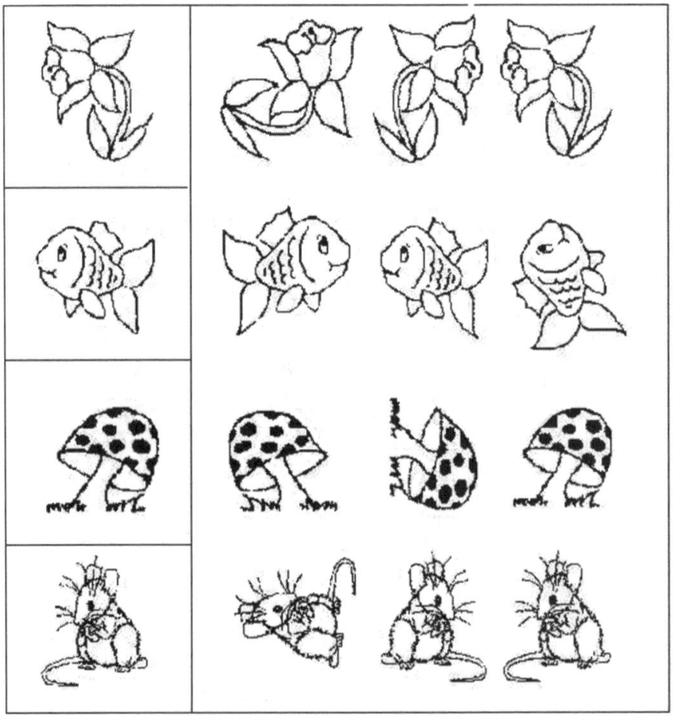

La perception de la relation spatiale

On entend par perception de la relation spatiale la capacité que possède une personne de percevoir la position de deux ou de plusieurs objets les uns par rapport aux autres. C'est la connaissance des notions et de la structuration spatiales. L'espace est un concept essentiellement intellectuel. Toutes les informations que nous recevons de nos sens servent à construire cet espace. La notion de l'espace est étroitement liée à celle du temps ; le facteur temps prend beaucoup d'importance dans la compréhension de la relation spatiale.

La vue donne une estimation rapide de l'espace si on l'a développée de façon adéquate. Toutes les propriétés de la vision sont importantes dans l'apprentissage de la perception de la relation spatiale. La convergence, par exemple, permet aux yeux de s'ajuster sur un objet.

Amélie doit enfiler des perles selon le modèle présenté ci-dessous. Elle doit percevoir la position des perles et du fil par rapport à elle-même ainsi que la position des perles par rapport à celle du fil.

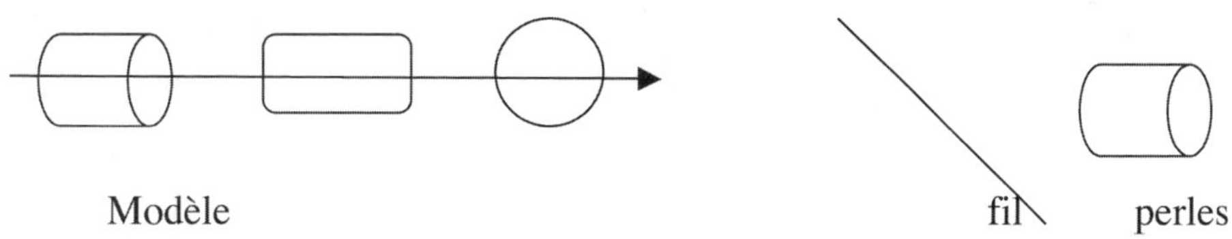

La perception de la relation spatiale, tout comme la perception figure-fond, comprend la perception d'un rapport. Les blocs géométriques, les chevilles et les modèles à reproduire contribuent également au développement de la perception de la relation spatiale.

EXERCICE 17

Le petit canard

Consigne : Louis a besoin d'aide. Il te demande de reproduire le dessin en t'aidant de la grille.

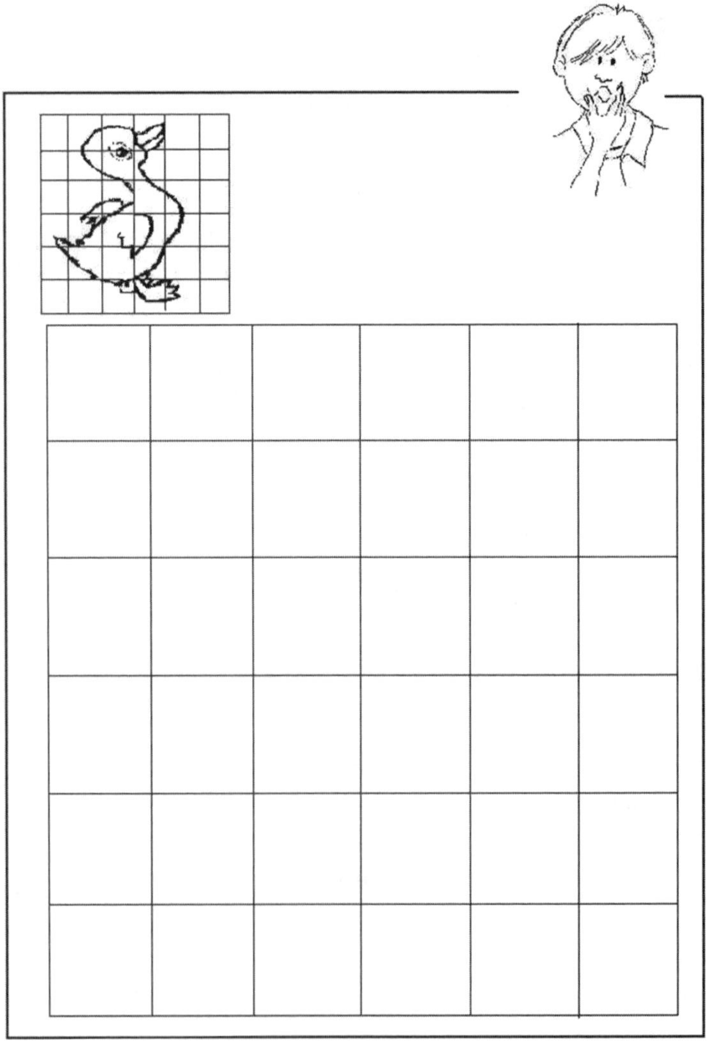

EXERCICE 18

Les pommes de Julie

Consigne : colorie les pommes de la façon suivante : la pomme qui est en haut de l'image à droite, en rouge ; la pomme qui est dans la main gauche de Julie, en vert ; la pomme qui est dans le panier en bas, en jaune ; la pomme qui est près du panier en bas, en bleu ; les pommes qui sont dans le panier au bras de Julie, en orange.

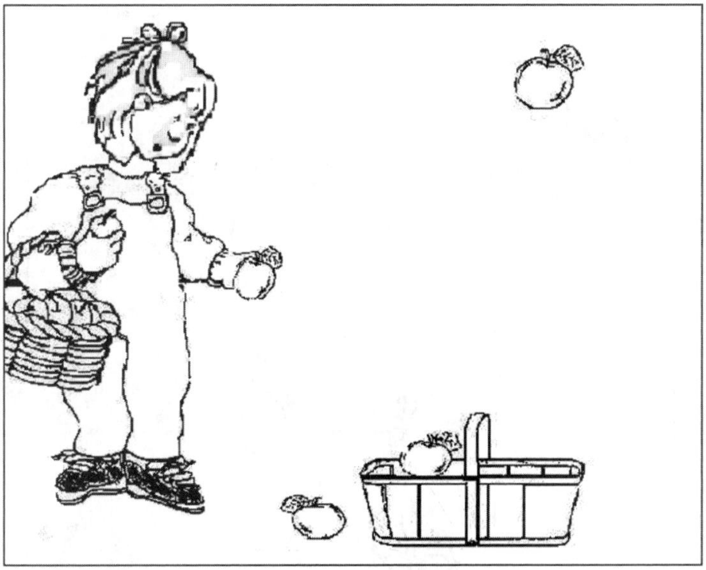

EXERCICE 19

Le pommier

Consigne : France a besoin d'aide. Elle doit mettre la pomme rouge dans le pommier, en haut, à droite ; la pomme verte, en bas du pommier, à gauche ; la pomme jaune, au milieu du pommier, dans les feuilles ; enfin la pomme blanche, en haut, à gauche, dans le pommier. Avec ton crayon, dessine les pommes aux bons endroits.

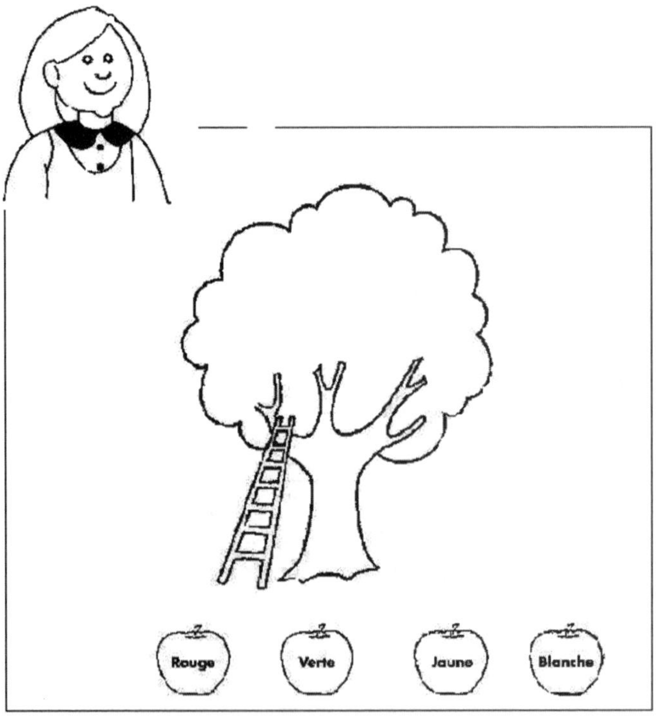

EXERCICE 20

Les points

Consigne : Louis a besoin d'aide. Copie chaque dessin sur la série de points à droite.

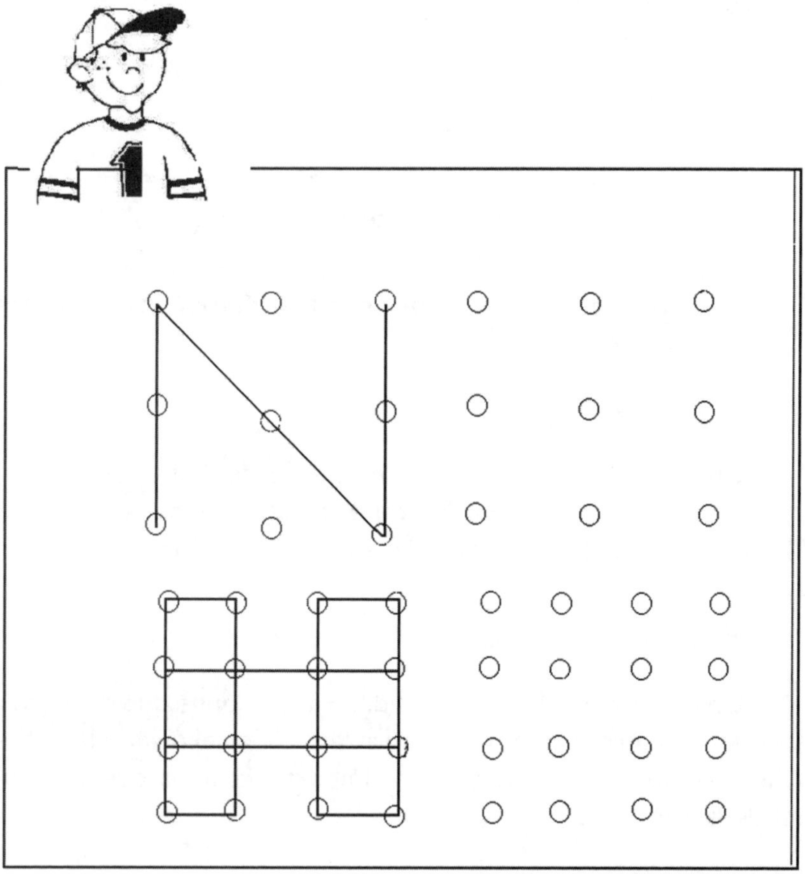

5.9.2 Les techniques d'intervention de F. Redel et D. Wineman

Les 15 techniques d'intervention présentées ci-après sont celles des chercheurs F. Redel et D. Wineman (1964). Elles ne remplaceront jamais le bon sens de l'intervenant, ni son jugement ni son sens de l'observation. Elles pourront toutefois lui être utiles s'il en use avec discernement. Pour ce faire, il convient toujours de considérer chacune d'entre elles sous les trois aspects suivants :

- ce qu'elle est ;
- ce qu'elle peut permettre (ce qu'elle vise) ;
- ce qu'elle suppose de complicité entre l'intervenant et la personne ayant une déficience intellectuelle.

L'ignorance intentionnelle ou la distribution sélective de l'attention

Ce qu'elle est :

Une décision consciente et délibérée de l'intervenant de ne pas tenir compte d'un comportement ou d'une attitude de la personne parce qu'il évalue qu'elle abandonnera d'elle-même ce comportement ou cette attitude inadéquate.

Ce qu'elle peut permettre :

Un message qui fait comprendre à la personne que si elle ne change pas sa façon d'être, elle n'aura pas l'attention qu'elle semble rechercher. Un message non équivoque quant à l'importance accordée au comportement de la personne.

Ce qu'elle suppose :

Qu'une bonne relation soit établie entre l'intervenant et la personne. Que l'intervenant reconnaisse bien la recherche d'attention de la personne. Que la personne ne cherche pas le rejet, ce qui aurait pour effet d'augmenter son niveau d'anxiété. Que l'intervenant reste très disponible.

L'intervention par un signe quelconque

Ce qu'elle est :

Il s'agit d'abord d'un geste ou d'une attitude particulière de l'intervenant (regard, signe de la main, moue, etc.), une sorte de code explicite établi entre la personne et l'intervenant lorsque ce dernier se rend compte que la personne n'est plus à même d'évaluer le risque qu'elle veut prendre ou qu'elle semble sur le point de se laisser séduire par un objet ou une situation.

Ce qu'elle peut permettre :

Un appel à la capacité de la personne de s'ajuster d'elle-même. Le message qu'on a confiance en la capacité de la personne de se prendre en main. La prévention de l'escalade d'un comportement ou d'une attitude avant que la situation ne dégénère.

Ce qu'elle suppose :

Qu'il existe une relation significative entre l'intervenant et la personne. Que le code de vie du milieu soit bien intégré par l'un et l'autre.

La proximité physique

Ce qu'elle est :

C'est un simple rapprochement physique entre l'intervenant et la personne, une sorte de « présence » qui procure à la personne la sécurité, le soutien ou la protection contre ce qui peut se passer à l'intérieur d'elle-même ou dans son environnement. Par exemple, mettre la main sur son épaule, aller près de son pupitre, etc.

Ce qu'elle peut permettre :

Un rappel qu'on est là, qu'on ne l'a pas oubliée. L'expression de l'intérêt qu'on lui porte, la confirmation qu'elle est importante pour l'intervenant. La démonstration qu'on peut aller vers elle, que ce n'est pas seulement à elle de venir vers nous. Un soutien direct lors de certaines frustrations et quand surgissent certains éléments nouveaux dans une situation.

Ce qu'elle suppose :

Que l'intervenant soit capable de se mettre à la place de la personne (sensibilité à ce qu'elle peut vivre). Que l'intervenant adopte une attitude de non-jugement ; sinon, il risque d'envoyer un message de contrôle qui provoquera plus d'anxiété que d'impression de soutien : « il vient m'épier, me contrôler. »

Que la relation entre l'intervenant et la personne soit claire et ne prête à aucune interprétation.

La manifestation d'un intérêt pour l'activité de la personne

Ce qu'elle est :

C'est une attention explicite de l'intervenant à ce que la personne possède ou fait (une nouvelle coiffure, une initiative, une activité personnelle, etc.).

Ce qu'elle peut permettre :

Valoriser les différences individuelles. Transmettre un message à la personne : « C'est important que tu te réalises dans ce que tu es, pas seulement dans ce que je veux que tu sois. » Faire comprendre à la personne qu'elle peut, elle aussi, apprendre des choses à l'intervenant, que ce dernier n'a pas le « monopole » de la connaissance, que ce qui vient de la personne peut être bon et bien accueilli.

Ce qu'elle suppose :

Que l'intervenant fasse preuve d'ouverture et de disponibilité. Que l'intervenant soit sincère et qu'il n'oublie pas que la personne décèle rapidement ce qui est faux. Que l'intervenant participe activement à ce que fait la personne (comment fais-tu cela ?), au lieu de porter un jugement sur ce qu'elle fait.

L'injection d'affection

Ce qu'elle est :

Une action concrète de l'intervenant en vue de manifester à la personne qu'il a de la considération pour elle, qu'il la considère importante. Cette « injection d'affection » peut être une petite tape dans le dos, mettre la main sur sa tête ou sur son épaule pendant que la personne travaille ou une petite phrase comme : « Continue tu es capable. »

Ce qu'elle peut permettre :

Un soutien dans les situations difficiles (anxiété, peur, tristesse). Un renforcement positif de l'intervenant quand il sent que la personne commence à être fatiguée. Une façon de compenser les déséquilibres que l'intervenant peut créer chez la personne (demande en vue d'un apprentissage) et un moyen de maintenir une bonne relation et une qualité de contact avec elle : « Je t'accepte tel que tu es. »

Ce qu'elle suppose :

Qu'il existe une qualité de relation certaine entre l'intervenant et la personne. Que l'intervenant ait bien saisi son besoin de se sentir aimée et appréciée. Que l'intervenant soit capable de doser cette « injection d'affection », surtout avec des personnes ayant une déficience intellectuelle qui ont elles-mêmes de la difficulté à doser leurs comportements affectifs.

La décontamination par l'humour

Ce qu'elle est :

Une action verbale ou non verbale de l'intervenant permettant de dédramatiser une situation qui, autrement, resterait tendue.

Ce qu'elle peut permettre :

Détendre la personne, ménager sa susceptibilité, détourner son attention de certains éléments moins agréables d'une situation. Lui fournir une occasion de percevoir l'intervenant comme plus accessible.

Ce qu'elle suppose :

Que l'intervenant ait bien saisi la différence entre la « blague », qui ne découle pas nécessairement de l'humour (sarcasme, ironie, cynisme), et l'humour, qui demeure empreint de considération pour l'autre et ne le diminue pas. Que l'humour ne soit pas la solution à tout ni une façon d'éviter la réalité. Que l'on respecte fondamentalement les personnes et les situations.

L'aide opportune

Ce qu'elle est :

Une action directe de l'intervenant en vue d'aider la personne à s'actualiser dans une situation où il la sent sur le point de lâcher et de se décourager, où il constate qu'elle n'y arrivera jamais seule.

Ce qu'elle peut permettre :

Faire comprendre à la personne qu'accepter de l'aide n'est pas nécessairement un signe d'incapacité ou de dépendance. Lui éviter des échecs inutiles (dévalorisation, frustration). Renforcer la motivation, la participation et son intérêt.

Ce qu'elle suppose :

Que le moment soit bien choisi. Que l'intervenant ne tombe pas dans la surprotection ni la personne dans la dépendance. Que l'intervenant et la personne soient tous les deux conscients qu'il s'agit d'une aide ponctuelle.

L'interprétation de la réalité

Ce qu'elle est :

C'est fondamentalement un appel de l'intervenant à la personne pour l'amener à saisir le sens ou les sens d'une situation.

Ce qu'elle peut permettre :

Faire prendre conscience à la personne de la réalité qui l'entoure. L'amener à reconnaître ce qui lui appartient, ce qui vient d'elle dans une situation par opposition à ce qui vient des autres ou de la situation. L'aider à anticiper de plus en plus le déroulement d'une situation et, par là, faire des choix plus conscients.

Ce qu'elle suppose :

Que l'intervenant soit capable de dépasser le contenu des comportements pour en saisir le sens. Qu'il existe une complicité et une confiance entre l'intervenant et la personne.

La substitution d'activité

Ce qu'elle est :

C'est l'action consciente de l'intervenant qui décide d'abandonner une activité en cours quand il constate qu'elle ne répond plus au besoin ou à la capacité actuelle de la personne et de la remplacer par une autre, plus susceptible de l'intéresser.

Ce qu'elle peut permettre :

Favoriser l'attention et la concentration de la personne sur une tâche en évitant une série de comportements parasites dus à un manque de motivation, à un défaut de participation ou à une chute d'intérêt manifeste.

Ce qu'elle suppose :

Que l'intervenant connaisse bien ses objectifs de sorte que la nouvelle activité continue d'être un moyen de les atteindre et non une façon de s'en détourner. Il doit bien se faire comprendre par la personne.

Que l'intervenant n'abuse pas de cette technique de peur qu'elle ne devienne une façon d'éviter l'effort ou un moyen d'acheter la paix ou de ne pas avoir à déterminer ce qui nuit à la bonne marche de l'activité initiale (mauvaise planification, problème d'organisation, façons d'être et de faire inadéquates en situation d'animation).

La restriction de l'espace ou des objets

Ce qu'elle est :

Une action préventive de l'intervenant qui définit des limites à l'utilisation d'un espace ou d'un objet.

Ce qu'elle peut permettre :

Éviter une utilisation inadéquate de l'environnement. Permettre à la personne d'intégrer des valeurs de base, tel le respect de son environnement et du matériel mis à sa disposition. Lui apprendre à suivre les consignes et à considérer les contraintes (où commence et où finit la liberté ?).

Ce qu'elle suppose :

Que l'intervenant prenne le temps d'expliquer à la personne le sens des restrictions qu'il lui impose. Qu'il y ait une cohérence entre ce que l'intervenant lui demande et ce qu'il fait lui-même.

Le retrait de la personne

Ce qu'il est :

Une action préventive par laquelle l'intervenant exprime clairement à la personne qu'elle doit se retirer du groupe. Il est important que le retrait d'une personne soit aussi préventif que possible, qu'il ait lieu avant que la situation ne soit devenue critique.

Ce qu'il peut permettre :

Protéger la personne et les autres d'un danger physique, de l'effet de contagion que peut susciter son comportement ou son attitude et d'une blessure de son amour-propre, en lui évitant de perdre la face.

Démontrer clairement à la personne visée et, par ricochet, aux autres personnes qu'il y a des limites qu'elles ne peuvent dépasser.

Ce qu'il suppose :

Que plusieurs autres moyens ont été utilisés auparavant, le retrait étant une intervention d'extrême limite. Que l'intervenant est conscient des répercussions du retrait pour cette personne, qu'elle ne vivra pas un trop grand rejet. Que l'intervenant est conscient qu'il propose à la personne un temps d'arrêt, lequel doit être bien déterminé : 10 minutes, 5 minutes. La personne doit savoir combien de temps durera le retrait et qu'il n'entraînera pas de coupure relationnelle. Que l'intervenant s'engage à prendre le temps qu'il faut pour revenir, avec la personne, sur la situation.

La contrainte physique

Ce qu'elle est :

C'est l'action de l'intervenant qui use de la force physique pour empêcher la personne de commettre des actes qui pourraient lui nuire ou nuire aux autres.

Ce qu'elle peut permettre :

Protéger la personne elle-même et son entourage, humain et matériel.

Ce qu'elle suppose :

Que l'intervenant garde la maîtrise de ses propres émotions, c'est-à-dire qu'il demeure calme, soutenant et sécurisant. Ses façons d'être et de faire sont la clé du succès dans ce genre d'intervention. Si la personne n'y voit qu'une relation de force, l'intervention peut se révéler plus négative que positive. Que l'intervenant prenne le temps, par la suite, de revenir sur la situation avec la personne.

Les permissions et les interdictions formelles

Ce qu'elles sont :

Ce sont des actions préventives par lesquelles l'intervenant indique clairement à la personne ce qu'il peut lui permettre et ce qu'il ne peut lui permettre.

Ce qu'elles peuvent permettre :

Préciser à la personne quelles sont ses possibilités d'action dans une situation donnée. Lui déterminer les limites qu'elle ne peut dépasser compte tenu des réalités ambiantes.

Ce qu'elles supposent :

Que l'intervenant exprime clairement que l'interdiction ou la permission porte sur le comportement et sur l'attitude et que l'interdiction n'est en aucun cas un rejet. Que l'intervenant soit conscient du sens de ses « oui » et de ses « non ».

Les promesses et les récompenses

Ce qu'elles sont :

Des gestes de reconnaissance face à des défis qu'une personne a su relever.

Ce qu'elles peuvent permettre :

Stimuler et encourager la participation active de la personne à une activité quotidienne ou d'apprentissage. Reconnaître ce qui lui revient, lui faire bien voir qu'on a remarqué ses efforts et la qualité de sa participation. Lui transmettre qu'on considère comme important le défi qu'elle doit relever.

Ce qu'elles supposent :

Que la personne voie un lien entre la récompense et la qualité de sa participation et de ses efforts ; qu'elle soit consciente que l'obtention de récompenses dépend davantage d'elle que du bon vouloir de l'intervenant.

Que la promesse ou la récompense soit vraiment proportionnelle à l'effort et aux résultats attendus.

Que l'intervenant soit bien conscient que les récompenses ne remplaceront jamais la qualité de sa présence auprès de la personne.

Les punitions et les menaces

Ce qu'elles sont :

Ce sont des actions préventives qui constituent une mise au point, une clarification, pour rendre la personne plus consciente des risques qu'elle prend dans une situation donnée et des conséquences qui pourraient en découler pour elle.

Ce qu'elles peuvent permettre :

Clarifier les enjeux d'une situation :

- amener la personne à comprendre les interventions de l'intervenant ;
- lui faire percevoir la logique de la situation.

Ce qu'elles supposent :

Que l'intervenant y voie surtout un moyen de prévention pour amener la personne à agir en connaissance de cause, à mesurer les risques qu'elle veut prendre, à évaluer les conséquences de ses actes avant d'agir. Que l'intervenant évite d'avoir recours à ce type d'intervention avec des personnes qui cherchent le rejet ou qui sont aux prises avec des préoccupations majeures.

5.9.3 L'approche sonezelen

Les stimulations sensorielles sont depuis longtemps utilisées dans un but thérapeutique ou éducatif. J. Itard (1800) a fait l'éducation de l'enfant sauvage Victor qui présentait tous les traits d'un autiste en tentant de le stimuler sur le plan sensoriel. Pour M. Montessori (1909) les déficiences intellectuelles apparaissaient beaucoup plus un problème d'ordre pédagogique que médical ; aussi, elle en a conclu que les personnes ayant une déficience intellectuelle pouvaient être aidées grâce à une éducation spéciale basée sur une approche sensorielle.

L'approche sonezelen, proposée dans les années 1970, en Hollande, par les éducateurs A. Verheul et J. Hulsegge, s'adressait aux personnes ayant des déficiences multiples (polyhandicapées). Actuellement, elle s'étend à toutes les formes de handicap, particulièrement aux personnes ayant une déficience intellectuelle et aux autistes.

Le terme sonezelen, d'origine hollandaise, est issu de la contraction de deux mots : snuffelen, qui signifie sentir, et doezelen, qui signifie somnoler. Nous pouvons dire « exploration multisensorielle dans un climat de détente et de bien-être ». C'est une approche non directive qui ne fait appel à aucune technique en particulier.

Ce concept est un environnement, un cadre, dans lequel se trouve du matériel spécifique et diversifié (matelas d'eau, musique, coussins, hamacs, colonnes à bulles, boules à facettes, odeurs, effets lumineux ainsi que des aliments pour faciliter les explorations gustatives (salés, amers, épicés) où :

- l'enfant expérimente des textures différentes sur les murs, ce qui favorise l'exploration tactile et l'utilisation d'un bac à boules pour stimuler la recherche d'équilibre ;
- l'enfant travaille l'éveil et la stimulation sensorielle sous l'influence d'ambiances lumineuses, sonores, chromatiques et aromatiques ou par l'expérimentation d'un matelas d'eau chaude vibrant selon le rythme de la musique.

Les participants vont être amenés, à leur rythme et dans un climat de confiance, à développer des expériences sensorimotrices et relationnelles. La personne ayant une déficience intellectuelle est considérée comme étant un sujet avec des potentialités : on essaie d'élargir son champ d'expérience et de lui permettre d'exploiter son registre sensoriel, sa sensibilité et sa réceptivité pour un mieux-être et une sécurité qui pourraient se confirmer dans la vie quotidienne. L'objectif de l'approche sonezelen est également de favoriser, par différents modes et codes de communication, une rencontre, une réciprocité, une relation amenant la personne à une autre perception de soi et de son corps qui peut la mettre en confiance (enveloppe corporelle structurante).

La durée de l'activité sensorielle est en fonction de la volonté de la personne ; elle peut être de quelques minutes à une heure. Son expérience et sa situation du moment deviennent alors déterminantes dans sa prolongation ou non, mais il faut éviter une trop grande offre de stimulations sensorielles simultanément. La recherche de P. Martin et J.-L. Adrien (2005) sur ce sujet démontrent une diminution des comportements agressifs, d'anxiété et de stéréotypies motrices chez les personnes ayant une déficience intellectuelle associée au syndrome de l'autisme qui ont utilisé l'approche sonezelen.

5.9.4 L'accompagnement avec un animal et la rééducation avec un cheval

L'animal de compagnie jouit d'une grande popularité depuis quelques années. Plusieurs chercheurs qui ont tenté d'expliquer ce phénomène en sont venus à la conclusion qu'il existe des liens naturels et bienfaisants entre les êtres humains et les animaux. Certaines études américaines ont révélé que le simple fait de caresser un animal ou de regarder des poissons tropicaux dans un aquarium réduit la tension artérielle et prévient la dépression. De plus, le fait de s'occuper quotidiennement d'un animal anéantit un sentiment d'inutilité et, en conséquence, augmente l'estime de soi. Le pédagogue M. Vallotton (1977), dans l'encadré qui suit, décrit bien le rôle important de l'animal dans les apprentissages de l'enfant et donne l'exemple de quatre jeunes enfants aux prises avec des difficultés.

Jacques, huit ans, est aux prises avec la copie d'un poème sur les souris, travail difficile pour le dyslexique qu'il est. Pour être à la hauteur de sa tâche qu'il désire perler, il a mis le hamster dans sa poche et sa main gauche le caresse et lui donne le surcroît de concentration nécessaire.

Éric, presque aveugle, se prit d'amour pour son « pareil », c'est-à-dire le chat d'une amie qui n'avait qu'un œil...

Marc a un problème à résoudre et c'est ce qu'il déteste le plus. Il est sans idée et il s'énerve. Il va alors chercher Blanchette, sa souris. Celle-ci se blottit benoîtement dans la chaleur de sa poche, sous sa main gauche, pendant que la droite écrit. Ô miracle ! l'esprit de Marc est maintenant en marche. Que s'est-il passé ? La réponse est simple : sécurisé par le contact du petit corps tiède au cœur qui bat doucement, Marc s'est calmé : son cœur aussi est maintenant comblé.

Joël, gros patapouf de quatre ans, essaya de se mettre à quatre pattes, puis de sauter comme Arnold, le lapin. Ce fut une imitation très lointaine. Au fur et à mesure que l'enfant se rendait compte qu'il avait à faire quelque chose de spécial avec les bras et les jambes, il s'embrouillait. Il s'arrêta et resta un long moment à regarder le lapin, le sourcil froncé. Celui-ci s'arrêta aussi et se rapprocha de Joël. Ce face-à-face, ce « nez à nez », tout d'un coup fit comprendre à l'enfant qu'il fallait, pour commencer, prendre appui sur ses deux mains avant de jeter ses jambes en arrière.

Les recherches de H. Montagner (1978) permettent de supposer que l'animal et l'enfant peuvent, et cela avant même l'apparition du langage chez ce dernier, se retrouver sur un terrain de communication où les gestes et les attitudes jouent un rôle primordial de part et d'autre. La chaleur des corps et les contacts divers, dont la caresse, sont des éléments de rapprochement non négligeables en cette période particulièrement riche dans le domaine de l'apprentissage tactile du monde extérieur.

Comme on le sait, l'olfaction est, chez le chien notamment, un sens très développé. Les odeurs qu'émet le jeune enfant du fait de sa nourriture et de ses oublis physiologiques constituent une aire olfactive que l'animal recherche volontiers. En bref, les communications non verbales abondent entre les deux protagonistes. Elles permettent une entente physique et physiologique qui, plus tard, lorsque la verbalisation commencera, se commuera en un type de relation plus « civilisé » où l'affectivité prendra une part plus grande.

En 1989, lors de la cinquième Conférence internationale de Monaco sur les relations entre les hommes et les animaux, l'Autrichienne Mayer-Mixner disait :

> Les gens handicapés agissent et réagissent de façon instinctive ; certains ne peuvent pas parler, aussi laissent-ils parler leur corps. Les êtres humains « normaux » ne peuvent comprendre de tels comportements. Les animaux le peuvent. Ainsi nos compagnons sont-ils capables de « rompre la glace » : lorsqu'un chien lèche la main d'un enfant handicapé, les gens, habituellement désarmés face au handicap, sourient ; l'interve-

nante, quoique surchargée de travail, prend le temps de sourire au chien et à la personne handicapée, et les gens habituellement agressifs cajolent l'animal et s'intéressent aussi à leur compagnon de vie.

La présence d'animaux peut aider une personne handicapée aux prises avec un déséquilibre du développement psychomoteur. Dans un article publié dans le *Journal de Québec* en 1993, le journaliste J. Roy rapporte l'histoire d'un garçonnet autiste qui présentait de nombreuses manies et dont le niveau d'activité se résumait en grande partie à claquer constamment des doigts et à tourner en rond. Il se lassait rapidement de la marche et pleurait pour rentrer chez lui au bout de 15 minutes. À bout de ressources, les parents consentirent à ce que Maya, un chien de la Fondation Mira, soit placé dans leur milieu familial. L'expérience a donné des résultats très positifs et l'enfant a progressé de façon significative. En compagnie de son chien, il faisait des promenades qui pouvaient durer jusqu'à une heure.

En 2008, dans *L'autisme, un jour à la fois*, N. Poirier et C. Kozminski ont décrit les bienfaits apportés par la présence d'un chien de la Fondation Mira auprès de la petite Maëlle souffrant d'autisme.

La zoothérapie

Au Québec, l'Institut de technologie agroalimentaire offre depuis quelques années un programme de formation en zoothérapie qui permet d'élaborer et de mettre en pratique des stratégies exploitant l'assistance d'un animal dans le cadre d'interventions thérapeutiques.

Le mot zoothérapie vient du grec « zoo », qui signifie animal, et « therapeia », qui signifie « cure, soin ». La zoothérapie est une intervention qui se pratique individuellement ou en petit groupe à l'aide d'un animal familier. Elle consiste à intégrer l'animal dans une thérapie déjà en cours, que ce soit la psychomotricité, la physiothérapie ou la psychoéducation. Cet accompagnement répond à des besoins d'animation et de détente. On peut également définir la zoothérapie comme étant une approche qui favorise les liens naturels et bienfaisants entre l'humain et l'animal. Elle est multidisciplinaire et elle touche des domaines tels que la psychopédagogie, la psychologie et la gérontologie.

Un intervenant en zoothérapie sait comment élaborer et mettre en pratique des stratégies exploitant l'assistance d'un animal dans le cadre d'interventions thérapeutiques auprès de personnes ayant une déficience intellectuelle. Il propose au milieu (CRDI, école, CLSC, etc.) la meilleure façon d'atteindre les objectifs fixés. Il n'est pas là pour se substituer à l'enseignant ni à l'éducateur spécialisé, mais pour apporter sa compétence et sa technicité dans un domaine permettant à la personne de développer au maximum ses capacités.

Les principaux objectifs de la zoothérapie en déficience intellectuelle sont d'améliorer et de préserver les potentiels psychomoteur, cognitif, psychosocial et émotionnel de l'enfant et de l'adulte.

L'animal sera au préalable soigneusement entraîné pour répondre positivement aux besoins spécifiques de la personne ayant une déficience intellectuelle. L'intervenant en zoothérapie connaît le comportement de l'animal et le meilleur accompagnement qu'il peut proposer aux responsables. Il mise sur la réciprocité dont fait preuve l'animal et sur son pouvoir de stimulation, de motivation et de contact affectif. C'est à partir de l'attrait de l'animal et de sa capacité à encourager l'humain que les activités de zoothérapie s'élaborent.

L'animal est une source d'affection inconditionnelle, sans égard au comportement ou à l'apparence physique des personnes ; il ne juge pas et il rassure par sa fidélité. Flatter un animal peut être apaisant et peut aider à diminuer un comportement agressif, voire l'automutilation. L'animal permet à l'enfant d'exprimer ses émotions et ses angoisses ; il est parfois un confident ; par son comportement, il pousse l'enfant à communiquer. Il peut aussi favoriser l'activité psychomotrice par le jeu. Cet état ludique apporte joie, spontanéité et changement de la réalité quotidienne des personnes ayant une déficience intellectuelle.

L'animal peut tantôt agir comme une source de stimulation, tantôt comme un agent de renforcement dans la réalisation de certaines activités. Par exemple, lors de l'activité de brossage, en plus de mettre à contribution la coordination des mouvements, il favorise la stimulation des fonctions cognitives et sensorielles ainsi que les habiletés perceptivo-motrices. En un mot, la zoothérapie donne à l'enfant le sentiment de se sentir utile et lui permet d'acquérir autonomie et indépendance tout en apprenant à être responsable de son compagnon.

Il faut cependant souligner que l'attrait envers les animaux varie d'un individu à l'autre. La façon dont une personne peut potentiellement bénéficier de la présence d'un animal est fonction de la perception ou de l'attachement qu'elle en a. On ne devrait jamais forcer une personne ayant une déficience intellectuelle à interagir avec un animal si elle ne le désire pas.

L'équithérapie

L'utilisation du cheval en tant que moyen thérapeutique pour la rééducation des personnes handicapées en vue de leur insertion sociale ne datent que d'une cinquantaine d'années. C'est la Norvège qui, en 1955, a été à l'origine de l'équithérapie. Les résultats obtenus ont été tels que la technique a été reconnue à titre de traitement par la Sécurité sociale norvégienne, et ce, dès 1964. Les Danois, en 1956, puis les Anglais et les Français, en 1967, ont aussi mis sur pied cette approche. Sous l'impulsion des recherches de R. de Lubersac, l'Association Handi-Cheval a été créée en France, en 1970. Elle a pour but de promouvoir le développement de la pratique des activités équestres pour les personnes handicapées ou en difficulté d'adaptation.

Au Canada, l'essor de cette pratique rééducative se remarque surtout dans les provinces de l'Ouest, notamment en Alberta et en Colombie-Britannique. C'est là que l'on trouve le plus de centres équestres se spécialisant dans la rééducation par l'équitation. Au Québec, cette approche n'existe officiellement que depuis 1990. L'Institut de technologie agroalimentaire donne depuis quelques années un programme de formation en équitation thérapeutique.

L'originalité de la méthode réside avant tout dans la présence d'un animal, en l'occurrence le cheval, mais aussi dans l'emploi d'une technique privilégiée, l'équitation. Cheval et équitation ne sont ici utilisés que dans un but strictement thérapeutique. L'équithérapie a pour objectif de permettre à l'enfant de mieux vivre dans son corps par l'intermédiaire de l'équitation, qu'il ait des difficultés motrices, cognitives ou comportementales.

L'ambition n'est pas la progression équestre au sens strict, mais la relation avec le cheval, c'est-à-dire le moteur de l'apport thérapeutique. L'évolution se manifestera sur les plans physique, cognitif, relationnel et affectif.

Le but thérapeutique sera différent selon l'enfant, son histoire et ses problèmes. Lors d'une séance commune, les exigences ne seront pas les mêmes pour tous.

L'équithérapie favorise la communication

Monter à cheval fait appel, pour le cavalier, à une forme de langage non verbal qui lui permet de communiquer ses volontés à sa monture. L'équitation est donc, dans une très grande mesure, une expérience de communication entre le cavalier et son cheval. Le cavalier peut se permettre de toucher la bête, de se faire promener par elle, sans pourtant trop s'engager émotivement. De plus, les contacts de sa peau avec l'animal ainsi que la chaleur et l'odeur que celui-ci dégage favorisent chez le cavalier une intégration sensorimotrice des stimuli olfactifs, tactiles et visuels qui sont chez lui souvent déficitaires.

Par ailleurs, monter à cru (sans selle) donne une toute autre sensation que de chevaucher sur une selle. Sentir de plus près la chaleur du corps de l'animal, sa respiration, ses hennissements, le voir s'allonger sur le ventre ou sur le dos, entourer son cou avec les bras, ceinturer sa masse avec ses jambes, tout cela donne à l'enfant toute une expérience sensorimotrice et de communication non verbale.

Le cheval s'adapte à l'enfant qu'il porte, respectant son rythme et son déséquilibre. Il est non jugeant ; rien dans son regard ou dans son attitude ne laisse entendre le rabrouement ou l'incompréhension. Il accepte totalement l'enfant handicapé pour autant que celui-ci le respecte comme cheval. Il ne fait strictement aucune différence entre un être handicapé ou un être « normal ». Il est choisi en fonction de son tempérament calme et tolérant et sa capacité à faire face à n'importe quel stress ou stimulus environnant.

Lorsque l'enfant caresse son cheval, qu'il lui fait un compliment ou qu'il l'injurie, à qui s'adresse-t-il ? À qui s'adresse ce jeune cavalier qui frappe son cheval à coups de poing et cet autre qui l'embrasse ? Au cheval ? Peut-être, mais bien davantage à l'intervenant qui est là et, à travers lui, à d'autres adultes absents. Le cheval est l'élément « transmetteur » de messages de l'enfant. Au cheval, tout peut être dit ; l'important est que ce qui lui est dit soit entendu par son destinataire, mais que l'émetteur (l'enfant) ne soit pas en contact direct avec lui. L'enfant accepte mal la relation directe : le langage verbal le traumatise au point que certains se bouchent les oreilles avec leurs mains afin de couper court à toute communication avec l'intervenant.

L'enfant ayant une déficience intellectuelle, comme tout être humain à part entière, éprouve le besoin inné de communiquer avec autrui. Étant donné que la parole ne représente la plupart du temps pour lui qu'une suite de mots sans contenu et vide de sens, pour communiquer il utilisera tous les moyens autres que verbaux. C'est par des regards, des postures, des gestes, des vocalisations et, parfois aussi, certains sourires qu'il parlera. Combinées l'une à l'autre, toutes ces manifestations renseigneront l'intervenant attentif sur le monde intérieur de l'enfant et le guideront dans ses interventions à venir. Être à l'écoute des jeunes, c'est voir qu'ils sont différents entre eux et de nous ; c'est faire preuve de tolérance envers ceux qui ont tendance à s'exprimer par l'agression, la crainte ou l'isolement ; c'est s'ouvrir à la communication non verbale autant qu'à la communication verbale. Il revient aux intervenants de trouver le moyen d'établir une communication, une relation, sur un mode qui sera approprié.

Les sens tactile, kinesthésique et olfactif sont, de tous les sens, les plus primitifs, donc, susceptibles de rejoindre les jeunes. Les intervenants constatent avec quelle facilité certains d'entre eux, aux relations parfois très difficiles avec autrui, acceptent le contact avec le cheval. Ils recherchent le type de sensations que suscite ce contact ; ils les souhaitent. C'est par leur corps et leurs jambes qu'ils entrent en communication avec cette masse vivante. Cette relation est éminemment sensuelle et énormément chargée de vécu pour eux. Par la chaleur qu'il dégage, la douceur de son poil, son odeur, son balancement, la sensation moelleuse de son dos, l'animal représente une source de plaisir incontestable pour le cavalier.

Nous disions plus haut que le cheval tenait, en quelque sorte, un rôle d'intermédiaire entre l'enfant et l'intervenant. Or, il arrive parfois que l'intervention de ce dernier ne soit même pas nécessaire : le cheval se charge, à sa manière, d'éduquer son cavalier. Ses réactions automatiques et irrationnelles mettent ce dernier face à une situation inconnue. Son agressivité, lorsqu'elle lui est retournée irrationnellement et impulsivement, tel un boomerang par sa monture, le place dans une situation périlleuse vu le rapport de force très inégal existant entre le cheval et lui. À moins d'opter résolument pour la catastrophe imminente, il ressent l'impérieuse nécessité de maîtriser ses propres impulsions, car pour le meilleur et pour le pire, il a partie liée avec sa monture.

L'expérience de l'équitation apporte aussi une autre dimension dans la communication entre l'enfant et l'intervenant. En temps normal, le simple rapport de taille entre l'intervenant et lui le place toujours en situation d'infériorité physique : l'adulte est plus grand que lui et il doit le regarder de bas en haut. Quand il est à cheval, la situation s'inverse ; l'enfant occupe la position dominante, d'où il peut se permettre de recevoir, sans en être affecté, conseils et réprimandes.

L'équithérapie favorise l'intégration sociale

L'équithérapie ouvre aussi la porte à de nouvelles possibilités d'intégration sociale grâce au côtoiement des autres membres qui fréquentent l'écurie. L'apprentissage des rapports sociaux peut alors se faire dans un environnement beaucoup plus stimulant. L'intégration de la personne handicapée dans un groupe partageant la même activité développe des liens sociaux sur la base de la solidarité et de l'esprit d'équipe.

L'équithérapie favorise le développement psychomoteur

Le schéma corporel, la motricité globale, l'équilibre, la connaissance de l'espace, la coordination et la dissociation des gestes, de même que la latéralisation et le rythme, sont autant d'aspects de la psychomotricité qui sont touchés par l'équitation thérapeutique. Il y a, certes, beaucoup à dire sur chacun des aspects. Voyons-en quelques-uns.

- La connaissance du corps

  Chevaucher l'animal ou marcher à ses côtés nécessite une rééquilibration posturale constante. Ces ajustements posturaux (relâchement-contraction) contribuent à une prise de conscience du corps. Il en va de même des exercices comme se baisser vers l'encolure du cheval, placer ses mains au niveau des hanches, mettre son bras droit à l'horizontale, lâcher et remettre les étriers, se recroqueviller, s'étirer le plus possible les bras levés vers le ciel, se coucher sur le cheval et poser ses deux mains sur sa tête ou sur son dos. Par exemple : s'étirer pour toucher les oreilles du cheval est un exercice qui améliore l'équilibre, la force des genoux et la posture. En effectuant, pour le plaisir, tous ces mouvements en relation avec l'animal, l'enfant acquerra une conscience globale plus grande de son corps, et ce, dans des positions les plus variées. Enfin, en comparant son corps à celui du cheval, l'enfant intériorisera plus facilement l'agencement, entre eux et dans l'espace, des divers segments de son corps.

- L'organisation spatiotemporelle

  Quand il est sur son cheval, le cavalier doit réajuster continuellement sa direction, sa vitesse ou son trajet en fonction des autres et de l'espace où il évolue. Il suffit de quelques repères spatiaux, souvent très simples, mais indispensables, comme des lettres réparties en périphérie (la porte du manège, les chandeliers), pour que le cavalier puisse développer et affirmer son organisation spatiotemporelle. Sans ces repères, il n'y arrive pas. Grâce aux déplacements que permet le cheval, l'enfant a une perception à la fois visuelle et corporelle de l'espace devant et autour de lui. Les traces laissées par le cheval dans la sciure du manège matérialisent également les déplacements dans l'espace et elles ont le même effet. Elles sont aussi le témoignage de son investissement de plus en plus large, donc, de sa domination plus franche et, par conséquent, d'un début d'autonomie. Quant à la notion de rythme, elle sera sentie et vécue par le cavalier à travers les variations de l'allure du cheval.

- La motricité globale

  La conduite du cheval nécessite une bonne coordination des gestes, car sans elle, le cheval sera dans l'incapacité d'obéir à son cavalier. Lorsque ce dernier parviendra pour la première fois à le faire tourner ou à l'arrêter correctement, il découvrira alors l'intérêt d'un geste efficace permettant l'exécution d'une action. Il découvrira en même temps qu'il lui sera possible de dominer sa monture, ce qui lui procurera une réelle valorisation.

Pour faire exécuter au cheval une figure de manège donnée, d'autres dimensions de la psychomotricité de l'enfant sont sollicitées. En effet, pour aller dans la bonne direction, ce dernier doit d'abord porter le regard vers l'endroit où il désire aller, puis effectuer une rotation de la tête et, simultanément, écarter la main et le poignet pour amener le bout du nez du cheval dans la direction voulue. Durant ces actions, les jambes de l'enfant sont actives, de façon à maintenir l'impulsion du cheval. Ces mouvements sollicitent les capacités de dissociation segmentaire et d'affinement du geste de l'enfant.

Enfin, les séances de rééducation par l'équitation vont bien au-delà du simple cours. Par exemple, l'intervenant peut en profiter pour poser des questions à l'enfant :

> Pierre, de quelle couleur est le cheval qui marche devant toi ? Blanc, répond Pierre. Et celui qui vient de te dépasser ? Noir. Tu sais pourquoi je te demande ça ? Parce que ça va bien mieux et c'est plus intéressant si tu regardes devant toi au lieu de regarder par terre.

Techniquement, la pédagogie de l'intervenant en rééducation par l'équitation diffère en bien des points de la pédagogie classique. Pour commencer, on évite, bien sûr, les termes spécifiques à l'art équestre. On réduit le niveau des exigences abstractives qui, autrement, risqueraient d'embrouiller l'enfant inutilement. Dans le manège, l'éducateur surveille son cavalier, prompt à intervenir face au cheval en veine d'indiscipline. L'intervenant est à l'écoute non seulement du langage verbal du cavalier, mais également de son langage corporel, c'est-à-dire tout ce que trahissent son maintien, ses mimiques et sa gestuelle. L'éducateur parle constamment, explique, exige, rassure, ordonne, encourage et réconforte parfois. L'important est de demander aux enfants des choses qu'ils sont capables de faire.

Les enfants ont chacun un cheval, qui est choisi par l'intervenant équestre en fonction de leur comportement et de leurs capacités. On utilisera, si possible, toujours le même pendant la durée de la session. Cette notion d'appartenance compte beaucoup pour l'enfant ; il sera davantage porté à respecter « son » cheval et à en prendre soin ; il pourra aussi plus facilement en connaître les limites. Les enfants développent souvent une relation particulière avec leur cheval. Parfois, l'animal devient même leur confident.

Enfin, en équithérapie, comme à l'école et à la maison, la participation efficace de l'enfant ne sera possible que si les activités s'inscrivent selon une routine préétablie et en relation avec le plan d'intervention.

Suggestion d'une routine à adapter auprès des enfants ayant une déficience intellectuelle.

À l'écurie

- accueil ;
- prendre le matériel (bombes, tapis de selle, selles, brides, etc.) ;
- déposer le matériel dans l'allée centrale de l'écurie ;
- aller chercher le cheval (le contact permet à l'enfant de voir et de toucher celui avec lequel il fera équipe) ;
- attacher le cheval dans l'allée ;
- aller chercher le matériel de pansage (brosses, cure-pieds) ;
- apprendre le nom du matériel utilisé ;
- brosser le cheval (le brossage donne l'occasion à l'enfant de voir un peu ce qu'est cet animal) ;
- nettoyer les pieds du cheval ;
- ranger les brosses, les cure-pieds ;

- passer le balai ;
- seller et brider le cheval.

Départ pour le manège, à la suite les uns des autres, en gardant une distance sécuritaire entre eux. Amener le cheval dans le manège permet à l'enfant de faire une certaine relation entre le cheval à l'écurie et le cheval au manège.

Au manège

Le cavalier est généralement accompagné d'un à trois intervenants (une personne agit comme guide pour le cheval ; les deux autres comme accompagnateurs à ses côtés). Chaque séance suit les mêmes étapes, ce qui permet de structurer l'enfant ayant une déficience intellectuelle.

La mise à cheval

Divers exercices d'échauffement sont proposés par l'intervenant afin d'assouplir les muscles de l'enfant :

- des tours de piste pour permettre au cavalier de prendre contact avec sa monture, de se décontracter et de se familiariser avec l'environnement ;
- des exercices collectifs ou individuels visant un objectif précis, comme l'équilibre, la coordination, la posture, le tonus dorsal et musculaire, l'amplitude du mouvement, la latéralisation, le schéma corporel et l'environnement spatial.

Exemples d'exercices dans le manège : l'intervenant demande au cavalier de lever la main gauche, puis la main droite ; l'enfant se couche sur le dos de son cheval, se penche vers sa crinière, touche sa queue et appuie ses talons sur son ventre. Le cheval se met au pas. Devant cette nouvelle situation, le cavalier va devoir apprendre à le diriger et à maîtriser les rênes. L'exercice se termine par une période de détente, suivie de la descente du cheval, du retour à l'écurie et de la récompense au cheval (pomme).

La séance d'équithérapie a toujours comme objectif de contrer une difficulté physique, éducationnelle ou relationnelle, tout en restant une activité agréable et un loisir enrichissant pour l'enfant.

Dans la mesure du possible, une vidéo est prise au début et à la fin de la session en vue de constater l'évolution des enfants et de leur permettre de se rendre compte de leur posture et de leur comportement sur le cheval.

Des contre-indications à la pratique de l'équithérapie sont à vérifier selon chaque enfant. C'est pourquoi une attestation médicale certifiant que le jeune est apte à monter à cheval doit être fournie avant de commencer les séances.

Enfin, malgré son efficacité reconnue, l'équithérapie n'est pas une panacée. Elle est un moyen de plus mis à la disposition des intervenants. Appliquée avec discernement et prudence, elle peut produire les plus heureux effets, tant physiques que psychologiques, chez les personnes ayant une déficience intellectuelle.

5.10 LES QUALITÉS NÉCESSAIRES À L'INTERVENANT

L'intervenant doit être à la fois accompagnateur, guide et créateur. Il doit être intuitif et passionné, mais savoir « s'élever au-dessus de ses passions » et maîtriser ses propres émotions pour mieux comprendre celles des autres.

L'intervenant est en contact avec des personnes qui ont besoin d'une attention particulière. Il lui faut donc des qualités spéciales pour répondre adéquatement à leurs besoins : qualités intellectuelles pour acquérir la formation universitaire, qualités de personnalité qui engagent autant sa résistance physique, son sens social, sa richesse affective que son hygiène mentale. Il est l'émetteur et le récepteur en mesure d'accorder à la personne déficiente intellectuelle l'attention dont elle requiert pour grandir parmi nous.

5.10.1 La connaissance de soi

L'intervenant doit connaître son corps, c'est-à-dire être à l'aise dans sa peau ainsi que connaître et accepter ses défauts et ses qualités.

Être un bon intervenant ne demande pas d'aptitudes physiques particulières. Même s'il ne réussit pas tout à la perfection et qu'il éprouve les mêmes difficultés que les enfants, les adolescents ou les adultes qui sont devant lui pour faire un exercice ou un jeu, il n'y perd pas son prestige. Il est tout simplement lui-même, avec ses forces et ses faiblesses.

Pour la personne déficiente intellectuelle, il devient celui qu'elle peut consulter, celui avec qui elle peut parler et échanger des idées et celui à qui confier ses difficultés et ses réussites. N'étant alors plus soumise à un conformisme rigide, elle pourra s'épanouir dans une ambiance sympathique, où l'échange de sentiments et d'idées sera bienvenu.

L'intervenant doit connaître son rythme ; cela lui permettra de se sensibiliser à celui des personnes et, donc, d'organiser les activités de façon harmonieuse.

5.10.2 Les aptitudes à la communication

La relation entre l'intervenant et la personne ayant une déficiente intellectuelle doit être positive et solide. Cela repose sur l'attitude et la personnalité de l'intervenant. Il est souhaitable qu'il fasse preuve de calme et de fermeté tout en respectant la personne qui est devant lui. Par exemple, si elle exécute mal un exercice qu'elle réussit habituellement, il lui demandera de le recommencer sans ajouter de commentaires ni changer de ton ou élever la voix.

L'intervenant possède une facilité d'expression verbale et non verbale pour expliquer, corriger et intervenir auprès de l'enfant ou de l'adulte. Il est préférable qu'il emploie un vocabulaire simple. Ainsi, au lieu de parler de « rotation passive de la tête de la gauche vers la droite », il convient mieux de dire : « Amélie, couche-toi sur le tapis, sur ton dos ; tourne ta tête d'un côté, puis de l'autre côté. »

5.10.3 Les aptitudes intellectuelles

Une intervention de qualité requiert un esprit créatif capable d'inventer, d'organiser et de développer une activité appropriée, car il arrive parfois que les jeux ou les exercices prévus ne rejoignent pas les enfants ou les adultes.

Prenons un exemple : l'éducateur ne dispose que de cerceaux ; son objectif est de faire comprendre la notion de la droite et de la gauche à un groupe d'enfants. Que faire ?

Voici quelques façons d'atteindre cet objectif :

- chaque enfant fait tourner un cerceau devant lui et doit entrer dedans, le pied droit en premier, avant que le cerceau s'immobilise ;
- l'enfant lance un cerceau dans les airs avec sa main droite et le rattrape avec sa main gauche ;
- l'enfant fait tourner un cerceau autour de son poignet droit ;
- l'enfant place un cerceau à terre et doit mettre sa main droite et son pied droit dans le cerceau ;
- l'enfant fait rouler un cerceau au sol et tourne autour en sautant sur le pied gauche.

L'intervenant doit posséder un bon sens d'observation et être capable d'analyse et de synthèse. Il doit pouvoir détecter si l'enfant nécessite de l'aide et planifier des activités correspondant aux besoins des personnes dont il a la charge.

Après chaque activité ou exercice, l'intervenant consciencieux doit se poser des questions :

- L'exercice a-t-il été bien reçu ; pourquoi ?
- Le déroulement et le rythme de l'activité étaient-ils adéquats ?
- L'ambiance de l'activité était-elle détendue et agréable ?
- Le matériel était-il bien adapté à l'âge et aux besoins des enfants, des adolescents ou des adultes ?

- Pourquoi Claude est-il rejeté par le groupe ? Pourquoi demande-t-il toujours une explication supplémentaire ? A-t-il un problème visuel, auditif, de distraction ou un besoin de valorisation, d'attention ?

5.10.4 Les aptitudes pédagogiques

L'enfant, comme l'adolescent, ne peut réaliser des apprentissages importants que si l'intervenant applique une pédagogie fonctionnelle qui le place dans des situations appropriées à son âge, à ses possibilités motrices et intellectuelles et à ses intérêts. Pour répondre à ces demandes, l'intervenant apprend à doser ses activités et à trouver l'équilibre entre le « trop » et le « trop peu ».

Lorsqu'il travaille avec des personnes ayant une déficience intellectuelle, l'intervenant se remémore certains principes particulièrement significatifs dans ses interventions, dont voici les principaux :

- il est conscient que l'apprentissage est un processus actif d'ouverture, de recherche, d'observation et d'essais ;
- il aide la personne ayant une déficience intellectuelle à développer et à utiliser tous ses sens dans ses apprentissages ;
- il est à l'affût de tous les types de communication qui favorisent l'apprentissage ;
- il est particulièrement sensible aux effets de la communication non verbale dans son travail.

Pour que les apprentissages aient un sens pour la personne, il faut qu'ils se fassent en rapport constant avec ses semblables et avec le monde où elle vit. Apprendre est plus motivant, et plus facile aussi, lorsqu'on a l'impression que cela nous rend meilleur, plus autonome et un peu plus maître de notre propre vie.

Ne craignons pas de stimuler les jeunes enfants déficients intellectuels. Lorsqu'on leur donne le goût d'apprendre et l'occasion de le faire, ils s'y donnent jusqu'à la limite de leurs possibilités.

Toute personne ayant une déficience intellectuelle est capable d'apprendre lorsque les conditions sont favorables et adéquates.

Il faut donner l'occasion à chaque personne ayant une déficience intellectuelle d'apprendre en la plaçant en situation de changement adapté à ses capacités.

L'efficacité d'un programme d'apprentissage dépend de l'habileté de l'intervenant à adapter les activités aux capacités de la personne qui présente une déficience intellectuelle. Plus une tâche est difficile à accomplir par une personne, plus l'intervenant doit en ajuster les conditions d'apprentissage.

Si la personne déficiente intellectuelle n'apprend pas, ce n'est pas sa faute, mais c'est celle de l'intervenant qui n'a pas su doser adéquatement son intervention ou tout simplement qui n'a pas su mettre cette personne en situation valable d'apprentissage. Il devra modifier sa méthode d'enseignement.

En conclusion, l'intervention auprès d'une personne ayant une déficience intellectuelle ne pourra se réaliser qu'à partir d'une compréhension adéquate de la façon dont la personne perçoit, enregistre, interprète, comprend, se représente, et mémorise l'environnement dans lequel elle évolue.

Le tableau 5.2 fait état de compétences liées aux compétences que devrait posséder tout intervenant auprès des personnes ayant une déficience intellectuelle.

Tableau 5.2

Les compétences de l'intervenant

Savoir	• Connaître les divers aspects du développement de l'enfant, de l'adolescent et de l'adulte. • Connaître les déficiences et leurs conséquences. • Connaître les besoins de la personne ayant une déficience intellectuelle, ceux de sa famille et de son milieu environnant. • Connaître les ressources existantes, leurs conditions et mécanismes d'accès. • Connaître les processus d'adaptation de la personne ayant une déficience, de sa famille et de son milieu environnant. • Connaître les approches systémique, holiste ou écologique.
Savoir-faire	• Être capable d'établir des relations humaines, respectueuses avec la personne ayant une déficience intellectuelle ainsi qu'avec son entourage. • Être capable d'interagir avec tous les membres de la famille et de l'entourage immédiat de la personne. • Être capable d'interagir avec d'autres intervenants. • Être capable d'intervenir dans divers milieux : centre d'adaptation-réadaptation, au domicile, en garderie, en milieu scolaire, en milieu de travail, au niveau des organismes communautaires et des associations de parents.
Savoir-être	• Respecter les choix des personnes, des familles, leurs valeurs, leurs attentes et leurs capacités. • Être réceptifs à l'expression des besoins de la personne et de son milieu de vie. • Avoir une écoute active permettant la verbalisation.

Chapitre 6

L'affectivité chez la personne ayant une déficience intellectuelle

« Traite les personnes comme si elles étaient ce qu'elles devraient être, tu les aideras à devenir ce qu'elles peuvent être. »

Goethe

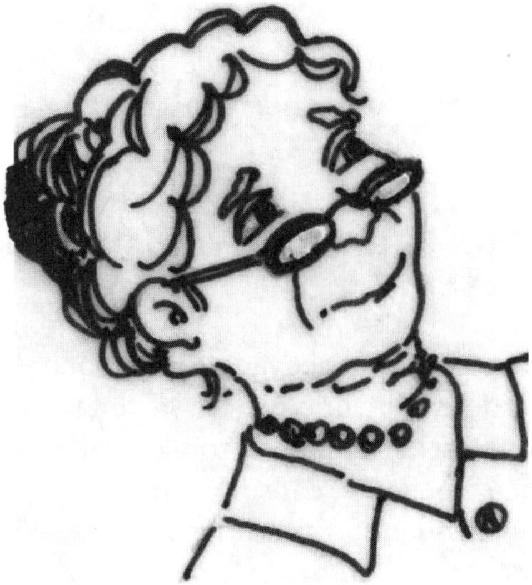

L'affectivité est à la base de la vie psychique. Elle est faite de tous les états d'âme, dont les racines plongent jusque dans l'instinct et l'inconscient. C'est par elle que nous sommes liés aux autres, au monde et à nous-mêmes. Elle confère à nos pensées et à nos actes toute leur saveur, leur raison d'être et leur élan. Elle est le fondement de notre personnalité.

On pourrait définir l'affectivité comme une aptitude à éprouver des impressions, des émotions, des sentiments ou des passions, tantôt agréables ou désagréables, tantôt douloureux, tantôt plaisants. Or, cette aptitude est loin d'être étrangère aux personnes ayant une déficience intellectuelle ; elles font, elles aussi, quotidiennement l'expérience de la joie et de la tristesse, du calme et de la colère, de l'amour et de l'indifférence. L'intervenant sensible en sera toujours conscient et il saura faire émerger toute cette vie affective.

Décoder les besoins socioaffectifs de la personne ayant une déficience intellectuelle n'est pas toujours facile. Voilà pourquoi il nous a semblé opportun de consacrer un chapitre à cette question, afin d'aider les intervenants à pallier cette difficulté en leur suggérant des moyens d'y parvenir. Nous définirons d'abord le concept de l'affectivité puis nous traiterons de l'influence de la déficience intellectuelle sur celle-ci. Nous regarderons ensuite l'importance de l'encadrement familial et scolaire dans le développement affectif de la personne ayant une déficience intellectuelle. Nous réfléchirons sur la relation affective entre l'intervenant et la personne déficiente intellectuelle. Enfin, nous aborderons les problèmes d'agressivité et le concept de la mort chez la personne ayant une déficience intellectuelle.

6.1 L'ÉVOLUTION DE L'AFFECTIVITÉ, DE LA NAISSANCE À L'ADOLESCENCE

Avant de s'attarder à l'affectivité de la personne ayant une déficience intellectuelle, regardons l'évolution affective de tout être humain normal. Au départ, le fœtus est en symbiose totale avec sa mère. Puis le jeune bébé comprend peu à peu que, dans le monde qui l'entoure, il existe des objets distincts les uns des autres : il découvre ses mains, les yeux et le sourire de sa mère et de son père. Progressivement, l'enfant prend conscience du fait que sa mère et lui-même constituent un « tout » distinct du « tout » de l'autre ; il manifeste le besoin d'agir. Par exemple, il bouge les bras et les jambes et il crie pour appeler. À ce stade du « narcissisme », il demeure extrêmement dépendant de sa mère, qu'il ne perçoit que comme venant répondre à ses propres besoins.

Vers l'âge de 1 an, l'enfant tient compte de certains ordres : il cesse pendant quelques instants de toucher à un objet défendu lorsque la mère lui donne une petite tape sur les doigts. Il est capable de sourire en réponse au visage amical de sa fratrie. Il imite, lorsqu'on le lui demande, quelques gestes des mains, soit pour applaudir, soit pour faire le signe « au revoir ». On peut dire qu'il accède à une certaine « attitude d'obéissance ».

À 3 ans, l'enfant s'affirme de plus en plus. Il prend conscience, à travers les activités de la vie quotidienne, de sa faculté de « faire plaisir » ou de ne pas « faire plaisir ». À cet âge, l'obéissance se fait plus personnelle ; il est capable de choisir entre le « oui » et le « non ». S'il écoute l'adulte qui lui parle, il tient cependant peu compte du contenu de son discours, sauf si celui-ci consiste en des directives courtes et immédiates.

Vers 5 ans, l'enfant arrive au stade du « narcissisme secondaire », c'est-à-dire qu'il aime faire plaisir à ses proches de façon à en tirer un bénéfice personnel. Par exemple, lorsqu'il est sage, c'est pour être aimé de papa, de maman ou d'un membre de la fratrie. À cet âge, il distingue nettement chaque personne de son entourage et il sait comment plaire ou déplaire à chacune. Il accepte difficilement que ses parents aient une relation plus intime, car il craint de perdre sa place au sein de la famille.

À 6-7 ans, il fait l'apprentissage de la vie sociale. Il devient capable de vivre en groupe. Il apprend à oublier quelque peu ses intérêts personnels pour participer à la réalisation d'objectifs communs. Il découvre un idéal valorisant à travers un groupe sportif ou un mouvement de jeunes, comme le scoutisme ou les clubs de la nature. Cette intégration est importante dans son développement, à la condition que les responsables aient eux-mêmes acquis un développement affectif et social suffisant.

À l'adolescence, il est à l'âge de la médiation personnelle. Il s'écarte quelque peu des groupes. Il veut prendre du recul, effectuer lui-même sa synthèse, parfois rejeter certaines habitudes acquises de façon trop grégaire et réfléchir sur ce qu'il désire conserver. Il aime prendre position et convaincre autrui du bien-fondé de ses arguments.

Regardons maintenant l'évolution de l'affectivité de la personne déficiente intellectuelle.

6.2 LE DÉVELOPPEMENT DE L'AFFECTIVITÉ DE LA PERSONNE AYANT UNE DÉFICIENCE INTELLECTUELLE

Le degré de développement de l'intelligence joue sur l'affectivité, car les modes d'expression utilisés dans la civilisation moderne sont en grande partie tributaires de l'intelligence. Toutefois, l'affectivité en soi, c'est-à-dire ce qui concerne les moments de son développement, semble être assez indépendante du degré d'intelligence. Chez la personne ayant une déficience intellectuelle, l'âge affectif semble plus proche de l'âge réel que de l'âge « mental ». Dans la mesure où on respecte son rythme de développement, la personne peut accéder à une affectivité d'adulte.

Plus le mécanisme cognitif est limité, plus la personne fonctionne selon son côté émotif, c'est-à-dire qu'elle réagit en tenant compte de la sécurité et de l'affectivité qu'elle ressent. La personne déficiente intellectuelle enregistre donc un message relationnel à travers une vibration émotionnelle dépourvue de tout symbolisme significatif, puisqu'elle n'a ni les moyens ni la capacité de saisir le vocabulaire intellectuel. Elle fonctionne davantage selon ses émotions que selon la raison. Elle capte plus les vibrations émotives qu'elle ne saisit le symbolisme des mots. Le sens des mots n'est donc pas le même que pour celui qui a un cognitif dit « normal ». Il existe un décalage entre ce que nous disons et ce que la personne déficiente intellectuelle comprend.

Parce qu'elle n'est pas en retard sur le plan émotif, elle nous sent et, à travers ce qu'elle sent, elle capte notre impatience, notre agressivité, notre mépris ou notre fatigue. Cependant, elle ne peut ni schématiser ni symboliser ce qu'elle capte. Elle ne peut que le sentir et constater l'émotion produite en elle.

Il importe donc, pour l'intervenant, de ne jamais perdre de vue qu'avec une personne ayant une déficience intellectuelle, **la voie de l'affectivité est beaucoup plus efficace que celle de la logique rationnelle des mots**.

On sait que les parents d'une personne ayant une déficience intellectuelle arrivent souvent à capter les moindres nuances de ses émotions t les moindres variations de ses sentiments parce qu'ils savent que leur enfant a une vie affective, parce qu'elle a développé ce qu'on appelle l'intelligence émotionnelle. Bien que, souvent, ils ne peuvent nommer ce qu'ils captent de leur enfant, ils savent très bien le reconnaître grâce à leur propre instinct et à leurs propres émotions. Car l'être humain n'est pas qu'intellect et raison, il est aussi cœur, émotion et sensibilité.

6.3 LA DÉFICIENCE INTELLECTUELLE ET LES PROBLÈMES AFFECTIFS

L'idée semble exister que seuls les gens très intelligents ont des problèmes d'ordre affectif. En réalité, ils se rencontrent fréquemment chez les personnes ayant une déficience intellectuelle, même chez les plus jeunes d'entre elles.

Le domaine de la déficience intellectuelle est peut-être celui où l'interdépendance de l'intelligence et de l'affectivité est la moins évidente. Les inhibitions affectives sont parfois si intenses que la personne paraît dénuée d'intelligence. Certes, les conditions affectives ne sont pas les seuls facteurs de la déficience intellectuelle, mais elles peuvent y contribuer.

Une étude menée par W. Goldfarb (1945) a démontré l'importance de la vie affective de l'enfant sur son développement intellectuel. Il a étudié systématiquement deux groupes d'enfants séparés très jeunes de leur mère et placés les uns en centres d'accueil, les autres chez des nourrices ; le nombre et la constance des différences sont frappants, particulièrement dans le domaine intellectuel : les QI mesurés par les tests Wechsler-Bellevue étant respectivement de 72,4 (centres d'accueil) et de 95,4 (nourrices) et par le test Vineland, de 79 (centres d'accueil) et de 98,8 (nourrices).

Selon le docteur C. Kohler (1967), « il semble hors de tout doute que des perturbations dont nous n'avons, nous adultes, aucune idée, soient amenées par la séparation de l'enfant d'avec sa mère jusqu'à un degré tel que l'intelligence soit bloquée dans sa croissance ».

6.3.1 L'affectivité et la déficience intellectuelle sévère

Dans la mesure où la famille accepte et protège l'enfant ayant une déficience intellectuelle sévère, ce dernier ne présentera pas de problèmes de comportement, mais il peut arriver qu'il éprouve certaines frustrations et qu'il réagisse de façon violente ; cette violence peut être dangereuse dans son cas étant donné qu'il est incapable de mesurer les conséquences de ses actes. Prenons un exemple tiré du roman de John Steinbeck, *Des souris et des hommes*. Lennie, le type même de la personne ayant une déficience sévère, brise les vertèbres d'une femme en la secouant pour l'empêcher de crier. La malheureuse meurt et Lennie soupire : « J'ai fait quelque chose de mal, j'ai encore fait quelque chose de mal. » Il avait, bien malgré lui, sous-estimé sa force physique et ses conséquences. Un autre cas vécu : Pierre brise la radio de Lucie, une de ses compagnes de la résidence. Le motif de ce comportement est qu'il lui reproche d'avoir accaparé l'attention de l'éducateur. Pierre est à la recherche d'affection, mais il est incapable de formuler cela en des mots ou en des gestes simples.

Tout comme dans le roman de Steinbeck où Georges a protégé Lennie, la personne déficiente intellectuelle sévère doit être aidée tout au long de son existence. Elle ne peut subvenir à ses besoins, elle ne peut faire face à tous les problèmes, petits ou grands, que la vie quotidienne l'oblige à résoudre. Enfin, les notions de coutumes et de « culture » ont très peu d'emprise sur elle ; c'est pour cette raison que son affectivité se traduira par ses émotions les plus instinctives.

Selon L. Not (1986),

> la personne ayant une déficience intellectuelle, sur le plan affectif, manifeste parfois une certaine immaturité. Les émotions sont labiles : on assiste à de rapides passages de l'exubérance joyeuse à l'abattement morose. Peut-être est-ce en liaison avec une alternance de chutes de tension et de bouffées d'agitation. Ainsi pourraient s'expliquer les phases

d'opposition et d'agressivité. On note également une disproportion entre les causes et les manifestations des émotions ; il y a comme une absence de socialisation des comportements à ce niveau. La disproportion paraît due à un manque de frein et à une impossibilité de relativiser les situations. C'est ainsi que pourraient s'expliquer les attitudes excessives que l'on signale parfois.

6.3.2 L'affectivité et la déficience intellectuelle légère et moyenne

Pour ce qui est de l'évolution affective de la personne déficiente moyenne et légère, le problème est plus complexe. On remarque deux périodes importantes se situant avant et après la scolarisation.

Avant la scolarisation, dans un milieu familial supposé normal du point de vue affectif, il ne se pose pas de problème important. Il est rare que les parents aient une conscience très claire du retard de leur enfant. Néanmoins, des difficultés peuvent déjà surgir quand l'enfant est en arrière dans les apprentissages sociaux et dans l'acquisition de la propreté. Des mesures coercitives peuvent s'exercer sur lui et provoquer un comportement d'opposition ou une fixation à ce stade infantile. Ce sont là des phénomènes que l'on observe également chez un enfant normalement intelligent, mais pour des causes différentes, tandis que, dans le cas d'une personne ayant une déficience intellectuelle, on voit que la déficience est une cause directe de l'échec dans l'apprentissage et que les mesures coercitives peuvent entraîner des conséquences négatives. Au moment de l'entrée à la maternelle, la situation ne change guère. La maternelle, si elle a ses normes, n'a pas les mêmes impératifs que la première année ; elle est moins exigeante vis-à-vis des enfants. Le travail est plus individualisé et chacun y réalise ce que ses moyens lui permettent de faire. Le jeune déficient intellectuel est bien remarqué par l'éducatrice, mais il n'en reçoit que plus d'aide ; quant à ses compagnons, ils ne lui portent guère d'attention particulière. C'est au moment de l'entrée en première année que l'inadaptation du jeune déficient intellectuel commence.

L'enfant se sent coupable de n'être pas comme les autres et de ne pas réussir comme les autres. Il doute de ses capacités à apprendre en raison du grand nombre de situations d'échec vécues. Il dira souvent avant d'entreprendre une tâche « je ne suis pas capable ». Cette perception négative de lui-même contribue à une faible motivation et au manque d'intérêt à commencer des activités nouvelles. Comme nous l'avons déjà dit, les caractéristiques affectives peuvent avoir une répercussion sur le processus d'apprentissage. C. Dionne, J. Langevin, J.-L. Paour et S. Rocque (1999) soulignent que « ce sont des caractéristiques pouvant résulter de l'expérience répétée et durable de l'échec et de la ségrégation ».

Dans une étude classique sur le sentiment d'infériorité chez le déficient intellectuel, R. Zazzo et R. Perron (1956) proposent à l'enfant une tâche : placer des anneaux. Il n'aura pas à l'entreprendre, il devra seulement estimer, *a priori*, sa réussite. L'intervenant explique que les garçons adroits ou « très malins » placent un certain nombre d'anneaux. Six autres tâches seront proposées, dont seules les trois dernières seront effectivement faites. On demande à l'enfant combien il croit pouvoir placer d'anneaux et combien en placeront trois autres de ses camarades, dont un lui est supérieur, un autre égal et un inférieur.

À la suite de cette expérience, on constate qu'à un âge mental égal, les enfants ayant une déficience intellectuelle s'estiment « *a priori* » moins bons que ne s'estiment les enfants normaux, mais ces estimations sont du même ordre que chez les normaux si l'on considère, cette fois, l'âge réel et non l'âge mental. Chez les enfants « normaux », on observe une distinction dite normale. Il y a peu de gros écarts entre ce qu'ils croient que feront les autres et ce qu'ils font en réalité. Chez les enfants déficients intellectuels, lorsqu'ils se comparent à d'autres camarades de classe dont l'éducateur connaît la supériorité, on assiste à deux réactions : ou bien le jeune déficient intellectuel se juge supérieur ou bien il se juge inférieur. Quand le jeune déficient intellectuel se compare à un enfant qui est son égal, on assiste souvent à trois réactions : jugements d'infériorité, d'égalité ou de supériorité.

Cette étude expérimentale paraît confirmer le fait que, dans l'ensemble, la personne déficiente intellectuelle a conscience de son infériorité généralement à l'âge de l'adolescence, mais qu'elle réagit de deux façons : soit par une attitude de résignation qui la conduit à se sous-estimer par rapport aux autres, soit par une attitude de compensation qui la conduit à se surestimer.

M. Mannoni (1970) et B. Castets (1969) ont ensuite montré dans leurs études comment les comportements d'autrui, considérant la personne déficiente intellectuelle comme un être à part (isolement, rejet, surprotection), peuvent aggraver un déficit originel. Ils insistent sur le besoin, pour elle, d'être reconnue et valorisée par autrui. Elle a du monde extérieur à son milieu familial une expérience assez souvent péjorative parce que malheureuse. Il s'agit, d'une part, d'un monde où se dressent une série d'interdits dont l'utilité n'est pas saisie et auxquels les infractions exposent à des punitions ; Il s'agit, d'autre part, paradoxalement, d'un monde où se projettent ses désirs et où sa crédulité tend à lui faire admettre que les désirs se réalisent sans obstacle.

La difficulté de comprendre le langage, déjà évoquée chez la personne déficiente intellectuelle moyenne, fait qu'elle présente une insuffisance de connaissances morales, donc, de jugement moral, dans la mesure où celui-ci est quelque chose d'intellectuel. On note toutefois que plusieurs personnes déficientes intellectuelles ont un sens moral particulièrement développé et affiné. Mais alors, comment expliquer que beaucoup d'entre elles manifestent cependant une absence de sentiment de culpabilité et beaucoup d'indulgence pour elles-mêmes ? Sans doute faut-il incriminer ici leur impossibilité à verbaliser leurs états d'âme.

La personne déficiente éprouve de la difficulté à appréhender la personnalité d'autrui. Elle ne comprendra pas ou comprendra mal les conséquences désagréables ou nocives de ses propres défauts et pas beaucoup mieux le sens et l'utilité des règles de la vie commune, méconnaissance qui apparaît comme une caractéristique de son activité sociale et qui explique les particularités de sa vision du monde.

La façon de connaître les sentiments des personnes ayant une déficience intellectuelle consiste à communiquer avec elles afin de comprendre ce qui les préoccupe. C'est en observant leurs réactions émotives que l'intervenant peut faire certaines déductions qui aideront à mieux les comprendre. Par exemple, Pierre est différent depuis quelques jours ; il exprime de l'impatience et de la colère plus souvent qu'à l'accoutumée. Ce changement dans l'expression de ses émotions peut être attribuable à un sentiment d'insécurité, car il vient de changer de milieu de travail et il doit apprendre un autre parcours d'autobus pour se rendre à ce nouveau lieu de travail. Voilà un événement qui peut susciter de l'insécurité et de l'inquiétude chez ce jeune travailleur.

Par ses mimiques, ses gestes, ses comportements ou ses paroles, la personne ayant une déficience intellectuelle exprime des sentiments et des émotions. Il est donc important d'être attentif à ces manifestations et de les respecter afin de l'encourager à extérioriser ce qu'elle ressent. Par le fait même, la personne sentira qu'on cherche à la comprendre et se sentira en confiance.

6.4 L'ENCADREMENT FAMILIAL

> L'habitat (chambre) constitue pour l'enfant une prolongation et un épanouissement de la mère au-delà du corps strict de celle-ci et l'enfant commence à s'y mouvoir avec sécurité avant d'oser le quitter. Comme dans une deuxième naissance, la mère aide l'enfant à reconnaître l'habitat, le corps de la maison, pour qu'il l'habite en sécurité comme il avait auparavant habité son ventre. La progression des rapports entre l'enfant et la mère s'établit ainsi dans une série de comportements qui maîtrisent et libèrent les corps de chacun des partenaires (Tosquelles, 1975).

L'enfant porté dans le ventre se trouve plus tard dans les bras puis dans le berceau, le lit, la voiture, etc. De plus en plus, il est porté par des « choses » qui ont un rapport chaque fois plus « libre » et plus lointain du corps de sa mère.

Pour que la mère et l'enfant facilitent l'évolution de cette « séparation » progressive, il faut que les partenaires s'y habituent progressivement sans peur de se perdre mutuellement, sans peur d'en mourir, sans peur de disparaître. La mère habitue donc peu à peu l'enfant à « transférer » ses relations, lesquelles ont été établies d'abord par un corps à corps vécu et ensuite par l'utilisation des remplaçants de ces corps : à la place de la main, la cuillère ; à la place du sein, l'assiette ; à la place de la mère dans le lit, un ourson, etc. Tout cela se trouve dans la maison, c'est pourquoi il est indispensable que la mère ou celle qui la remplace dans la rééducation soit la « ménagère » de cette maison. Mais ce mot « ménage » prendra tout son sens et son but à l'égard des besoins « rééducatifs » des enfants, dans le sens de faciliter la reconnaissance de l'habitat (connaître signifie :

« naître avec », « se reconnaître », « naître de nouveau »). Il faut que l'habitat de l'enfant devienne à la fois quelque chose d'identique et de différent de ce qu'était le corps de la mère. Comme tout autre enfant dit normal, le comportement de l'enfant ayant une déficience intellectuelle est largement conditionné par le climat psychologique des relations familiales et des conditions de vie.

6.5 L'ENCADREMENT DU MILIEU ÉDUCATIF

On considère généralement que l'attitude de l'enseignant envers l'intégration est le facteur le plus important de la réussite. Tous les enfants et les parents regardent de près les réactions et les comportements des enseignants qui représentent des modèles significatifs.

Chaque enseignant doit être en mesure d'examiner ses propres attitudes envers la déficience intellectuelle et être particulièrement sensible à la qualité des interactions entre les enfants. Cela est spécialement important au début du processus lorsque l'enseignant encourage les interactions sociales entre les enfants. L'enseignant est une source de sécurité, de chaleur, d'affection et de respect pour chaque enfant. Pour bien assumer ses responsabilités, l'enseignant compte sur le soutien de la direction de l'école et sur celui des parents.

Selon le pédagogue A. Inizan (1978),

> nous n'avons pas suffisamment étudié la perception que l'enfant a de son école, de sa classe, de son éducatrice ; perception que l'on peut qualifier de symbiotique au sens où l'enfant se sent et désire appartenir à ce milieu et, s'il se veut éducatif, milieu qui s'ordonne et se régule en fonction de l'enfant.

Mettre l'accent sur les besoins affectifs, c'est évidemment rapprocher milieu scolaire et milieu familial. Les besoins affectifs de l'enfant ne peuvent être limités, comme d'aucuns en sont tentés, au besoin d'affection ; il y a souvent ambiguïté lorsque, dans les débats, les discussions ou les actions pédagogiques, la notion d'affectivité est mise en avant sans trop savoir précisément ce qu'elle recouvre. Ces besoins, en particulier chez l'enfant ayant une déficience intellectuelle, devront être cernés, constatés, pris en compte dans le sens habituel et trop banalisé de besoins d'affection et de sécurisation, mais aussi dans le sens trop souvent négligé de besoins d'expression, d'affirmation, d'opposition et d'appréciation du moi.

Dans la classe, l'enfant exprime ses sentiments. Il peut alors apprendre à les accepter et à les maîtriser. Il ressent la nécessité d'une variété d'expériences et d'un guide pour lui apprendre à vivre avec ses propres sentiments. Une bonne école ne supprime pas les émotions, elle les reconnaît plutôt comme forme naturelle d'expression et les utilise lorsqu'elle cherche à diriger l'enfant dans une voie acceptable au développement d'une personnalité désirable. Ainsi, l'éducatrice aide chaque enfant à exprimer ses émotions pour lui permettre de vivre dans les limites imposées par son corps et avec d'autres êtres humains, de façon harmonieuse, productive et agréable. Son apport au développement socioaffectif est d'autant plus important qu'elle passe une grande partie de la journée avec lui.

Dans le milieu scolaire, la ségrégation est parfois frappante. L'organisation du champ scolaire fait toujours apparaître des éléments majeurs, valorisés, d'autres mineurs, périphériques, dévalorisés. L'espace scolaire est vécu de manière très affective aussi bien par l'enfant que par l'enseignante : sentiments d'appartenance, de possession, d'interdit, d'exclusion dans tel ou tel endroit, rapport entre le statut scolaire à tel âge et dans telle classe et le climat affectif des élèves et des éducatrices en ces lieux.

Pour l'enfant ayant une déficience intellectuelle, la conscience plus ou moins confuse de sa différence sera perçue au sein d'une organisation très particulière du milieu, par exemple :

- la durée de passage (ou de non-retour) pour l'élève dans une classe spéciale ;
- le rythme des activités et la durée d'apprentissage très différents ainsi que les programmes ;
- la localisation particulière dans la structure de l'école ;
- l'organisation différente des lieux d'enseignement ;
- le groupe d'enseignants spécialisés (représentés et vécus comme spéciaux par rapport aux autres enseignants, par les enfants et par eux-mêmes) ;

- la différence de statuts entre ces enfants-là et les autres face aux groupes ;
- la déficience interprétée en termes d'anormalité par l'entourage scolaire et par le groupe des pairs.

A. Inizan (1978) a observé les déplacements et les verbalisations d'une enseignante de première année pendant la période de lecture et d'écriture. Un nombre de 32 élèves étaient regroupés suivant leurs possibilités pour l'apprentissage : le groupe des rapides était dans le fond de la classe, celui des moyens était du côté de la cour et celui des plus lents occupait le reste de l'espace. Il a observé que l'enseignante se déplaçait beaucoup, mais selon des circuits privilégiés, incluant presque exclusivement les élèves « forts » et les élèves « moyens ». Le groupe des « faibles », au contraire, bien que le plus nombreux et censé participer comme les autres à la séance, n'a quasiment jamais bénéficié de l'approche physique ou du contact de l'enseignante. Un magnétophone a enregistré toutes les verbalisations de l'enseignante et des enfants pendant la période de lecture et de dessin. On a constaté que la durée de celles de l'enseignante était très importante, 60 % en moyenne, et que les enfants les plus brillants occupaient une place plus grande de la verbalisation et de l'échange enseignante-élève. À la suite de cette expérience, il est raisonnable de retenir, au moins comme hypothèse, que la relation enseignante-élève pourrait bien être une des causes de l'inadaptation de l'enfant ayant une déficience intellectuelle, si l'échange ou le contact n'a pas été positif, c'est-à-dire pas établi entre l'enfant et l'enseignante.

La motivation chez l'enfant ayant une déficience intellectuelle est un facteur très important dans son apprentissage. L'enseignant enseigne, c'est-à-dire qu'il aide les enfants à apprendre, mais ce sont eux qui apprennent et c'est même chaque enfant qui apprend et qui ne peut apprendre que pour lui-même.

Sans distinguer les aspects affectif et cognitif, remarquons qu'une activité scolaire est motivante pour l'enfant quand la perception qu'il en a lui rappelle une expérience récente heureuse, quand elle est prometteuse de plaisir. Par exemple, on demandera à l'enfant de créer une bande dessinée illustrant sa dernière sortie au zoo avec sa famille ou avec son éducateur.

6.6 LES RELATIONS AFFECTIVES ENTRE L'INTERVENANT ET LA PERSONNE DÉFICIENTE INTELLECTUELLE

La première rencontre avec la personne handicapée est souvent pour l'intervenant une gifle au visage : « Toi qui es si fin, si brillant, que fais-tu de ton corps, que fais-tu également de ton affectivité ?... As-tu conscience de ton enracinement, de tes limites, de tes blocages ?... Toi qui as emmagasiné tant de science, as-tu oublié que tu existes dans un corps précis, situé dans le temps et dans l'espace, as-tu oublié aussi ta puissance affective qui te conduit souvent beaucoup plus loin que tu ne le voudrais ? »

La personne handicapée nous plonge rapidement dans un monde très complexe. Elle est comme un miroir sur notre route. Comme le disait Jean-Mesny professeur à l'Université de Louvain-La-Neuve (1990), « elle nous révèle comme à la loupe les dimensions profondes de la personne humaine et sa complexité ».

Malgré toutes nos satisfactions, malgré les éloges reçus, malgré nos illusions, elle nous ramène à une réalité qu'on ne peut fuir : je véhicule des disharmonies, je suis fragile, je suis dépendant de mon entourage, j'ai des besoins satisfaits et insatisfaits. En prendre conscience, c'est dégager une attitude pédagogique fondamentale dans notre relation avec la personne handicapée.

C'est uniquement au moment où nous acceptons de nous regarder en face, tels que nous sommes, et non tels que nous aimerions être, que nous serons en mesure de répondre aux besoins de la personne handicapée. Découvrir sa propre complexité, c'est en même temps découvrir sa propre tension, ses propres dynamismes et ceux de l'autre.

Les relations affectives entre intervenants et personnes ayant une déficience intellectuelle sont les choses les plus difficiles à maîtriser. Aider ces personnes dans leurs apprentissages n'est pas une activité comme une autre. On ne peut pas le faire sans un très grand investissement intérieur qui est rarement exigé dans d'autres professions. Pour travailler dans ce domaine, il faut renoncer volontairement à certaines de nos défenses habituelles, sinon on ne fait rien. Mais abaisser ses barrières, c'est aussi prendre un risque : on perçoit plus de choses, mais on est aussi plus fragile.

Voici le témoignage de P. Vincents (1997), professeur d'arts dans une classe spéciale, qui résume bien l'importance de la relation affective entre le maître et l'élève.

Il y a plus encore dans le contact quotidien avec ces enfants. Il y a tout l'amour qu'ils nous donnent : c'est un amour dévorant. Avec eux, il n'y a pas de fin à l'amour : c'est un puits sans fond. De plus, il y a quelque chose à apprendre à travailler dans un monde de non-performance quand tout est performance autour et qu'on s'illusionne beaucoup quant à la fragilité des choses. Demain, je pourrais avoir un accident et je ne serais pas mieux qu'eux. Ces enfants, pour moi, sont des témoins. Ils témoignent de l'importance de respecter la différence, de respecter le fait qu'une personne peut ne pas vivre la même chose que tout le monde. Bientôt, il faudra tous faire le même examen, tous apprendre le même français, les mêmes mathématiques. Il faudra que le jeudi 24 avril à 14 h 30, tout le monde apprenne la même formule d'algèbre. Ces enfants, eux, témoignent de l'importance de s'occuper des gens différents parce que ces gens ont plein de choses à nous apprendre.

Le métier de l'intervenant en milieu scolaire consiste essentiellement à constituer, par ses actes et ses attitudes, un milieu de vie agréable autour de l'enfant. Il est essentiel à son éducation. En essayant de recréer un système de relations affectives et matérielles adapté à son niveau, il joue un rôle « personnel » et « technique » très important dans le développement de l'enfant ayant une déficience intellectuelle.

M. Egg (1973) écrit à propos du pédagogue devant s'occuper des enfants ayant une déficience intellectuelle :

> Celui dont la vie est remplie de problèmes non résolus pourra à peine trouver suffisamment de disponibilité intérieure pour les caractères problématiques complexes de ses élèves ; c'est pourquoi il faut considérer le travail permanent de réforme intérieure comme la préparation la plus importante à la psychopédagogie et ceci n'est pas seulement valable pour les parents, mais pour toutes les personnes qui s'occupent d'éducation des enfants ayant une déficience intellectuelle. Par conséquent, dans cette profession, il faudrait écarter toutes les personnalités pré-

sentant le moindre trouble, ce qui est assurément difficile, car ce sont souvent les existences qui font naufrage qui se sentent entraînées vers la déficience intellectuelle.

TÉMOIGNAGE D'UN ENSEIGNANT

Ce qui m'a le plus touché dans mes années de travail auprès de ces enfants et de ces adultes déficients intellectuels, c'est leur grande capacité de croissance dans l'amour et dans la vérité et aussi cette espèce de sagesse qu'ils nous enseignent sans le savoir. Ils nous ramènent constamment à l'essentiel : la simplicité, l'amitié, le don de soi, la gratuité. Tous ceux qui vivent près d'eux seront, j'en suis certain, d'accord avec moi sur ce point : la personne déficiente intellectuelle ne s'arrête pas à l'apparence de son interlocuteur, ni à son rang ni à sa fonction. C'est l'être profond qui l'intéresse, c'est lui dont elle a besoin pour croître.

Chez son interlocuteur, **elle ne recherche que l'essentiel** : « Est-ce que je peux t'aimer ? Est-ce que tu veux bien m'aimer ? » Lorsque nous tissons avec elle d'authentiques liens d'amitié, il est difficile de la tromper sur nos sentiments de rejet, de sympathie ou d'agacement. Son regard ne dissimule pas, il transperce notre façade et lit derrière nos feintes.

La personne déficiente intellectuelle nous fait découvrir un nouveau mode de relation. Dans nos contacts quotidiens avec les gens, que ce soit dans notre travail avec des enfants dits « normaux » ou dans nos rapports avec des collègues, nous aimons bien capter leur attention et nous sommes préoccupés de l'effet que nous produisons. Constater l'appréciation d'un auditoire nous procure une satisfaction légitime.

R. Mehl (1967), dans un traité sur la « rencontre d'autrui », disait :

> Ma volonté de convaincre l'autre cache une volonté de le posséder. Je tolère mal que mes amis ne partagent pas toutes mes idées, je souffre de les voir prendre des engagements contraires aux miens et je voudrais instituer avec eux un dialogue victorieux qui les amènerait à mes côtés.

Avec la personne déficiente intellectuelle, ce mode de relation ne tient plus. Les grands discours, elle les refuse ; les menaces, elle s'en balance. On aura beau lui dire qu'elle risque d'échouer, ça ne veut rien dire parce que c'est loin et le loin n'est pas dans sa préoccupation présente. Les beaux systèmes logiques n'ont aucune emprise sur elle. Son mode de relation est original et si l'on veut entrer en relation avec elle, il faut adopter son langage. Elle s'exprime par sa façon d'être et par sa manière de faire et ce qu'elle perçoit de moi sera ma façon d'être et ma façon de faire. C'est ce type de langage peu conventionnel, et pourtant si près de nous, que la personne déficiente intellectuelle nous invite à redécouvrir.

Un jour, j'ai rencontré un vieux potier qui, parlant de l'argile, me disait : « Ça prend au moins sept ans de travail pour connaître, pour savoir quelles sont ses exigences. On aimerait bien faire d'elle tout ce qu'on voudrait, mais si on ne prend pas le temps de l'apprivoiser, si on n'accepte pas de se soumettre à ses exigences, elle nous résiste et on ne peut rien en tirer. »

Il en va de même pour la personne déficiente intellectuelle : **il faut prendre le temps, tout le temps qu'il faut pour la découvrir, l'apprivoiser et la comprendre**. Elle est, pour ceux qui la côtoient, essentiellement authentique. Accepter de vivre avec elle (et non pas avec l'inadaptation), c'est accepter de se faire dépouiller de bien des masques que l'on s'est façonnés, souvent à son insu, c'est accepter de se laisser interpeller pour devenir de plus en plus vrai avec soi-même. À cause de sa déficience, cette personne n'a pas eu à intégrer docilement les normes, les valeurs et les schèmes de pensée dictés par notre société : donc, il n'est pas question de l'impressionner par nos connaissances ou notre science. Elle se montre telle qu'elle est et reçoit l'autre dans ce qu'il est.

« Quelle est ta vérité, qu'est-ce que tu vis au plus intime de toi-même ? » est la question que la personne déficiente intellectuelle pose non seulement à son éducateur, mais aussi à toute la société. On peut refuser de l'entendre, mais il est impossible de l'étouffer complètement tant qu'on reste avec elle. Il faut tenter d'y répondre, mais la réponse sera toujours à parfaire, car la « vérité » d'un individu, à un moment donné, ne peut jamais rendre totalement compte de tout ce qu'il est et de tout ce qu'il vit.

Le plus grand soutien pour une personne ayant une déficience intellectuelle, c'est la relation privilégiée qu'elle peut établir avec l'intervenant. Ce qui est le plus important, ce n'est pas l'apprentissage ou le soin en tant que tels, c'est la façon dont ils sont donnés. C'est avant tout la relation qui s'établit, à l'occasion de cet apprentissage ou de ce soin, entre l'intervenant et la personne. Par exemple, Marie souffre d'insomnie : aussi importante est la façon dont on va la coucher, le climat apaisant qui sera créé autour d'elle, la chaleur que l'intervenant mettra dans son « bonne nuit » avant de fermer la porte de sa chambre que la médication qui lui sera donnée. Cela signifie que tout doit être fait pour que l'acte le plus quotidien devienne l'occasion de la relation affective la plus riche possible. Mettre en avant la « qualité » de la relation, son aspect affectif, cela peut sembler assez banal. C'est un peu prendre le contre-courant de la tendance actuelle où nous assistons souvent à un désinvestissement de tout ce qui est relationnel et affectif.

Selon J.-M. Paisse, psychologue et psychothérapeute (1975) :

> L'expérience nous enseigne depuis de longues années qu'il suffit que l'adulte (éducateur, enseignant, psychologue, médecin ou tout autre membre de l'équipe éducative, y compris la femme de ménage) se mette réellement à l'écoute de l'enfant déficient intellectuel et le considère, en dépit de ses déficiences aussi nombreuses que parfois fondamentales, comme source de langage et de désir, comme pôle de signifiance, pour que l'attitude de cet enfant se révèle soudain porteuse de sens et constitue un appel au dialogue, au sein même et par l'intermédiaire de la déficience intellectuelle considérée comme pôle de référence, sans qu'une activité projective ou fantasmatique de l'adulte n'interfère d'une manière excessive.

6.7 LES COMPORTEMENTS AGRESSIFS

Afin de bien circonscrire le terme agressivité en relation avec la déficience intellectuelle, nous nous référerons à cette brève description : tout comportement d'une personne qui menace, tente d'infliger ou inflige des dommages corporels à autrui ou à elle-même ou qui cause des dommages matériels ainsi que tout acte susceptible de provoquer de la crainte chez une autre personne.

Les comportements agressifs que l'on rencontre le plus souvent chez la personne ayant une déficience intellectuelle sont : l'agressivité verbale, l'agressivité à l'égard de biens matériels et envers soi, l'agressivité physique et l'agressivité sexuelle.

L'agressivité verbale est le comportement le plus répandu. Il se manifeste généralement sous la forme de cris et d'insultes. Les personnes ayant une déficience intellectuelle légère ou moyenne sont plus susceptibles d'avoir un comportement agressif verbal que celles ayant une déficience intellectuelle sévère ou profonde.

Les recherches démontrent que l'agressivité envers les biens matériels et celle à caractère sexuel sont plus courantes chez les hommes. Chez les femmes, l'agressivité est davantage tournée vers elles. Elle se caractérise par des pincements, des grattements ou des éraflures. Il est important de souligner que les comportements sexuels inappropriés sont ceux que l'on rencontre le moins souvent.

L'agressivité physique se caractérise par les comportements suivants : frapper, donner des coups de pied, pousser et faire des gestes menaçants. L'agressivité par rapport aux objets se manifeste le plus souvent de la façon suivante : jeter des objets par terre, claquer la porte. Les personnes ayant une déficience intellectuelle sévère ou profonde présentent davantage de comportements agressifs envers les autres, envers des biens matériels et envers elles-mêmes que celles ayant une déficience légère ou moyenne.

Le comportement agressif est souvent lié aux difficultés à communiquer de manière adéquate. Les personnes ayant une déficience intellectuelle éprouvent, comme tout le monde, des émotions, mais elles ne sont pas toujours capables de les exprimer ou de les contrôler, d'où l'apparition de sentiments de frustration et de colère qui entraînent de l'agressivité.

Il est possible, grâce à une approche appropriée et personnalisée, de faire diminuer le taux d'agressivité. Plus on intervient tôt et rapidement, plus les chances d'une cessation du ou des comportements agressifs seront possibles.

Quelques stratégies pour gérer l'agressivité :

- repérer les comportements que l'enfant utilise pour provoquer l'agressivité ;
- éviter de vous engager dans une confrontation verbale ;
- utiliser les principes de l'écoute active : laisser parler l'enfant sans l'interrompre ; reformuler ce qu'il dit en termes de « je ». Par exemple : « voici ce que j'ai compris, est-ce exact ? » ; reconnaître le sentiment de frustration derrière la crise et formuler ainsi : « je pense que tu ne veux pas faire l'activité, c'est ça ? » ; enfin, exprimer vos sentiments face à cette situation en termes de « je » : « je n'aime pas que tu jettes les objets par terre… » ;
- réorganiser l'activité ou changer d'activité ou de lieu ;
- si l'enfant est incapable de communiquer verbalement, donnez-lui d'autres moyens (pictogrammes) pour lui permettre de communiquer autrement que par des comportements agressifs ;
- toucher l'enfant ou être près de lui pour contenir son agressivité ;
- utiliser des approches sensorielles telles que sonezelen ; elles favorisent la communication, la détente et diminuent l'agressivité ;
- évaluer l'état physique, car l'agressivité peut être la conséquence de problèmes de santé non diagnostiqués alors que la personne est incapable d'exprimer sa douleur (maux de dents ou d'estomac, troubles digestifs, constipation, otite). Chez la femme, vérifier si la violence est la cause de problèmes de type gynécologique (cycles menstruels) ;
- vérifier si le comportement agressif n'est pas lié à des changements dans la routine de la vie de tous les jours (repas, logement, école, travail) ;
- noter si l'agressivité n'est pas en lien avec des changements dans les relations avec les membres de la famille (modification dans la fréquence des visites, des sorties) ou un changement dans le personnel d'encadrement (école, milieu de travail, résidence).

L'interdisciplinarité, le soutien aux intervenants à la famille et un plan d'intervention individualisé sont nécessaires pour assurer la constance et la cohérence des interventions. Selon A.G. Crocker *et al.* (2006), professeure au Département de psychiatrie de l'Université McGill :

> Il faut prévoir un plan d'intervention en situation de crise qui vise à limiter le comportement agressif lorsqu'il se produit afin d'assurer la sécurité de chacun. Celui-ci comprendra l'analyse des déclencheurs connus, le parcours typique de l'escalade des comportements agressifs ainsi que les interventions souhaitées à chacune des phases afin de gérer la crise comportementale.

Enfin, l'agressivité chez les personnes ayant une déficience intellectuelle constitue une barrière à leur intégration sociale.

6.8 LA COMPRÉHENSION DE LA MORT CHEZ LA PERSONNE AYANT UNE DÉFICIENCE INTELLECTUELLE

Comment la personne ayant une déficience intellectuelle intègre-t-elle dans sa vie le concept de la mort ? L'expérience du deuil est toujours douloureuse ; elle l'est d'autant plus chez elle compte tenu de l'augmentation de sa longévité. Elle aura à affronter à un moment donné la mort de ses parents et celle de ses compagnons de travail et de résidence.

Il n'y pas si longtemps, on estimait que les personnes ayant une déficience intellectuelle avaient une inaptitude à comprendre ce qu'était la mort. Mais des recherches démontrent que leur compréhension est bien supérieure à ce qu'on croyait. L'étude de A. Dusart (1997), psychologue et sociologue française, souligne que : « Les personnes ayant une déficience intellectuelle, y compris les plus démunies d'entre elles, saisissent bien plus de choses à propos de la mort que ne le laissent penser leurs capacités de compréhension sur d'autres sujets. » S. Gonzales-Puell (2009) confirme cette compréhension de la mort chez la personne ayant une déficience intellectuelle : « Nous savons qu'elles ressentent et expérimentent de la même manière que nous les émotions telles que la joie, la tristesse, l'amour, la douleur et l'abandon. Elles expérimentent aussi la douleur de la perte d'un être cher et, comme nous, ont besoin d'exprimer leur chagrin. »

L'étude de A. Dusart (1997) démontre que les personnes ayant une déficience intellectuelle moyenne ou légère, dans la plupart des cas, ont acquis les notions d'irréversibilité et de réalité matérielle de la mort. L'avancée en âge est un facteur facilitant la compréhension et l'apprentissage de la mort (74 % chez les personnes de 50 ans et 91 % chez les plus de 60 ans). La personne peut ne pas comprendre le sens final de la mort, mais elle peut comprendre l'absence de la personne aimée. Elle n'a pas besoin d'avoir un QI élevé pour percevoir la différence entre un corps inanimé et un corps vivant ; elle a une saisie intuitive de la mort.

6.8.1 La sensibilisation au concept de la mort

Autrefois, les gens décédés étaient exposés à la maison, de sorte que les personnes ayant une déficience intellectuelle avaient davantage de contacts avec la mort, d'autant qu'il n'était pas rare de perdre un petit frère ou une petite sœur en bas âge. De nos jours, paradoxalement, elles côtoient la mort de façon virtuelle, par la télévision et dans les jeux vidéo dans lesquels le héros se relève quelques instants après s'être fait tuer. Elles ont donc une relation différente avec la mort.

Selon des études, à partir de 2 ans, un enfant peut comprendre le concept de la mort. Mais l'idée du concept de la mort devient conforme à celle que s'en fait l'adulte vers l'âge de 9 ans. Il comprend alors que toutes les fonctions s'arrêtent de façon permanente pour toutes les formes de vie.

Comprendre le concept de la mort, c'est dans un certain sens comprendre la notion de vieillesse, la notion du temps. Si la personne ayant une déficience intellectuelle n'est pas en mesure d'identifier les différences d'âge, il est plus difficile pour elle de comprendre que tout le monde vieillit et meurt un jour.

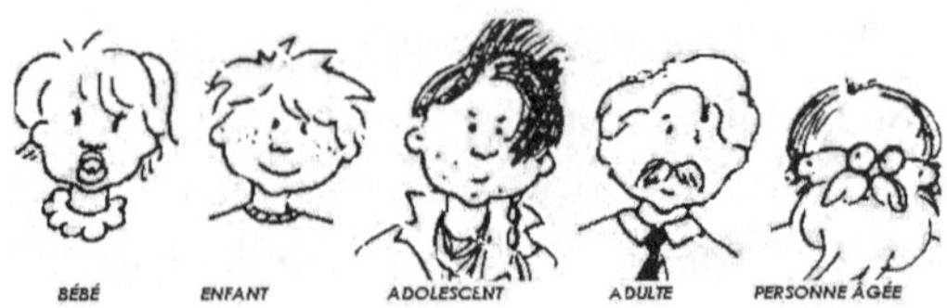

Il lui est aussi, par le fait même, très difficile de prendre conscience de sa propre finitude, car celle-ci demande un niveau d'abstraction relativement élevé. Selon la recherche de McEvoy (1989) auprès de personnes ayant une déficience intellectuelle au sujet de la mort, 75 % des participants ont affirmé que tous les êtres humains meurent un jour, mais seulement 25 % ont accepté l'idée qu'eux-mêmes allaient mourir un jour. La mort est perçue comme étant normale pour les personnes âgées, mais pas nécessairement pour eux-mêmes ou leurs proches.

Parmi les facteurs influençant la conception de compréhension de la mort, on souligne souvent l'importance du développement cognitif. Mais comme nous l'avons déjà dit dans le deuxième chapitre, les personnes ayant une déficience intellectuelle ont de la difficulté à dépasser le stade opératoire du développement cognitif. Par conséquent, elles n'ont ni la maturité affective ni les capacités cognitives des personnes dites « normales ». Mais elles perçoivemt souvent les choses sans être capables de mettre des mots dessus.

Le plus important facteur semble être les expériences vécues face à la mort. Celle des animaux est souvent un moment fort de rencontre avec cette réalité. Comment l'intervenant peut-il sensibiliser la personne au concept de la mort ?

Par exemple, en faisant une promenade et en incitant la personne à observer la nature, l'intervenant peut entamer le sujet en lui expliquant qu'à partir d'un certain âge, une bête, une fleur ou un être humain ne pourra plus respirer et mourra. Si la personne demande « qu'adviendra-t-il ensuite ? », l'intervenant peut lui fournir une explication simplifiée du cycle de la vie, mais il doit faire attention à son choix d'exemples, car elle peut difficilement saisir la notion de la permanence de la mort. Pour elle, celle-ci n'est pas toujours irréversible, surtout si on fait référence aux bulbes des tulipes. Nous plantons et nous laissons des bulbes paraissant morts dans le jardin et l'année suivante, de belles fleurs apparaissent. Quel message embrouillant elle reçoit ainsi ! Prenons un exemple plus concret. Généralement, quand le hamster de la maison meurt, on on achète un autre. Pour aider la personne, ne remplaçons pas l'animal, mais parlons de la mort avec elle. Laissons place à ses émotions naturelles en situation de perte, c'est-à-dire à l'expression de sa tristesse, mais aussi de sa colère ou de sa peur. Prenons le temps de l'écouter et de l'accompagner. Il peut être réconfortant pour elle d'organiser une cérémonie d'adieu à l'animal. Enterrons ensemble le hamster, permettons-lui de participer au processus de deuil.

L'utilisation de livres ou de bandes dessinées racontant des situations de deuil aide la personne à s'exprimer et à comprendre le phénomène de la mort. L'exemple de l'auteur D. McGrowan qui explique à sa fille de 6 ans le décès de son arrière-grand-père est aussi une façon originale d'aborder le concept de la mort :

> Quand l'orchestre se tait, il n'y a plus de musique. Nous sommes la musique que joue notre corps. Quand le corps meurt, on n'est plus là. La musique n'a pas peur parce qu'elle n'est plus là, et elle n'est pas triste non plus. Mais elle reste dans notre tête et dans notre cœur. Comme papi.

6.8.2 Les réactions face à la mort

Il n'y a pas de méthode toute prête pour parler de la mort à une personne ayant une déficience intellectuelle. L'annonce doit lui être faite le plus tôt possible, de préférence en même temps qu'à l'entourage proche. Elle sentira ainsi qu'elle est un membre à part entière de la famille. Il faut choisir un vocabulaire simple et adapté et ne pas dire, par exemple, que la personne est « partie » ou qu'« elle dort pour toujours », car cela ne peut que créer de la confusion étant donné que partir suppose qu'elle peut revenir et dormir, qu'elle peut se réveiller un jour. Le mot « mort » peut être prononcé simplement, sans chercher à masquer ses émotions pour que la personne se sente à son tour libre d'exprimer les siennes. Pour l'aider à saisir la réalité définitive du décès de son proche, elle peut avoir besoin de voir la personne décédée. Si elle refuse, on ne la force pas. Il ne faut pas non plus l'emmener auprès du défunt s'il a été défiguré ou qu'il est méconnaissable à la suite d'un accident ou d'une maladie.

Toutes les personnes ayant une déficience intellectuelle souffrent d'une perte, mais leurs réactions varient grandement. Ce que l'adulte « normal » vit, elles le vivent également, mais elles l'expriment différemment, car elles ne maîtrisent pas bien la verbalisation de leurs émotions.

Parfois, elles ont peu de réactions face à la mort d'un être cher et elles semblent indifférentes, mais leurs réactions ne peuvent qu'être retardées. Vivant dans le présent et dans le concret, elles ont des difficultés à anticiper.

À la suite de la perte d'un être cher, on observe parfois chez la personne endeuillée des maux physiques, du retrait, de l'hyperactivité, des troubles du sommeil, de l'anxiété, de l'agressivité et des comportements violents. C'est la mort de la mère qui, selon les études, entraîne le plus de réactions dépressives. Les femmes seraient plus affligées que les hommes.

Plusieurs facteurs influencent la façon de réagir des personnes ayant une déficience intellectuelle. Le plus important est le lien avec la personne décédée. Plus il est significatif (parent, frère ou sœur), plus la réaction risque d'être tragique. Les personnes qui ont vécu des deuils (personnes ou animaux) de façon positive sont aussi plus aptes à surmonter la peine engendrée par cette séparation irrémédiable.

6.8.3 Les rites funéraires

La participation aux funérailles fait partie de l'intégration sociale de la personne ayant une déficience intellectuelle. La famille est parfois partagée quant à sa présence aux obsèques ; elle a peur d'avoir à gérer des comportements déplacés, de faire face aux regards des autres et de perdre la maîtrise de la situation. Souvent, certains membres de la famille adoptent une attitude d'évitement. Ils considèrent que la personne est trop « handicapée » pour comprendre. Ils ne savent pas comment lui présenter les choses et ils ont peur de ne pas avoir les mots justes et de la blesser. Face à cette situation, l'intervenant a un rôle important à jouer pour les sécuriser et il doit être à l'écoute de leurs besoins.

Généralement, la personne ayant une déficience intellectuelle perturbe rarement le déroulement des cérémonies funéraires et elle ne semble manifestement pas impressionnée par ces pratiques. Elle se comporte en fonction des attentes de son entourage.

L'intervenant explique à la personne les grandes lignes du rituel et lui propose d'y participer, sans l'obliger. Dans la mesure du possible, il est préférable qu'ils arrivent quelques minutes plus tôt au salon ou à l'église afin de permettre à la personne de se familiariser avec la situation et de poser des questions. Si elle ne veut pas y rester, l'intervenant lui demande les raisons de son refus. Il l'écoute et apaise ses craintes. Par exemple, il lui dit que le corps de la personne sera froid, qu'elle aura les yeux fermés, qu'elle ne bougera pas et qu'elle sera couchée dans un cercueil. En présence d'une urne, il lui expliquera, avec un vocabulaire propre à son âge de développement intellectuel, comment elle y est entrée. En résumé, il est souhaitable que la personne puisse :

- participer aux funérailles et voir le corps, à condition que le visage de la personne qui est morte soit reconnaissable ;
- participer aux rituels funéraires (présence au salon, funérailles, visite au cimetière) ;
- partager le temps du deuil avec sa famille plutôt qu'être tenue éloignée, même si c'est dans l'intention de la protéger ;
- exprimer ses émotions et pleurer si elle le souhaite ;
- parler des circonstances du décès ;
- choisir des souvenirs, comme des photographies, des vidéos ou des objets ayant appartenu à la personne décédée.

Enfin, la façon dont l'entourage va soutenir la personne durant son deuil aura une incidence prépondérante dans la manière dont celle-ci assumera ce processus.

CHAPITRE 7

Les enfants ayant des déficiences multiples

« Nous sommes ce que le regard des autres fait de nous. Quand le regard des autres nous méprise, nous devenons méprisables. Et quand le regard des autres nous rend merveilleux, eh bien !, nous sommes merveilleux. L'important, c'est de se voir merveilleux dans le regard des autres. »

ALBERT JACQUARD

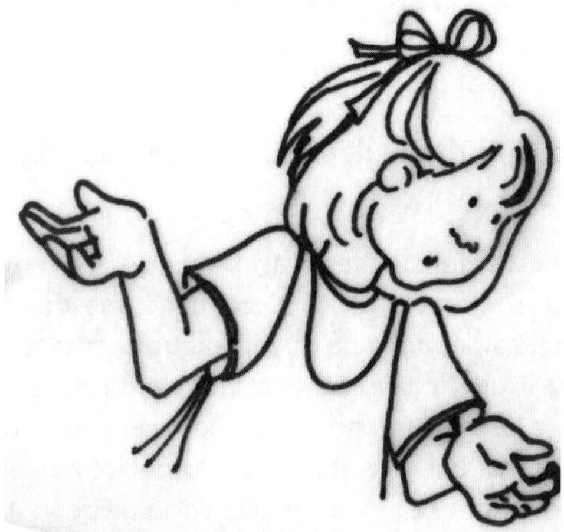

Ce dernier chapitre permet de pénétrer dans le monde mal connu des enfants ayant des déficiences multiples, un monde un peu à part, selon les éducateurs, les psychologues et les médecins, qui possède ses propres caractéristiques, ses difficultés et sa complexité et qu'il faut, donc, traiter différemment de celui des enfants ayant une déficience intellectuelle.

Sous le terme déficients multiples, on regroupe les personnes atteintes de déficiences (intellectuelle, motrice neurologique et sensorielle) importantes et durables dues à des causes variées qui entraînent une restriction de leur autonomie et nécessite un accompagnement tout au long de leur vie.

Les intervenants français font la différence entre le polyhandicap et les déficiences multiples. Pour eux, la définition de déficiences multiples correspond à une association de plusieurs déficiences, ayant à peu près le même niveau de gravité, cela empêchant de déterminer une déficience principale.

La loi française du 11 février 2005 donne la définition suivante du terme polyhandicap :

> Handicaps graves à expression multiple chez lesquelles une déficience mentale sévère ou profonde est associée à de graves incapacités motrices entraînant une restriction majeure de l'autonomie, ainsi que des possibilités de perception, d'expression et de relation limitées.

É. Zucman (2001), médecin en réadaptation fonctionnelle en France, donne la définition suivante :

> Association de déficiences graves avec retard mental moyen, sévère ou profond (QI inférieur à 50) entraînant une dépendance importante à l'égard d'une aide humaine et technique permanente, proche, individualisée. Cette redéfinition fonctionnelle exprimée en termes positifs met l'accent sur les qualités de l'aide nécessaire et non plus sur les manques des personnes. Elles veulent être comprises et entendues en tant que sujets à part entière : exercer des choix, être assistées sans être chosifiées, exprimer leurs attachements ou leurs refus, leurs joies ou leurs inquiétudes.

La majorité des pays non francophones n'utilise pas la notion de polyhandicap, mais le terme multihandicap ou personne ayant des déficiences multiples. Au Québec, on trouve le plus souvent dans la littérature le terme personne ayant des déficiences multiples.

L'Organisation mondiale de la santé (1980) définit l'enfant ayant des déficiences multiples dans les termes suivant :

> un enfant atteint d'une invalidité physique grave combinée à une invalidité sensorielle ou cognitive. Cet enfant peut exercer un stress énorme sur sa famille en raison des nombreux problèmes connexes et du fait que dans la plupart des cas, il souffre d'un trouble chronique, qui ne pourra jamais être guéri.

7.1 LES CAUSES DES DÉFICIENCES MULTIPLES

Les déficiences multiples sont d'origine prénatale dans 15 % des cas et postnatale (traumatismes, arrêts cardiaques) dans 5 %. Elles sont dues à des malformations, à des accidents vasculaires cérébraux prénataux, au virus du sida ou à des maladies génétiques dans 50 % des cas et d'origine inconnue dans 30 %.

Les déficiences multiples dépendent généralement d'un problème cérébral dont les facteurs peuvent être divers :

- anormalité du développement du cerveau pendant la grossesse liée à des aberrations chromosomiques ou à une anomalie génétique ;
- perturbation du développement d'un enfant pendant l'accouchement (manque d'oxygène) ou de celui d'un enfant né très prématurément ;
- troubles survenant plus tard à la suite d'une maladie ou d'un accident (traumatisme crânien, noyade, séquelles de méningite, encéphalite).

Selon le chercheur K.B. Nelson (2003),

> la prévention est encore limitée. Même lorsque les facteurs de risque sont connus, tels la prématurité et le retard de croissance intra-utérin,

il n'est toujours pas possible de les faire diminuer et seule leur prise en charge peut être améliorée. Cela est encore plus vrai pour les lésions cérébrales chez le nouveau-né à terme.

7.2 LES PRINCIPAUX TROUBLES ET DÉFICIENCES

Le diagnostic des déficiences multiples devrait inclure une évaluation des capacités et des incapacités des enfants afin d'établir leur statut fonctionnel. Pour mieux percevoir l'aspect complexe des troubles et des déficiences qui les affectent, voyons en détail les caractéristiques sur les plans cognitif, affectif, psychomoteur et sensoriel tout en se rappelant que puisque chacun est unique, la description ne constitue qu'une indication.

7.2.1 Les troubles cognitifs

La déficience intellectuelle moyenne à sévère est souvent présente chez les enfants ayant des déficiences multiples. Elle est accompagnée d'un trouble de la communication verbale qui se caractérise par l'absence de langage ou par un langage rudimentaire. Les enfants peuvent être touchés par une dysarthrie, une apraxie ou une dyspraxie oromotrice qui affecte leur langage expressif. Dans de tels cas, ils ne peuvent s'exprimer facilement, ce qui entraîne une restriction de leurs modes de relation et d'expression. Ils expriment alors leurs besoins et leurs émotions par le non-verbal (attitudes corporelles, mimiques, regard, sourire, etc.) Ce type de communication est parfois difficilement perceptible.

La communication de l'enfant ayant des déficiences multiples est donc particulière et ne peut être comparée à notre code commun, ce qui requiert de la part de l'intervenant une fine interprétation afin d'en décoder le sens. L'efficacité de la communication dépend en grande partie de l'exactitude des perceptions et de la capacité à déceler les signaux, d'en connaître l'usage et d'en comprendre la signification. L'enfant met du temps à s'exprimer, l'intervenant devra donc être attentif et faire preuve de patience.

L'objectif de l'intervenant est de proposer à l'enfant une communication verbale ou non verbale universelle. Il faut qu'il puisse signifier de manière tangible le oui et le non. Dès lors, par les questions qu'on lui posera, il pourra exprimer ses besoins, ses attentes, ses préoccupations, son acceptation ou son refus devant telles situations. Il en va de sa dignité. Comme le souligne l'American Speech Language-Hearing Association, « toute personne, quelle que soit l'étendue ou la gravité de ses incapacités, a le droit fondamental d'influencer, par l'intermédiaire de la communication, les conditions de sa propre existence. »

La déficience intellectuelle engendre chez l'enfant des difficultés à se situer dans le temps et dans l'espace ainsi que des problèmes de mémorisation, des troubles ou des lacunes de raisonnement et de mise en relation des situations entre elles. On trouve également chez lui des problèmes d'attention, avec ou sans hyperactivité. Il est par ailleurs difficile de connaître l'impact de certains médicaments sur le comportement cognitif (troubles de l'attention et de la mémoire, hyperactivité).

7.2.2 Les troubles affectifs

L'enfant ayant des déficiences multiples est avant tout un enfant. Ses besoins en termes d'affectivité sont les mêmes que ceux des autres enfants. Il a, lui aussi, besoin de se sentir aimé même s'il rencontre des difficultés de communication et d'échange avec les autres. Voici quelques exemples :

- l'appareillage (prothèse, coquille, fauteuil, attèle) est parfois un obstacle aux contacts physiques. Le corps de l'enfant est souvent immobilisé dans un corset, dans un fauteuil roulant, sans possibilité de mobilité ;
- les positions physiques et les postures de rencontre ne sont pas les même ; par exemple : comment l'enfant en marchette va-t-il rencontrer un autre enfant couché au sol ? ;
- les capacités de communication ne sont pas suffisamment élaborées pour permettre à certains enfants d'exprimer leurs besoins affectifs.

Face à un manque de contact, les enfants vont se réfugier dans des comportements répétitifs : balancements, automutilation, oralité, etc. Ils peuvent aussi développer des comportements perturbateurs (agressivité, impulsivité) ou des problèmes de santé mentale (troubles obsessifs-compulsifs, troubles anxieux). À mesure qu'ils grandissent, d'autres troubles psychiatriques peuvent se manifester (dépression, trouble bipolaire). Le pédopsychiatre R. Salbreux (2007) souligne

> l'existence possible de « traits autistiques » sans véritable structure psychotique, mais pouvant résulter de l'isolement relationnel qu'entraîne le défaut d'expériences sensorimotrices liées au polyhandicap, ou parfois l'abandon, mais aussi l'excès de stimulation débordant les capacités d'intégration de la personne.

La gravité du handicap colore les liens affectifs que les parents tissent avec leur enfant. La formation de ces liens peut être ténue s'il est frêle ou maladif ou s'il demeure tributaire d'appareil orthopédique pendant de longues périodes. Par contre, certains parents tissent des liens affectifs trop contraignants avec leur enfant. Celui-ci risque de développer une mauvaise estime de lui-même. Les problèmes affectifs sont plus présents lorsque les attentes des parents sont idéalistes et dépassent les capacités de l'enfant. Un cadre familial bienveillant et stimulant portera au maximum ses capacités et réduira au minimum les conséquences de ses déficiences multiples.

7.2.3 Les troubles psychomoteurs

Certains professionnels font une distinction entre les personnes ayant une infirmité motrice d'origine cérébrale (IMOC), dont l'intelligence est déficitaire, et les infirmes moteurs cérébraux (IMC), dont le potentiel intellectuel reste normal malgré les difficultés d'expression. Mais sur le plan neurologique, les symptômes psychomoteurs sont les mêmes.

Chez les enfants ayant des déficiences multiples, on rencontre l'infirmité motrice d'origine cérébrale. C'est une maladie persistante, non dégénérative, causée par des lésions au cerveau. Les conséquences sont : troubles de l'équilibre, déambulation automatique (ne tenant pas compte des obstacles), spasticité, hypotonie, rétractions musculaires, déficits visuel et de la parole. Ces enfants sont parfois atteints de quadriplégie, d'hémiplégie ou de paraplégie. Les problèmes posturaux sont généralement présents et affectent la tenue de la tête et du tronc ainsi que les positions assise et verticale. Plusieurs parviendront à une marche spastique, plus ou moins solide, équilibrée. Certains auront des possibilités de déplacement autonome, mais restreint (fatigue). D'autres seront peu mobiles, mais pourront se tenir en position debout pendant quelques instants avec de l'aide. Pour d'autres, ils devront s'accommoder d'une station assise plus ou moins maintenue par des appuie-têtes ou des corsets. L'usage d'un fauteuil roulant manuel ou électrique peut être limité par les possibilités cognitives, motrices et d'orientation spatiale de l'enfant, mais celui-ci doit dans la mesure du possible en faire l'expérimentation.

Les enfants présentent souvent un déficit important sur les plans de la mastication et de la déglutition, ce qui entraîne une réduction de l'apport alimentaire et une augmentation du temps nécessaire pour manger. Cela est aggravé dans le cas de reflux gastro-œsophagien et d'aspiration.

D'autres troubles psychomoteurs sont souvent présents chez l'enfant ayant des déficiences multiples.

- *La tétraplégie*, une paralysie des quatre membres et du tronc qui amène de grandes limitations fonctionnelles ; elle se traduit chez l'enfant par des incapacités ou de grandes difficultés à assurer seul son hygiène personnelle, à se vêtir et à se nourrir.
- *L'insensibilité* des membres paralysés aux différents stimuli (chaleur, froid, choc) ou des douleurs intenses aux membres paralysés (sensation de brûlures, d'élancements, de picotements) ; malfonctionnement du système urinaire (incontinence) ; formation d'escarres en raison de la position assise prolongée.
- *La luxation congénitale de la hanche*, causée par une cavité peu profonde de l'articulation de la hanche, qui entraîne un déplacement de la tête du fémur. Elle survient parfois chez les enfants atteints de paralysie cérébrale.
- *Les tremblements*, des mouvements involontaires du corps, de petites oscillations rapides de peu d'amplitude et répétitives, qui sont généralement compatibles avec l'exécution des mouvements volontaires et qui perdent un peu de leur précision. Ils se manifestent fréquemment chez l'enfant lors d'activités

quotidiennes qui demandent des gestes fins et ils disparaissent au relâchement musculaire complet. Ils affectent surtout les mains, parfois la tête, le tronc, les jambes et la voix. Il convient de faire la différence entre le tremblement d'action, tel que celui qui se produit dans la maladie de Parkinson.

- *Des gestes involontaires* du corps que l'enfant ne peut contrôler, même si on le lui demande. Il existe de nombreux types de tics : moteurs simples (clignement des yeux, hochement de la tête, etc.) ; sonores (écholalie). Leur intensité varie d'un moment à l'autre et peut être influencée par différents facteurs (stress, fatigue, joie, etc.). Les tics peuvent évoluer ou se modifier dans le temps. Les exercices de détente permettent une diminution de leur fréquence.
- *Les troubles de préhension de la motricité fine*. L'une des caractéristiques de la motricité fine est le sens tactile, c'est-à-dire celui du toucher. Sans lui, nous nous trouverions en danger continuel. Il nous avertit des risques qui nous menacent. Il se trouve sur toute la surface du corps. La perte de sensibilité vibratoire est plus significative aux extrémités inférieures. Conjuguée à la diminution de la vitesse de réaction aux stimuli extérieurs, elle peut occasionner des blessures ou des brûlures, puisque les stimuli ne sont pas perçus assez rapidement. Plusieurs maladies d'origine neurologique, musculaire ou ostéo-articulaire peuvent affecter le sens tactile et la motricité fine.
- *Une sensibilité thermique* plus importante en raison d'une diminution de la circulation sanguine dans les capillaires, ce qui prédispose l'enfant à se sentir frileux, le rendant plus sensible aux changements de température. Par exemple, les endroits pourvus d'air conditionné ou de ventilateurs peuvent constituer une source d'inconfort pour lui.

Des troubles du tonus musculaire se manifestent souvent chez l'enfant ayant des déficiences multiples. Les plus fréquents sont la paratonie et l'hypotonie, entraînant maladresse et chutes.

- *La paratonie* est l'incapacité à relâcher volontairement un muscle ; plus l'enfant veut le relâcher, plus sa contracture ou sa tension augmente. Exemple :

  On demande à l'enfant de balancer son bras droit. Avec une tonicité normale, le balancement du bras est effectué sans raideur, tandis que l'enfant paratonique est incapable de détendre son bras : celui-ci est raide comme un morceau de bois. L'enfant est incapable de faire l'exercice.

- *L'hypertonie* est l'augmentation de la tonicité (du tonus) musculaire qui a pour résultat la rigidité constante d'un ou de plusieurs muscles. Elle désigne une diminution, une faiblesse de la tonicité musculaire, que l'on constate souvent chez l'enfant ayant des déficiences multiples. Il arrive à tout le monde d'échapper un verre, de heurter quelqu'un dans un corridor, de manquer une marche dans un escalier, de se couper en tranchant un oignon... Tous ces accidents sont dus à une maladresse passagère. La maladresse dont nous parlons ici concerne la difficulté à exécuter correctement un geste habituellement facile à accomplir, comme celui de tenir un crayon pour écrire, de verser du lait dans un verre, d'attraper un ballon, de marcher en ligne droite, etc. La maladresse est indépendante de la volonté de l'enfant.

Les problèmes touchant la colonne vertébrale chez les enfants ayant des déficiences multiples sont surtout des déviations telles la scoliose, la lordose et la cyphose. Regardons-les en détail :

- *La scoliose* est une déviation latérale de la colonne vertébrale qui est observable en position debout ou lorsque le buste est fléchi. Elle peut affecter sérieusement l'équilibre du corps et, selon sa localisation, occasionner des problèmes de santé : maux de tête, troubles respiratoires, maux de dos chroniques. Selon la docteure J. Sutcliffe (2010) : « La scoliose a pour conséquence de raccourcir et d'enraidir les muscles d'un côté du dos. Il devient alors de plus en plus difficile de rectifier la position : l'accentuation du déséquilibre engendre une tension musculaire douloureuse et favorise l'apparition précoce d'arthrose. »

- *La lordose* est une déviation qui se manifeste par une courbure de la colonne vertébrale : le dos est excessivement penché vers l'intérieur. Elle occasionne des complications multiples : douleurs aux reins, déplacements de disques, difficulté à marcher. Elle s'accompagne souvent, chez les enfants, des déformations suivantes : genoux qui se touchent, pieds qui s'affaissent et se tournent vers l'intérieur, douleurs cervicales et lombaires. Elle est fréquemment la conséquence d'un surpoids alors que l'obésité abdominale augmente le risque de maladie cardiovasculaire.
- *La cyphose* est une déviation qui se manifeste par une courbure postérieure de la colonne vertébrale. Elle est souvent provoquée par le tassement des vertèbres. Elle va s'accentuer progressivement chez l'enfant ostéoporotique. La marche deviendra alors impossible sans soutien orthopédique et on observera un risque accru des chutes et une respiration de plus en plus difficile. La cyphose s'accompagne parfois de douleurs dans la région dorsale, aux omoplates et aux côtes.
- *L'obésité* peut aussi apparaître chez les enfants ayant des déficiences multiples. La sédentarité et l'inactivité physique totale ou partielle peuvent être dues à une atrophie musculaire ou motrice, comme dans le cas des personnes ayant une infirmité motrice cérébrale.

Le trait commun qu'ont ces pathologies est leur évolutivité : toutes ont une prédisposition à s'intensifier au cours de la croissance puis du vieillissement et à se complexifier en l'absence de mesures préventives. Le recours à la chirurgie orthopédique est parfois nécessaire, en particulier lorsqu'à partir de l'adolescence émergent l'inconfort et la douleur.

La chirurgie devra faire partie d'un plan individuel d'intervention. Elle sera faite dans un but de prévention des aggravations possibles, de préservation des acquisitions, de correction des déformations et d'amélioration des possibilités psychomotrices. L'intervention chirurgicale ne pourra être envisagée sans une explication claire aux parents des objectifs poursuivis, des résultats espérés et des risques ainsi que des soins nécessaires à long et court terme.

Comme la mobilité représente un enjeu primordial pour les parents, il faut dialoguer avec eux pendant la première année de l'enfant. Ils perçoivent la marche comme une étape très prioritaire ; il est donc prépondérant que l'intervenant les aide à comprendre que leur enfant pourrait bien ne jamais marcher comme les autres enfants. Mais avec l'aide d'une mobilité assistée (marchette, fauteuil-roulant), l'enfant pourra avoir un certain contrôle sur ses déplacements.

7.2.4 Les troubles sensoriels

Les troubles sensoriels font très souvent partie des causes invalidantes des enfants ayant des déficiences multiples. Nous présenterons les perturbations sensorielles les plus courantes, visuelles et auditives. Le dépistage des troubles de la vue et de l'ouïe contribueront à corriger les déficits soignables. Cependant, ils ne sont pas faciles à diagnostiquer chez l'enfant du fait de la déficience intellectuelle (compréhension des tests audiologiques ou ophtalmologiques).

Les troubles de la vision

La vue est le sens de l'observation et de la distanciation. Les yeux enregistrent constamment des informations et travaillent de concert avec les autres sens en les renforçant. Les informations recueillies rendent possible la perception globale, permettant ainsi la transformation des données en images mentales. En effet, notre ouverture au monde extérieur et notre mode d'expression sont tributaires de la vue : connaissance des êtres et des choses, communication avec autrui par les expressions du visage, les gestes, etc. La vue est aussi le meilleur outil qui soit pour nous situer dans l'espace, en relation avec les autres objets qui s'y trouvent et par rapport aux déplacements possibles. Tout en facilitant ceux-ci, la vision permet de percevoir certaines réalités comme la couleur, la profondeur, la distance et l'espace. La vue joue un rôle considérable dans l'adaptation d'un individu à son environnement. En outre, la mémoire visuelle est très importante dans la vie quotidienne : mémoire des mots, des schémas, etc. Les déficits visuels ont une incidence sur la communication avec l'entourage et sur la vie relationnelle. Il est évident que toute diminution de la vision entraîne une difficulté de fonctionnement ; alors, l'enfant doit apprendre à compenser cette perte.

Les déficits visuels sont très fréquents chez les enfants ayant des déficiences multiples (40 %). Il faut faire la distinction entre les troubles ophtalmologiques qui sont liés au système oculaire et les troubles neurovisuels secondaires à une lésion cérébrale. Les plus courants sont :

- baisse de l'acuité centrale et périphérique ;
- difficultés pour l'enfant à contrôler la direction de son regard (troubles de la poursuite oculaire ou nystagmus), à fixer un objet précis ou à explorer son environnement de manière cohérente ;
- rétrécissement du champ visuel ;
- perte du gain de perception en vision dynamique par rapport à la vision statique ;
- baisse de la vision des contrastes ;
- diminution du sens chromatique (définition des couleurs).

Diverses maladies comme les dégénérescences maculaires, le glaucome, la rétinopathie ou la cataracte peuvent contribuer aux déficits visuels. Les lunettes et autres prothèses visuelles peuvent compenser une partie de la diminution de l'efficacité de la vue, mais non la réduction de la vision périphérique ou la baisse de l'adaptation à la vision nocturne.

La médecin française L. Georges-Janet (1996) fait la remarque suivante :

> La fréquence des troubles de la perception des images visuelles (cécité corticale ou troubles visuels centraux) chez les personnes polyhandicapées. Ces difficultés ne sont pas mesurables par les examens conventionnels, mais rendent la vision fatigante, aléatoire, avec des troubles de la perception du relief, du fond par rapport à l'objet, une sensibilité à l'encombrement visuel. Ces sujets ont une meilleure perception des objets en mouvement dont l'image est reçue par la rétine périphérique, par opposition à la vision maculaire fine. D'où des méthodes de stimulation visuelle assez particulières qui engagent toute la statique de la tête et du cou.

Une observation méthodique de l'enfant permet d'évaluer à quelle distance, dans quel axe, sous quel éclairage sa vision est optimale et d'éviter ainsi la surcharge de stimulations visuelles sans signification.

L'enfant perçoit un monde instable, flou, en perpétuelle modification. On comprend alors qu'il ait de grandes difficultés à acquérir les notions d'espace et qu'il ait une mauvaise reconnaissance des formes. En effet, chez l'enfant « voyant », beaucoup d'apprentissages moteurs sont fortement liés à l'aspect visuel. Un simple balayage visuel, souvent involontaire, permet de percevoir l'environnement et tout changement pouvant y survenir, sans avoir à se déplacer. Si on se reporte à l'enfance, l'environnement est une source constante de stimulations, d'incitation à l'exploration et, par conséquent, un lieu d'exercice des habiletés. Ne dit-on pas d'un bébé curieux et « fouineur » qu'il est en bonne santé et qu'il se développe bien ? Les stimulations visuelles aident à construire l'espace, à apprécier les distances et à se renseigner sur les positions et les mouvements du corps. Enfin, elles permettent d'acquérir plusieurs habiletés motrices par voie d'imitation.

Il est donc permis de supposer que l'enfant handicapé visuel est désavantagé sur ce plan. Plusieurs éléments de son environnement immédiat échappent à sa perception. À moins qu'il ne les explore systématiquement, ce qui est irréaliste.

L'enfant handicapé visuel a des comportements parfois symptomatiques ; il peut s'agir de gestes comme se couvrir un œil, froncer les sourcils ou se placer les doigts devant les yeux pour simuler l'effet d'une lentille, tout cela pour mieux saisir les mots et les pictogrammes inscrits sur la page ou sur un tableau. Il pourra aussi tourner constamment la tête, se balancer. Il n'est pas toujours conscient de l'image qu'il projette dans son entourage.

Les interventions à mettre en place pour pallier les handicaps visuels

La présence ou l'aggravation d'une déficience visuelle risque de provoquer un mouvement d'accélération du handicap chez l'enfant s'il n'est pas pris en charge de manière adéquate.

a) L'éclairage

- Mettre plusieurs lampes dans une pièce au lieu d'une seule avec une ampoule de grande intensité afin d'obtenir une distribution plus uniforme de la lumière ;
- installer des stores ou des rideaux pour atténuer l'éblouissement dû à la lumière directe du soleil ;
- placer la source lumineuse derrière l'épaule gauche de l'enfant (si celui-ci est droitier) quand il travaille sur une table. Les surfaces mates aident l'enfant qui éprouve des problèmes d'éblouissement.

b) La communication

- Présenter les informations et les consignes en gros caractères ;
- avoir à sa disposition une gamme d'aides optiques, tels un téléagrandisseur et une loupe.

Les troubles de l'audition

L'oreille est un organe très perfectionné et d'une grande sensibilité. Elle a pour principale fonction de discerner et d'analyser les bruits par transduction. Elle intervient également dans le maintien de l'équilibre. L'ouïe est le sens qui nous insère dans le monde de la parole et de la communication. Lorsque l'acuité auditive baisse (presbyacousie), la capacité d'entendre les sons à un niveau normal diminue à des intensités et à des rythmes différents. L'enfant dit : « Je vous entends, mais je ne vous comprends pas. » Cette diminution s'explique par la dégénérescence des cellules nerveuses situées dans l'oreille interne (la cochlée), cellules qui sont responsables de la sélection des sons. La clarté et l'intelligibilité de la parole ne sont plus perçues comme auparavant.

L'enfant éprouve des difficultés d'identification des mots. Ainsi, il entend belle au lieu de pelle, etc. Les chants d'oiseaux, le tic-tac d'une horloge, les consonnes douces comme F, S, Ch, P, T, B, Z ou les sons aigus sont souvent hors de son champ d'audition. La distinction des mots est plus ardue dans un milieu bruyant ou lorsque quelqu'un lui parle de dos ou d'une pièce voisine. La communication devient plus difficile tant pour l'enfant qui entend moins bien que pour la personne qui communique avec lui. L'enfant entend et, en d'autres occasions, il n'entend pas. Les échanges avec autrui deviennent de plus en plus laborieux. L'enfant qui a un déficit auditif se retire progressivement. Il se replie sur lui-même. La surdité prédispose à l'isolement. Privé de la capacité de communiquer adéquatement, l'enfant peut paraître intellectuellement plus déficient et son comportement peut faire penser à un état de sénilité. Les surdités liées à des troubles de l'oreille moyenne d'origine infectieuse, parfois malformative, sont souvent présentes.

Les prothèses auditives

Depuis quelques années, nous assistons à une explosion de nouvelles technologies dans le domaine de la prothèse auditive. L'avènement du numérique a sensiblement changé les données. Deux aspects sont touchés par ces innovations : la programmation et l'esthétique. La technologie des prothèses numériques permet de trouver le registre de chaque son. Les sons graves et aigus sont séparés électroniquement et amplifiés indépendamment. Cette amplification sélective est automatique et programmée en fonction du profil auditif de l'enfant. Les sons et les paroles gagnent en clarté et il devient plus aisé de converser malgré le bruit. Mais pour les enfants ayant des déficiences multiples, cela pose parfois un problème quant à l'ajustement et à la tolérance de la prothèse auditive.

Comment communiquer avec un enfant ayant un handicap auditif ? Quelles sont les choses à faire et à ne pas faire ?

Voici une série de conseils propres à faciliter la communication :

- si vous mangez ou si vous fumez en parlant, vos paroles sont difficiles à comprendre. Attention aux moustaches qui recouvrent les lèvres. Ne couvrez pas votre visage avec vos mains ou avec un livre ;
- ne parlez pas la tête baissée ;

- attirez doucement l'attention de l'enfant avant de lui parler. On recherche l'attention de celui-ci avant de commencer à parler ;
- veillez à ce que la lumière n'éblouisse pas l'enfant à qui vous parlez. Par exemple, il peut être ébloui et voir difficilement votre visage. Placez-vous en face de lui, à sa hauteur autant que possible et à une distance qui n'excède pas trois mètres ;
- ne lui parlez pas dans l'oreille, cela le prive de vos indices faciaux en plus de provoquer de la distorsion dans les signaux sonores ;
- articulez et parlez à une vitesse régulière, sans hésiter sur les mots. Par exemple, dites : « Les fleurs sont belles. » Ne dites pas : « Les / fleurs / sont / belles », en hachant votre phrase ;
- parlez sans crier. Une voix trop forte crée de la distorsion lorsqu'elle est amplifiée par une prothèse. Quand on crie, le visage prend une expression agressive. De plus, si on exagère les mouvements des lèvres et de la mâchoire, cela rend la lecture labiale difficile. Si vous ouvrez trop la bouche, l'enfant a l'impression que vous faites des grimaces ;
- assurez-vous de vous faire comprendre par l'enfant avant de poursuivre la conversation. Si celui-ci a des difficultés, modifiez votre phrase plutôt que de répéter sans cesse le mot, le symbole ou l'expression qu'il ne connaît pas. Écrivez le mot, dessinez le symbole ou le pictogramme sur un papier ; l'enfant tire toujours profit d'un soutien visuel ;
- afin de vérifier s'il a bien compris, faites-le répéter ou posez-lui des questions touchant les aspects clés du message ;
- ne vous attendez pas à ce que l'enfant soit attentif à tout moment ; la concentration lui demande un effort supplémentaire. La lecture labiale peut être une tâche fatigante pour lui, surtout si les restes auditifs sont peu utilisés ;
- utilisez de préférence des mots contenant des sons visibles (par exemple : p-b-m / f-v / s-z / ch-j) ;
- réduisez les bruits de fond (radio, télévision, etc.) quand vous parlez afin d'établir une meilleure communication ;

- pensez que, pour un enfant malentendant, faire des activités en groupe représente des situations difficiles parce que la conversation va d'un enfant à l'autre et celui qui parle peut être assis à un endroit où l'enfant ne peut le voir. Le sujet peut changer brusquement et l'enfant ne peut suivre le sens de la conversation ; il se fera donc des idées fausses. Afin de rendre les activités de groupe plus adéquates, l'intervenant peut suggérer aux enfants de s'asseoir en cercle.

En résumé, beaucoup d'informations sont transmises par nos mains et notre visage ; nos yeux, eux aussi, peuvent « parler ». L'enfant aime que nous fassions des gestes en parlant. **Il a besoin de consignes courtes, claires et précises** et d'un vocabulaire approprié à son âge de développement. Il a besoin d'aide pour apprendre à communiquer avec les gens qui l'entourent.

7.3 LES AUTRES PROBLÈMES DE SANTÉ

Les problèmes cutanés

Ils sont présents parfois chez les enfants ayant des déficiences multiples qui sont souvent alités ou dans un fauteuil roulant pendant de longues périodes. On les remarque sous la forme d'escarres de décubitus (croûte noirâtre qui se forme aux points d'appui du corps). En s'éliminant, elles laissent la place à des ulcérations. Les endroits d'escarres les plus communs sont les hanches, les omoplates, les coudes, la base de la colonne vertébrale, les genoux et les chevilles. Selon leur gravité, elles mettent en jeu la fonctionnalité et le maintien à domicile du jeune enfant. Depuis les dernières années, l'évolution de la qualité des matériaux a permis d'installer les enfants le plus confortablement possible au lit, dans un fauteuil ou en position debout.

Le port permanent de couches pour certains enfants maintient les zones fessières en état d'humidité et propices à des problèmes cutanés. Les pertes salivaires entraînent aussi des inflammations de la zone péribuccale.

Les troubles du sommeil

Ils sont fréquents et très variables. Ils sont souvent liés aux douleurs, à l'inconfort et aux problèmes neurologiques (épilepsie). Le sommeil de l'enfant ayant des déficiences multiples se déroule de façon inégale. Les phases sont différentes dans leur rythme, leur durée et leur qualité. Ces troubles ont une incidence sur l'activité cognitive de l'enfant.

Les troubles digestifs

Le reflux gastro-œsophagien est très fréquent chez l'enfant ayant des déficiences multiples ; il est aggravé par la position allongée et par le fait que l'alimentation est liquéfiée. Peu exprimée par l'enfant, cette pathologie est pourtant une source de malaises et de souffrances. Les conséquences sont des vomissements, des régurgitations et de l'irritation de la muqueuse de l'œsophage. On trouve aussi des troubles du transit digestif qui se caractérisent plus particulièrement par la constipation.

L'insuffisance respiratoire

Chez l'enfant ayant des déficiences multiples, la respiration ne s'effectue pas avec toute l'aisance souhaitée. Il a très fréquemment des problèmes de bronches irritées et encombrées. Il est dans l'incapacité de tousser. L'insuffisance respiratoire chronique est souvent liée à la faiblesse des muscles respiratoires ou aux déformations thoraciques.

Les troubles de la déglutition

Les troubles de la déglutition et de la sphère oropharyngée sont souvent ceux qui apparaissent en premier dans la vie du bébé ayant des déficiences multiples. Ils rendent extrêmement difficile l'absorption des aliments solides et liquides.

7.4 L'ÉPILEPSIE

Une crise d'épilepsie est le signe extérieur d'un dérèglement électrique temporaire des mécanismes de contrôle du cerveau. Elle peut prendre la forme de convulsions, d'une brève fixité du regard, de spasmes musculaires, de sensations étranges, d'un comportement automatique ou d'une modification de la conscience.

Les causes

Les causes de l'épilepsie sont diverses : infection ou tumeur cérébrale, accident cérébrovasculaire, malformation ou lésion vasculaire, traumatisme crânien ou périnatal, désordre congénital, facteurs génétiques. Certains éléments peuvent déclencher des crises : le stress, une maladie générale ou infectieuse, le sevrage de médicaments, la fièvre et le manque de sommeil. Plus l'enfant aura des déficits neurologiques, plus l'incidence de l'épilepsie sera présente. La prise des médicaments à long terme est la principale forme de traitement ; l'intervenant doit en connaître la posologie et veiller à son application.

La fréquence et les types de crises varient beaucoup d'un enfant à l'autre. De plus, certains enfants atteints d'épilepsie peuvent ressentir les signes avant-coureurs d'une crise prochaine. Ces indices sont nommés aura, laquelle se manifeste de plusieurs façons, dont un changement de la température du corps, un goût étrange, un sentiment de tension, etc. Ces signes précurseurs permettent à l'enfant de s'allonger à temps et de prévenir une chute au moment de la crise. Mais pour un grand nombre d'enfants ayant des déficiences multiples, cette prévention est pratiquement impossible.

Les crises d'épilepsie se divisent en deux grands groupes : les crises généralisées et les crises partielles.

On parle de crise généralisée lorsque les décharges neuronales se produisent d'emblée dans l'ensemble du cerveau. Si les décharges ne prennent naissance que dans une zone cérébrale bien délimitée (foyer), on parle de crise partielle ou focale. Le médecin se fonde sur les symptômes cliniques et sur le tracé électroencéphalographique pour identifier le type de crise.

Chez les enfants ayant des déficiences multiples, les crises d'épilepsie sont liées à une grande variété de causes. Mais on trouve plus particulièrement les crises d'épilepsie généralisées associées au syndrome de West et au syndrome de Lennox-Gastaut. Regardons en détail ces deux syndromes.

7.4.1 Le syndrome de West

Le syndrome de West est parfois désigné par le terme « spasmes infantiles ». Il touche plus fréquemment les garçons que les filles. Il survient dans les premiers mois de la vie.

Il apparaît à un âge où les régions sensorielles du cerveau sont en pleine maturation. Par conséquent, les sens seront moins développés chez les bébés atteints que chez les autres bébés. L'enfant présente des séquelles épileptiques sous la forme de crises généralisées qui alternent avec des absences brèves. Ces crises, ou spasmes, sont dues à une activité anormale des cellules nerveuses du cerveau, soit les neurones.

Les troubles moteurs provoquent des mouvements brefs ressemblant à des tics, s'accompagnant de spasmes des muscles avec une tonicité importante. Cette tonicité donne une impression de mouvement vigoureux, en particulier lors des contractions brutales du corps en avant (l'enfant se recroqueville sur lui-même) ou en arrière. Ces contractions (spasmes) peuvent se répéter plusieurs fois par jour à raison de 1 à 5 secondes et se produire de 2 à 100 fois par jour, et ce, le plus souvent quand l'enfant est éveillé.

Les spasmes peuvent s'accompagner d'une déviation des yeux vers le haut (révulsion des yeux). Ils sont fréquemment suivis de pleurs. Entre les crises, l'enfant ne présente pas d'anomalie particulière. Les spasmes peuvent être contrôlés avec traitement dans 5 % des cas, mais ils laissent souvent des séquelles intellectuelles et motrices importantes.

L'enfant rencontre des problèmes d'équilibre, qui occasionnent une marche précaire et favorisent des chutes fréquentes. Ces troubles moteurs s'accompagnent d'une régression des acquisitions psychomotrices et de perturbations du contact de l'enfant avec le monde extérieur.

7.4.2 Le syndrome de Lennox-Gastaut

Le syndrome de Lennox-Gastaut est une encéphalopathie épileptique sévère. Il apparaît entre 2 et 7 ans. Son origine est inconnue. Dans 60 % des cas, il est en relation avec des troubles cérébraux préexistants (sclérose tubéreuse, traumatisme crânien). Il apparaît plus souvent chez le garçon. Les crises d'épilepsie sont toniques ; elles se manifestent avec une forte intensité des muscles avec une chute de la tête sur le thorax et, parfois, avec une chute brutale de l'enfant. On observe généralement une révulsion des globes oculaires, suivie d'absences brèves. La déficience intellectuelle est présente et semble s'aggraver au fur et à mesure de l'évolution de la maladie. Le développement psychomoteur de l'enfant est gravement perturbé et des problèmes de comportement sont parfois présents. Ce syndrome épileptique persiste généralement pendant toute la vie.

7.4.3 Les premiers soins à prodiguer en cas de crise d'épilepsie

- Restez calme, les crises peuvent sembler effrayantes pour celui qui en est témoin. Elles ne durent habituellement que quelques minutes et, en général, elles ne nécessitent pas d'intervention médicale ;
- rappelez-vous que l'enfant qui est victime d'une crise n'est peut-être pas conscient de ce qu'il fait et il se peut qu'il ne vous entende pas ;
- veillez à éliminer les risques de blessure. Si c'est nécessaire, aidez l'enfant à s'allonger sur le sol. Éloignez tout objet dur, pointu, coupant ou brûlant ;
- protégez la tête de l'enfant en glissant quelque chose de mou dessous. S'il y a lieu, desserrez le col et ne retenez pas ;

- n'insérez rien dans la bouche. L'enfant n'avalera pas sa langue. Le fait de tenter d'ouvrir de force sa bouche pourrait lui briser des dents ou lui causer d'autres blessures ;
- parlez-lui, touchez-le, caressez-lui la tête ou les bras pendant la durée de la crise.

Lorsque la crise est passée, tournez l'enfant sur le côté. Cela permet à la salive de s'écouler de la bouche et aide à dégager les voies respiratoires. Si une crise dure plus de 5 minutes ou se répète sans que l'enfant n'ait repris pleinement conscience, faites venir un médecin immédiatement. Après une crise, quel qu'en soit le type, rassurez l'enfant en l'aidant à se réorienter. Au besoin, l'enfant doit se reposer ou dormir. Si l'enfant en crise erre, restez auprès de lui et parlez-lui doucement.

7.5 L'ENFANT AYANT DES DÉFICIENCES MULTIPLES ET LA DOULEUR

La douleur est un phénomène complexe. Sa perception et son intensité sont en partie subjectives. Le même phénomène sera ressenti différemment selon la personne et la situation. La douleur ne se voit pas et elle ne s'entend pas. De par sa composante sensorielle, affective et émotionnelle, l'accès à la douleur d'autrui passe principalement par la communication. Or, l'enfant ayant des déficiences multiples présente la particularité d'avoir un langage verbal déficitaire, voire souvent absent, et c'est ce qui constitue le principal obstacle dans l'évaluation de sa douleur. Elle n'est pas facile et aucun marqueur scientifique de la douleur n'a été découvert à ce jour.

L'évaluation de la douleur est prioritairement basée sur la communication non verbale de l'enfant, par l'intermédiaire de son corps, et elle se réalise grâce à une observation minutieuse et attentive des signaux douloureux. L'intervenant s'efforce principalement de relever des manifestations et des changements de comportement inhabituel chez l'enfant dont les principaux sont d'ordre émotionnel : pleurs, cris, retrait ou rupture de communication, régression dans les apprentissages et désintérêt pour l'environnement qui l'entoure.

La douleur peut aussi se manifester par des symptômes d'ordre physique : troubles digestifs et du sommeil, modification du tonus musculaire et crises d'épilepsie.

L'intervenant doit être très perspicace, car certains de ces symptômes peuvent traduire un état de stress, de colère, de tristesse, d'ennui et d'angoisse ainsi qu'une réaction à un changement dans la routine de la journée. Pour lui se pose donc le problème de séparer la douleur physique de la douleur psychique et d'identifier la part de souffrance psychique dans la douleur physique.

Pour ce faire, l'intervenant utilise des outils d'évaluation spécifique, basés sur l'interrogatoire et l'observation du comportement, par exemple, *L'échelle de la douleur de l'enfant* de San Salvadour (EDSS), qui permet d'évaluer les enfants polyhandicapés ; elle comporte une grille d'évaluation de 10 éléments catégorisés en trois groupes :

- les signes d'appel de la douleur (pleurs, mimiques, gémissements et pleurs silencieux) ;
- les signes moteurs (réactions de défense, protections des zones douloureuses, accentuation des troubles du tonus et des mouvements spontanés) ;
- les signes de régressions psychiques (désintérêt, diminution des capacités d'interaction, attitudes antalgiques).

À chaque élément est attribuée une cotation de 0 à 4, suivant la modification du comportement. Si le résultat obtenu est supérieur à 6/40, la présence de douleur est confirmée. L'échelle est couplée à un dossier de base composé d'observations décrivant le comportement habituel de l'enfant. Ces informations sont obtenues soit auprès des parents de l'enfant, soit auprès de l'intervenant. Cette échelle permet de mieux planifier les actions à mettre en place pour réduire la douleur de l'enfant.

7.6 L'INTERVENTION AUPRÈS DE L'ENFANT

La condition complexe de l'enfant ayant des déficiences multiples nécessite, pour son éducation et la mise en œuvre de son plan d'intervention individualisé, le recours à des domaines spécialisés. Notons, par exemple, le suivi médical (médecin, infirmier, ergothérapeute, physiothérapeute), l'apprentissage des moyens de communication verbale et non verbale (orthophoniste, orthopédagogue), le développement des capacités psychomotrices et intellectuelles (psychomotricien, psychologue, pédagogue, éducateur spécialisé) et l'intervention psychosociale auprès de l'enfant et de sa famille (travailleur social). Le plan d'intervention individualisé ne peut se concevoir que dans une démarche transdisciplinaire où chacun apporte sa compétence, en respectant l'enfant dans sa globalité, dans sa différence et ses potentialités.

Le risque de dispersion ou d'opiniâtreté peut atteindre l'ensemble des intervenants, déroutés par la complexité et la variabilité des situations présentées par les déficiences multiples. Face à cette situation, une réflexion de la part des intervenants et des parents est nécessaire pour trouver l'intervention la plus adéquate et les conditions et les modalités d'application les meilleures. La situation de l'enfant ayant des déficiences multiples est telle que tout programme éducatif pertinent le concernant s'inscrit dans un projet global dont il faut veiller à la cohérence. Actuellement, les grands courants de pensée autour de l'intervention auprès de l'enfant ayant une déficience multiple sont les interventions :

- corporelle et multisensorielle, par exemple, l'approche snoezelen (voir le chapitre 5) ;
- langagière, communication verbale et non verbale, par exemple, le programme Makaton, le PECS et les pictogrammes (voir le chapitre 5) ;
- comportementale, en fonction d'une adaptation et d'une amélioration des comportements de l'enfant, par exemple, les programmes TEACCH et Lovaas ;
- psychomotrice, consistant à se « réapproprier » les premiers apprentissages psychomoteurs du bébé et du jeune enfant.

7.6.1 L'intervention comportementale

Les approches classiques d'apprentissage se trouvent souvent entravées par l'intensité des troubles instrumentaux. L'enfant ayant des déficiences multiples exige une démarche thérapeutique spécialisée, surtout s'il a des problèmes de communication et des comportements qui peuvent présenter des traits de personnalité autistique. Il existe de nombreux programmes, dont les plus populaires au Québec sont le Lovaas et le TEACCH. Ces deux approches pourraient être appropriées aux besoins particuliers des enfants ayant des déficiences multiples même si, au départ, elles ont été pensées pour des enfants autistes. L'objectif final est de favoriser la meilleure insertion possible de l'enfant dans la société, quelle que soit la gravité de ses déficiences. Regardons en détail les deux programmes.

Le programme TEACCH

Le TEACCH (Treatement and Education of Autistic and Related Communication Handicapped Children) a été développé voilà plus de 40 ans par E. Schopler et son équipe de chercheurs de l'Université de Caroline du Nord.

Il a été adopté un peu partout aux États-Unis et dans plusieurs pays d'Europe. Il concerne l'éducation des enfants souffrant d'un trouble de communication ou d'un trouble envahissant du développement. Il est applicable de l'âge de 2 ans jusqu'à l'âge adulte.

Les idées clés de ce programme sont la tolérance, le compromis, l'acceptation et le développement personnel. Le TEACCH veut principalement développer l'autonomie de l'enfant dans les trois sphères importantes de sa vie, qui sont le milieu familial, le milieu scolaire et la communauté. Son objectif général est de permettre à l'enfant ayant des déficiences multiples de s'insérer dans son environnement naturel.

Cette approche se fonde sur une pédagogie de la réussite et de la valorisation. Elle repose en grande partie sur des aides visuelles et sur des processus de communication substitutive que l'on verra plus loin. L'approche privilégie la pratique régulière de l'évaluation, notamment à travers la technique du « profil éducatif et psychologique » qui vise à repérer les possibilités d'apprentissage de l'enfant. Pour ce dernier, pour les parents et pour les intervenants, il importe de mesurer les progrès réalisés.

La collaboration des parents est ici primordiale pour plusieurs raisons. En combinant les attentes et les expériences des parents aux connaissances et au recul des intervenants, on peut assurer à chaque enfant des services correspondant à sa réalité. Les parents et les intervenants qui travaillent seuls se sentent souvent isolés sur le plan affectif ; le travail en commun, par contre, leur permet de s'apporter mutuellement les encouragements et le réconfort dont ils ont besoin pour poursuivre leur tâche. Les parents assistent plusieurs fois par semaine à des rencontres où l'on discute et où l'on vérifie les méthodes de travail des intervenants. À ces occasions, ils présentent aux intervenants ce qu'ils ont fait avec leur enfant à la maison. Bien entendu, le contenu du programme à la maison est élaboré selon le plan d'intervention personnalisé de l'enfant et de la vie des parents avec leur enfant.

Par sa vision globale, le programme TEACCH atteint l'enfant dans le contexte d'ensemble de ses capacités, de ses lacunes et de sa situation familiale. Par cette façon de faire, on place toujours au premier plan les besoins de l'enfant et de la famille. Ainsi, on évite de focaliser sur un seul aspect de la réalité de l'enfant. Les intervenants sont formés à cette sorte d'intervention polyvalente et ils peuvent prendre en considération tous les aspects du problème et tous les besoins de la famille. Leur rôle n'est pas déterminé par une formation précise.

Le programme TEACCH met un accent particulier sur l'aspect du « développement » de la personne, ce qui signifie que les intervenants doivent considérer les stades de développement de l'enfant afin d'intervenir adéquatement. Ces stades de développement se réfèrent à ceux de la théorie de Piaget. C'est donc dire que les besoins, les déficits et l'adaptation de l'enfant sont fonction, en partie, de son âge et de son niveau de développement. Au stade de la petite enfance, les priorités d'intervention portent surtout sur le diagnostic, sur l'entraînement des parents et sur l'aide psychopédagogique. À l'âge scolaire, l'accent est mis sur les problèmes d'apprentissage et sur les troubles de comportement. À l'adolescence et à l'âge adulte, les objectifs tentent de maximiser l'indépendance et la formation professionnelle.

Le TEACCH permet donc à chaque enfant de bénéficier d'un programme d'intervention individualisé, structuré et adapté à ses besoins. Par exemple, si l'enfant communique verbalement, on pourra faire appel à la parole dans la stratégie à adopter ; pour un enfant qui ne parle pas, on fera appel aux signes ou aux objets (symboles). Toutes les activités d'apprentissage réalisées avec les enfants visent à développer la communication (verbale ou non verbale) et la socialisation, à faire croître les apprentissages scolaires et, surtout, à favoriser l'autonomie personnelle et l'apprentissage vocationnel pour les adolescents et les adultes.

Les enfants ayant des déficiences multiples ont un besoin fondamental de repères permanents. C'est pourquoi l'espace du local est structuré en « zones » clairement identifiables où s'accomplissent toujours le même type d'activités. À chaque « zone » correspond une fonction, mais aussi un type d'apprentissage.

Par exemple, l'enfant choisira sur le babillard une image représentant une activité. Il réalisera cette activité dans l'espace spécifiquement dédié à cette fin et, par ailleurs, une fois son activité terminée, il replacera le matériel utilisé dans l'espace de rangement prévu. Les activités sont aussi structurées dans le temps. Selon son niveau de développement, l'enfant travaille sur des périodes de temps ayant un début et une fin bien déterminés. Les activités sont souvent suivies d'une récompense ou d'une période de repos. Chaque enfant dispose d'un « horaire » individualisé qui lui indique, pour la journée ou la demi-journée, les activités à venir. Ces activités sont représentées par des objets, des photos d'objets ou de l'enfant lui-même en train de réaliser telle activité ou, encore, par des mots. Le déroulement de la journée lui devient ainsi prévisible quel que soit son mode de communication et on peut, de cette façon, lui proposer un choix d'activités variées.

Pour favoriser au maximum les apprentissages, E. Schopler *et al.* (1988) énoncent cinq facteurs essentiels : la structure physique des lieux, l'organisation visuelle (horaire hebdomadaire, gabarits visuels), la gestion des comportements (conditionnement opérant), l'élaboration d'un système de communication (verbale et non verbale, par gestes ou par images) et un plan d'intervention personnalisé.

La philosophie du programme TEACCH s'inscrit dans la lignée des méthodes actives comme celles de Maria Montessori et d'Ovide Decroly que bien des éducateurs adoptent inconsciemment. Son succès est-il lié au fait qu'il favorise la mise en œuvre de toutes les ressources dont on dispose pour aider l'enfant ayant une déficience multiple et sa famille.

Le programme de Lovaas

C'est un programme de stimulation précoce développé par I. Lovaas dans les années 1960, à l'Université de Californie, à Los Angeles. Il part de l'observation, chez l'enfant autiste, de nombreux déficits comportementaux, lesquels doivent être comblés pour que l'enfant puisse devenir une personne socialement adaptée. Conséquemment, selon Lovaas, les méthodes d'éducation et l'environnement de l'enfant doivent être adaptés à ses besoins particuliers. Le chercheur part du postulat que plus l'enfant est stimulé jeune, plus il a des chances de progresser sur le plan des apprentissages.

Les objectifs du programme sont d'enseigner à l'enfant à développer les habiletés suivantes :

- l'attention ;
- l'imitation ;
- le langage réceptif et expressif ;
- les habiletés préscolaires et l'autonomie personnelle.

Durant la première année, Lovaas propose de réduire les comportements agressifs et l'automutilation de l'enfant. Ensuite, il propose de lui apprendre à faire des demandes verbales élémentaires, de lui enseigner l'imitation de gestes et de lui permettre d'établir des jeux appropriés avec les jouets. On visera aussi à augmenter la fréquence des comportements d'obéissance et à permettre aux parents l'extension du programme à la maison.

Durant la deuxième année, on doit mettre l'accent sur l'enseignement du langage expressif et abstrait et sur le développement des habiletés d'interactions sociales. Le programme rejoint l'enfant dans sa communauté en vue de son intégration dans une garderie, une maternelle ou un groupe préscolaire.

Durant la troisième année, on enseigne à l'enfant l'expression émotive et les tâches préscolaires comme la lecture, l'écriture, les mathématiques et l'apprentissage par observation, en vue de l'intégrer dans une classe régulière de première année.

Le programme utilise les techniques de modification du comportement, tels l'incitation, l'estompage, le façonnement, les renforcements, l'extinction, les punitions, la généralisation et le maintien des comportements adéquats. Ces techniques visent soit à développer, à généraliser ou à maintenir un comportement, soit à en augmenter ou à en diminuer la fréquence d'apparition. Quelques-unes de ces techniques ont été présentées au chapitre 5.

Lovaas suggère que les intervenants travaillent en collaboration avec les parents et que toutes les personnes qui côtoient l'enfant suivent une formation pour être en mesure de lui donner une éducation ou une rééducation adaptée à sa situation particulière.

7.6.2 L'intervention psychomotrice

Les activités psychomotrices ont pour but d'améliorer l'état de santé de l'enfant, de stimuler son développement personnel, de développer sa capacité de communiquer, d'interagir avec l'environnement et de favoriser sa participation sociale. Lors des activités, il est important que l'enfant ait une participation active ; par conséquent, les éléments de stimulation doivent correspondre à son niveau de développement psychomoteur.

L'enfant ayant des déficiences multiples manque, dès les premiers mois de sa vie, les expériences sensorimotrices fondatrices de son développement futur. N'ayant que pas ou peu de possibilités motrices, il est souvent en fauteuil roulant, manuel ou électrique, ou maintenu dans une coquille (prothèse). En intervention psychomotrice, l'enfant en est libéré temporairement. Il est installé sur un tapis de sol et il se trouve en situation de bien-être. Il peut expérimenter en toute sécurité et connaître le plaisir à travers le mouvement et la relaxation.

Un autre aspect de l'éducation psychomotrice est d'enrichir l'univers perceptif de l'enfant par différentes stimulations sensorielles sur les plans vestibulaire, somatique et vibratoire. L'intervenant aide l'enfant à se découvrir grâce à des stimulations sensorielles simples :

- *les exercices de stimulations vestibulaires* touchent le système de positionnement et l'équilibre élémentaire, comme le balancement, le rythme, les modifications de position dans l'espace, les rotations et le bercement. Ces exercices cherchent à transmettre à l'enfant un maximum d'informations relatives aux positionnements de son corps dans l'espace et dans le temps. L'intervenant peut utiliser des balançoires de caractéristiques différentes, des trampolines, des hamacs, de gros ballons, des rouleaux de différentes formes, etc. ;
- *les exercices de stimulations somatiques* touchent l'ensemble des parties du corps par les voies de la sensibilité proprioceptive et superficielle. Leur but est de développer chez l'enfant son sentiment d'intégrité corporelle, de la perception de sa surface cutanée en tant que limite. L'intervenant peut utiliser les massages avec différentes textures et odeurs, les bains, le sèche-cheveux et le ventilateur ;
- *les exercices de stimulations vibratoires* sollicitent une perception des os et des articulations chez l'enfant. L'intervenant utilise des appareils émettant des vibrations, des tapotements, des percussions, des pressions sur les os, des vibrations par contact manuel, par diapason, etc.

L'intervenant propose aussi à l'enfant des activités stimulant la prise de conscience de son schéma corporel, de la perception de la globalité de son corps, de la reconnaissance des parties de son corps et des notions de verticalité de l'axe corporel et de latéralité.

L'intervenant propose de plus à l'enfant, selon son état physique, des exercices qui favorisent le maintien et le redressement de la tête et du tronc. Il le guide peu à peu vers la locomotion : se déplacer au sol par retournements, ramper à quatre pattes puis se redresser sur les talons ; enfin, dans la mesure des possibilités physiques de l'enfant, il encourage la station debout et la marche, avec ou sans l'aide d'appareil ambulatoire.

Le contrôle de la position debout ou assise (verticalisation) favorise la prise de contact avec l'environnement et la direction du regard visuel dans la communication. Ces acquisitions sont aussi essentielles pour l'habillage et pour les transferts. Lorsque la position de verticalisation est impossible à atteindre, l'utilisation d'appareils divers est nécessaire (table de verticalisation, verticalisateur fixe, etc.). En outre, les actions de verticalisation permettent de prévenir ou de retarder certaines déformations articulaires.

L'intervenant propose des exercices de préhension, de motricité fine, de coordination oculo-manuelle et de coordination des membres supérieurs. On utilisera les encastrements et les manipulations d'objets de formes et de consistances diverses.

L'enfant dépense plus d'énergie que la moyenne des autres enfants non atteints pour accomplir des tâches simples ou routinières. Il a besoin de courtes périodes de repos entre chaque activité motrice.

Enfin, les activités, individuelles ou en petits groupes, de musicothérapie, d'équithérapie et de zoothérapie sont très bénéfiques en fonction des possibilités psychomotrices de l'enfant et de ses motivations.

7.6.3 Le plan d'intervention individualisé

Avant de mettre en place un plan d'intervention individualisé, **l'intervenant ne peut négliger la souffrance de l'enfant et ses angoisses**. Il doit aussi prendre en compte **la situation des parents** face à l'épreuve, à la détresse et au déchirement qu'engendre la présence d'un enfant ayant des déficiences multiples dans la dynamique familiale, surtout pendant les premières années où l'apparition successive de différents troubles (épilepsie, troubles respiratoires, complications orthopédiques) les perturbe et réactive âprement le chagrin apparu lors de la première divulgation du diagnostic du handicap.

Pendant l'enfance, les objectifs d'un plan d'intervention individualisé de l'enfant seront principalement de permettre :

- le développement d'une communication verbale et non verbale afin que l'enfant puisse exprimer ses besoins et s'éveiller au monde extérieur ;

- le développement d'une autonomie maximale dans divers domaines (alimentation, déplacements, propreté, habillage) ;
- l'acquisition de comportements sociaux appropriés.

Pour conclure le chapitre, voici les propos de Suzanne Jegard, intervenante au Centre Alvin Buckwold pour enfants multihandicapés de Saskatoon.

Chez de nombreux enfants multihandicapés, **les progrès seront lents** et les gains seront parfois minimes ; cependant, des progrès peuvent être espérés dans la plupart des cas. Savoir à quoi il faut prêter attention et prendre note de ce qui a été atteint sont des facteurs importants pour le maintien de l'intérêt et de l'enthousiasme dans l'application du programme individuel de l'enfant. Le succès de l'interaction dépend essentiellement de la qualité de l'interaction entre l'intervenant et l'enfant. Celui-ci réagira aux demandes de l'intervenant qui est non seulement attentif, mais qui en plus est authentiquement concerné et espère un résultat positif.

ANNEXE I
Les étapes du développement de l'enfant de 0 à 6 ans

Âge	**Comportement normal**
1er mois :	Bébé regarde sa mère pendant la tétée. • Ferme le poing quand on touche la paume de la main. • Réagit au bruit.
2e mois :	Bébé réagit aux bruits légers.
3e mois :	Bébé ouvre la bouche quand il a faim et que sa mère s'approche. • Saisit ses jouets.
4e mois :	Bébé sourit à sa mère. • Reconnaît sa voix.
5e mois :	Bébé montre du déplaisir dès que maman s'éloigne.
6e mois :	Couché sur le dos, il se retourne sur le ventre.
7e mois :	Reconnaît son père. • Apprend à s'asseoir.
8e mois :	Prend peur lorsque des étrangers s'approchent avec des mouvements rapides. • S'amuse avec maman.
11e mois:	Bébé rampe à travers l'appartement. • Se soulève en s'agrip--pant aux objets et se met debout.
12e mois:	Il dit «Maman» et «Papa». • Comprend son nom. • Esca-lade les marches d'escalier. L'enfant d'un an doit pou-voir sourire, se tenir assis et se tenir debout en se cram-pon-nant à quelque chose.
De 12 à 18 mois:	L'enfant imite les gens. • Répète ce qui fait rire. • Montre ce qu'il voudrait avoir. • S'amuse à donner et à prendre. • Porte tout à la bouche. • Reste assis tout seul. • Rampe après une balle qui roule. • Aime bien jouer à attraper. • S'essaie à marcher, sou-tenu par sa maman. • S'aide quand on l'habille.
De 18 à 24 mois:	L'enfant parle un langage enfantin. • Boit à la tasse. • Jette les jouets hors de son lit ou de son parc. • Vide les tiroirs. • Trépigne quand quelque chose ne lui plaît pas. • Va quel-que-fois sur le pot avec succès. • S'intéresse à l'endroit par où il fait pipi. • Proteste lorsque ses parents s'embrassent.
	À cet âge-là, le développement s'accélère d'une façon remarquable. La deuxième année est placée entièrement sous le signe du progrès

et de la liberté. La plupart des enfants comprennent les interdictions, savent parler et marcher seuls.

Troisième année : L'enfant dit de 40 à 250 mots, mais il en comprend beaucoup plus. • Pose des ques-tions simples. • Reconnaît les gens au bout de plusieurs semaines. • Regarde des images avec intérêt. • Peut rester propre toute la journée. • Se lave les mains. • Ouvre les portes. • Marche seul en parfaite sûreté. • Monte et descend les escaliers, mais sans changer de pied à chaque marche. • Devient difficile pour les repas. • Veut manger tout seul avec la cuiller. • Joue volontiers avec l'eau et le sable. • Construit des tours avec des jeux de construction. • Il s'impose à l'occasion par la force. • Ne va pas toujours au lit sans résistance.

Jusqu'au troisième anniversaire, l'initiation à la propreté joue un rôle primordial. Beaucoup d'enfants ne deviennent vraiment propres que vers leur quatrième anniversaire.

Quatrième année : L'enfant découvre le père. • Dit son nom quand on lui demande comment il s'appelle. • Prononce de longues phrases. • Apprend de petites poésies par cœur. • Fait la différence entre aujourd'hui et demain. • Comprend certaines choses simples à la télévision. • Fait volontiers des farces. • Connaît la différence entre garçons et filles nus. • Demande d'où les enfants viennent. • Se tient debout sur une jambe. • Joue devant la maison. • Apprend à monter sur un tricycle. • Descend sur le toboggan du parc de jeux. • Aime bien construire des cavernes. • Peut jouer avec deux petits camarades sans que cela dégénère aussitôt en bagarre. • Boutonne lui-même son manteau. • Se brosse les dents et se rince la bouche. • Sait maîtriser sa peur.

L'enfant découvre sa volonté, en joue et cherche à l'imposer. On peut commencer à s'inquiéter si l'enfant de trois ans ne cherche pas à imposer sa volonté, ne développe pas sa personnalité et ne joue pas de façon prolongée.

Cinquième année : L'enfant répond à la question : « Que veux-tu manger ? » • Entre dans l'âge des questions. • Compte trois objets. • Écoute attentivement quand on lui lit quelque chose. • Peint et gribouille (art abstrait...). • Comprend les émissions enfantines à la télévision. • Les garçons imitent les manières d'homme. • Les filles jouent au « mariage » et « à la maman ». • L'enfant aime les expressions de la rue. • Fait volontiers du bruit. • S'engage dans des disputes dans la rue. • Traverse seul la chaussée. • Grimpe sur des échafaudages et se balance. • Monte les escaliers en changeant de pied. • Peut sautiller sur un pied. • Porte un gobelet de lait sans en renverser. • Aide au ménage. • Joue au docteur avec les enfants de son âge.

La vie devient excitante. Les hématomes, les bosses et les cicatrices sont la preuve tangible des rencontres avec les dangers de ce monde.

Sixième année : L'enfant converse couramment. • Peut prononcer une phrase de 12 à 16 syllabes. • Comprend les rapports logiques simples. • Sait compter jusqu'à quatre. • Dessine des bonshommes avec une tête et des jambes. • Fait les courses et sait faire attention à l'argent. • Met le couvert et aide à essuyer la vaisselle. • Nettoie ses souliers lui-même. • S'habille et se déshabille seul. • Monte à bicyclette. • Sait faire des nœuds. • Se mouche. • Sautille alternativement sur les deux pieds. • Participe à des poursuites effrénées et à des courses. • Joue au cowboy, aux Indiens et au shérif. • Aime les pistolets, les poignards et les tomahawks. • Pose très volontiers des questions sexuelles. • Traverse seul des rues à grande circulation.

La plupart des enfants sortent avant leur sixième anniversaire de leur petite enfance choyée et sont prêts pour l'école. On peut s'inquiéter lorsque l'enfant de six ans ne sait pas compter jusqu'à trois avec trois objets identiques et ne sait pas s'habiller seul.

ANNEXE 2
Le plan de services individualisé

La personne ayant une déficience intellectuelle vit les mêmes étapes de développement que tout être humain. Elle traverse les mêmes phases de la vie, soit l'enfance, l'adolescence, l'âge adulte et la vieillesse.

La personne ayant une déficience intellectuelle aura, comme les autres personnes, à s'adapter à la croissance de son corps et au milieu environnant et à apprendre à développer son potentiel intellectuel, physique et social au moment opportun. Le rôle de l'intervenant est de l'accompagner selon ses capacités pour favoriser cette croissance. Pour cela, il est nécessaire de bien connaître ses besoins.

Afin d'assurer les besoins et les services à la personne ayant une déficience intellectuelle, le ministère de la Santé et des Services sociaux du Québec a proposé en 1988 une série de moyens énumérés dans *L'intégration des personnes présentant une déficience intellectuelle, un impératif humain et social*[1]. Parmi ces moyens figure le plan de services individualisé (PSI). Nous présenterons quelques définitions du PSI et les principes qui en découlent. De la place prépondérante de la personne ayant une déficience intellectuelle dans l'actualisation de son PSI ; chacune des étapes du plan de services sera décrite de façon détaillée.

Enfin, nous verrons en quoi consiste le plan d'intervention (PI) et sa place dans la réalisation du plan de services individualisé.

Le plan de services individualisé est un instrument intégrateur qui, à partir d'une évaluation des besoins d'une personne et avec la participation active dans la mesure du possible de cette personne (ou de sa famille), permet la planification et la concertation coordonnée des services. (Centre des services sociaux du Montréal métropolitain, 1988)

---

1. Ministère de la Santé et des Services sociaux du Québec, *L'intégration des personnes présentant une déficience intellectuelle, un impératif humain et social*, orientation et guide d'action, 1988.

Le plan de services individualisé – Outil de planification et de coordination facilitant l'identification et l'intégration des différents services individualisés répondant aux besoins d'une personne. (OPHQ, 1989)

Le plan de services individualisé est une démarche qui,par la participation active de la personne ou de son représentant et la coordination des interventions, permet la planification et la prestation de services nécessaires pour répondre aux besoins de cette personne afin de favoriser ou de maintenir son intégration sociale tout en assurant sa protection. (MSSS, 1994)

Les principes

Le plan de services repose sur des principes qui placent la personne ayant une déficience intellectuelle au centre des décisions qui la concernent. Il vise le respect de la personne et de ses choix face à son intégration sociale. Ce qui apparaît comme fondamental, c'est que le plan de services appartient d'abord à la personne présentant des besoins plutôt qu'aux établissements répondant à ces besoins. Le plan de services implique l'adhésion à ces principes de la part de la personne elle-même, de son entourage et des intervenants, de là découlent une série de principes :

Le respect de la différence

Chaque personne est différente et a le droit de s'épanouir selon ses caractéristiques originales. L'élaboration d'un plan de services individualisé (PSI) passe donc par une reconnaissance et une acceptation des différences dans les capacités, les comportements ou l'apparence de la personne déficiente intellectuelle.

La reconnaissance de la personne dans son individualité

La personne ayant une déficience intellectuelle peut avoir des besoins qui ne sont pas nécessairement les mêmes que ceux de la majorité de la population. Il importe que chaque personne ayant une déficience intellectuelle reçoive la réponse appropriée à sa situation, dans le respect de ses caractéristiques propres et celles de son milieu.

La reconnaissance d'une approche qui considère la personne dans son ensemble

La personne déficiente intellectuelle est un tout avec ses caractéristiques originales, dans son environnement distinct. C'est par une approche globale que la personne obtiendra l'évaluation de ses besoins propres et les interventions qui lui permettront d'atteindre ses objectifs.

La reconnaissance du potentiel de développement de la personne

Quels que soient son âge et son degré de déficience, la personne ayant une déficience intellectuelle doit pouvoir bénéficier des moyens favorisant le plus grand développement de ses capacités.

Le maintien de la personne dans son milieu de vie

La personne déficiente intellectuelle doit recevoir les services et les interventions qui lui permettent de vivre dans son milieu naturel. Les membres de la famille ou ses proches doivent aussi recevoir les services de soutien qui leur permettront de vivre adéquatement avec cette personne.

Les fonctions du plan de services individualisé

Afin de réaliser adéquatement son intégration sociale, la personne présentant une déficience intellectuelle pourra bénéficier d'un PSI. Pour cela, la mise en œuvre du PSI doit pouvoir assurer la planification et la coordination des services et des ressources dans le but de satisfaire les besoins de la personne. Le PS doit favoriser le développement, l'autonomie et l'intégration dans la communauté de la personne présentant une déficience intellectuelle. De plus,il doit permettre de s'assurer que les interventions son cohérente, complémentaires et centrées sur les besoins de la personne et de son environnement. Le PS comporte trois fonctions importantes :

La planification

La planification consiste à préciser les services, les programmes, les ressources et les interventions nécessaires à la personne, à sa famille ou à son environnement à moyen et à long terme.

La coordination

La coordination consiste à disposer des services et des ressources nécessaires dans un ordre approprié afin d'atteindre le ou les objectifs fixés en réponse aux besoins établis. La coordination exige la collaboration e tous les intervenants.

La sauvegarde des droits

La sauvegarde comprend, d'une part, des éléments pour la défense et la promotion des droits ou de l'intérêt des personnes et, d'autre part, des éléments assurant une plus grande qualité de services.

Les étapes du plan de services individualisé

Une démarche de PSI se réalise à travers cinq étapes principales illustrées à la figure I.I. Ce sont la référence, l'évaluation globale, l'élaboration du plan de services, l'actualisation du plan de services par le biais des divers plans d'intervention, la coordination et le suivi du plan de services.

1re étape : La référence – l'accueil

La référence consiste à offrir à la personne la ou les portes d'entrée lui assurant, selon le cas, l'accès à un plan de services et la réponse à des besoins immédiats. La personne doit être assurée :

- d'un accueil, d'une réceptivité à sa demande ;
- d'un support immédiat ;
- d'une évaluation sommaire de ses besoins ;

de l'accès à des renseignements appropriés pour obtenir des services immédiats et pour une évaluation globale de ces besoins en vue de l'élaboration de son PSI.

C'est au parent ou à l'intervenant en contact avec la personne chez qui l'on diagnostique ou présume une déficience intellectuelle d'effectuer ces démarches, et ce, dans les meilleurs délais.

2e étape : L'évaluation globale

L'évaluation globale consiste à obtenir un portrait fidèle des besoins de la personne. Ce portrait doit tenir compte des caractéristiques de la personne et de son environnement ainsi que de ses attentes. Certains éléments d'information pourront être complétés par l'évaluation de spécialistes. Cette démarche doit être faite en collaboration avec la personne et ses représentants. La personne déficiente intellectuelle doit pouvoir recourir, si elle le désire, à un coordonnateur comme soutien dans ses démarches et pour l'analyse des diverses évaluations recueillies.

3e étape : L'élaboration du PSI

À cette étape, il s'agit de faire une synthèse de l'information recueillie et de déterminer les besoins prioritaires. Ces besoins seront par la suite traduits en objectifs. Il s'agit d'organiser les services avec l'équipe d'intervenants et la personne ayant une déficience intellectuelle. Ils s'entendront ensemble sur les objectifs, les services, les organismes responsables et la nomination du coordonnateur responsable du plan de services. Le tout doit être consigné par écrit.

4e étape : L'actualisation du plan de services

L'actualisation du plan de services consiste à mettre en œuvre les plans d'intervention de façon coordonnée, à partir des objectifs et des responsabilités préalablement fixés. Il faut donc déterminer les objectifs, les priorités, les moyens, les stratégies, les responsabilités, les critères d'évaluation et les modalités de révision propres à chaque plan d'intervention. La personne ayant une déficience intellectuelle doit pouvoir compter, selon ses besoins, sur l'assistance de son représentant qui pourrait selon le cas :

- agir comme défenseur des droits de la personne lorsqu'il y a des problèmes pour l'acutalisation de ses services ;
- supporter au besoin la personne et les intervenants dans la réalisation des plans d'intervention.

5e étape : La coordination et le suivi du PSI

À cette étape, la personne et les intervenants vont s'assurer de la correspondance entre les besoins de la personne et les servies reçus ; évaluer et réviser le plan de services afin de déterminer la pertinence de le reconduire, d'en élaborer un nouveau ou d'y mettre fin. La personne ayant une déficience intellectuelle doit pouvoir exprimer ses satisfactions et insatisfactions et proposer les différents changements possibles. Elle doit pouvoir compter sur l'aide de son coordonnateur dans ses demandes.

Les cinq étapes peuvent être schématisées de la façon suivante :

FIGURE 1

Les cinq étapes du plan de services individualisé (PSI)

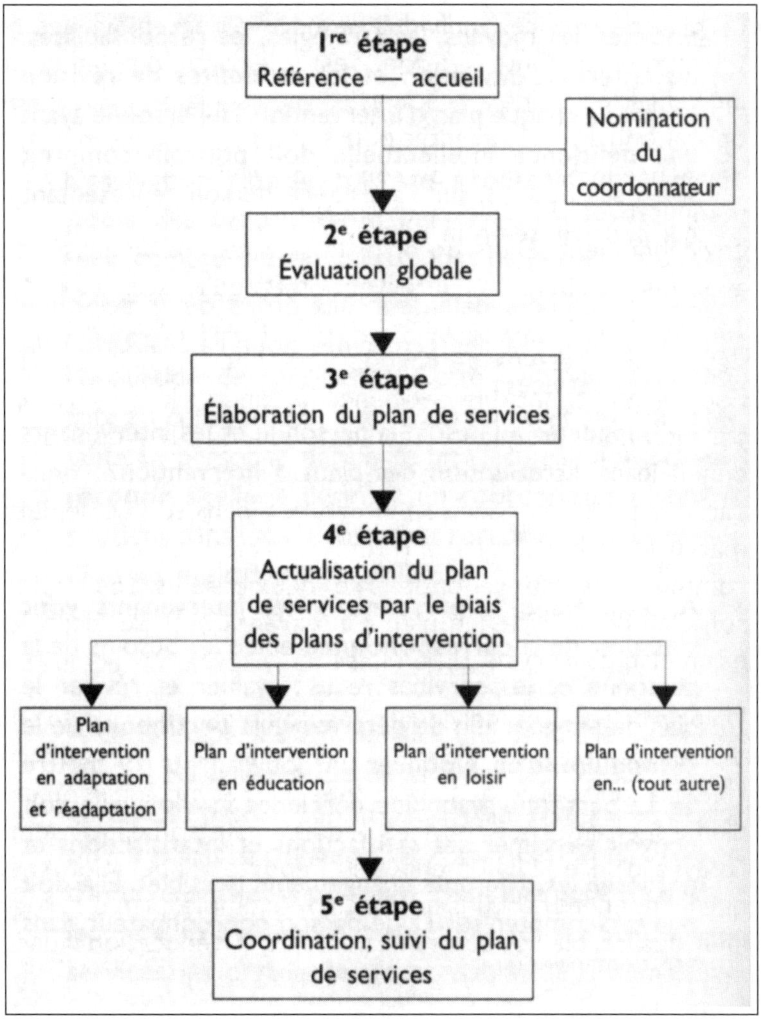

Distinction entre le plan de services individualisé (PSI) et le plan d'intervention (PI)

Le plan de services individualisé couvre l'ensemble des besoins. Quant au plan d'intervention, c'est une partie du plan de services individualisé ; il aide à préciser les gestes à faire. Il est un outil qui opérationnalise les objectifs poursuivis pour la personne ayant une déficience intellectuelle ou son milieu. Il vise le dévelopêment des compétences de celle-ci et l'adaptation harmonieuse dans son environnement. Dans un plan de services individualisé, il peut y avoir jusqu'à six plans d'intervention tel qu'il est illustré à la figure 1.2. Il n'est pas nécessaire cependant qu'ils s'y trouvent tous, tout dépend des besoins de chaque personne. Prenons l'exemple de Louis, 7 ans, ayant une déficience intellectuelle et vivant chez ses parents. Louis fréquente l'école de son quartier depuis un an et bénéficie des ressources d'une éducatrice spécialisée deux heures par jour pour favoriser son intégration dans son école. Le samedi matin, un accompagnateur l'aide à s'intégrer aux loisirs de sa communauté. Pour répondre à ses deux besoins, Louis a donc dans son plan de services un plan d'intervention en services éducatifs et un plan d'intervention en loisir.

Un plan de services individualisé est toujours l'œuvre d'un ensemble d'établissements ou d'organismes, pour favoriser ou maintenir l'intégration sociale de la personne. Le PSI implique toujours plus d'un dispensateur de services, tandis que le plan d'intervention est l'œuvre d'un établissement, peu importe l'appellation spécifique que lui donnent certains milieux, par exemple, plan de programme individualisé, plan de soins infirmiers, plan d'éducation individualisé, etc.

Il y a un plan de services individualisé dès qu'il y a plus d'un établissement ou organisme en cause et lorsque la personne doit recevoir, pour une période prolongée, des services de santé et des services sociaux. Dans l'exemple de Louis, deux organismes sont touchés : le réseau de la santé et des services sociaux et celui de l'éducation.

Le contenu du plan de services individualisé

Les principaux domaines dans lesquels une personne ayant une déficience intellectuelle peut obtenir des besoins de services sont :

- le traitement médical, pour qu'elle puisse obtenir le diagnostic et accéder à un traitement ;
- l'adaptation ou la réadaptation, pour qu'elle développe des capacités physiques, intellectuelles et d'autonomie ;
- les services éducatifs, pour qu'elle puisse développer tous les aspects de son potentiel et s'intégrer dans le milieu scolaire régulier ;
- l'intégration au travail, pour qu'elle puisse obtenir et intégrer un emploi régulier ;
- le loisir, pour qu'elle puisse profiter des activités de loisirs de son choix et participer à la vie culturelle de son milieu ;
- le maintien dans le milieu, pour qu'elle puisse avoir accès à la ressource résidentielle correspondant à ses besoins. Pour qu'elle puisse vivre dans un milieu familial adéquat. Que cette famille soit en mesure d'assumer les responsabilités et les tâches supplémentaires entraînées par la présence de cette personne. Que celle-ci possède un moyen de transport pour lui permettre un degré d'autonomie équivalent à celui dont dispose la population en général.

Soulignons, enfin, que c'est la personne déficiente intellectuelle (ou son représentant) qui est au centre du plan de services. Elle (ou son représentant) détermine ses besoins et établit ses priorités. Il faut lui reconnaître le droit à l'information ; c'est à cette seule condition qu'elle pourra participer à la prise de décision ou du moins donner un consentement éclairé. La personne déficiente intellectuelle (ou son représentant) peut refuser des services et elle a droit d'en appeler de certaines décisions.

En somme, la personne déficiente intellectuelle (ou son représentant) :

- entreprend le processus de plan de services ;
- supervise l'ensemble de la démarche dans laquelle elle s'oriente ;
- choisit dans les références qui lui sont proposées soit en ce qui concerne la ressource ou le professionnel référé. Elle (ou son représentant) exprime ses désaccords s'il y a lieu et fait ses propres propositions.

Face au plan de services, la personne déficiente intellectuelle (ou son représentant) :

- exprime ses attentes ;
- participe à la détermination des buts et objectifs ;
- coordonne elle-même (ou son représentant) son plan de services.

Face au plan d'intervention, la personne déficiente intellectuelle (ou son représentant) participe à :

- l'élaboration du plan d'intervention avec l'intervenant ;
- létablissement des ententes et des contrats, et les signe (s'il y a lieu) ;
- l'évaluation des résultats du plan d'intervention.

FIGURE 2

Plan de services individualisé et les six plans d'intervention

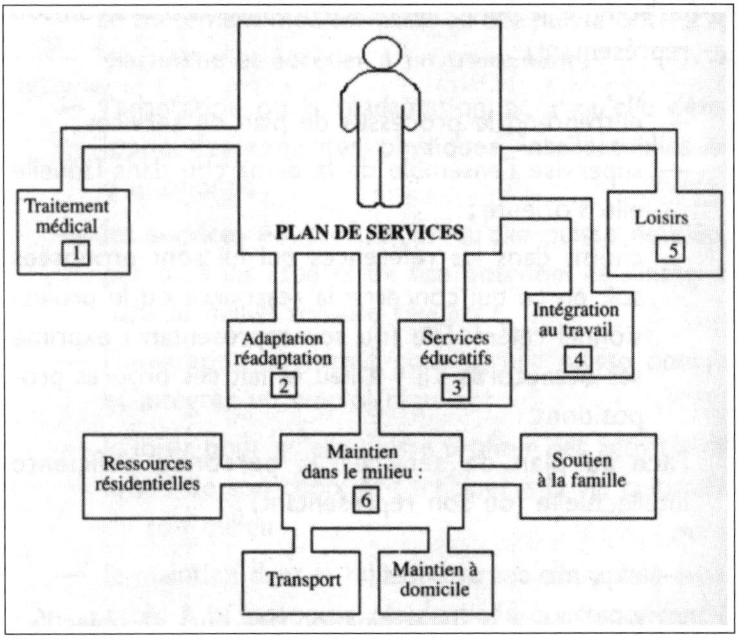

Plan de services individualisé (PSI)

Nom de la personne ayant une déficience intellectuelle ______	Type de déficience ______ Cause ______ ______	But à long terme ______ ______

Champ d'intervention	Besoins	Objectifs globaux	Ressource	Intervenant(e)	Échéancier

Date de révision du plan de services ______	Signature du coordonnateur ou du responsable ______ Date ______	Signature de la personne ayant une déficience intellectuelle ou de son représentant ______ Date ______

Plan de services individualisé (PSI)

Nom de la personne ayant une déficience intellectuelle ______	Nom du coordonnateur ______
Adresse ______	Adresse ______
Téléphone ______	Téléphone ______
But à long terme ______	Date ______

Identification du plan d'intervention	Nom et adresse du service	Nom de l'intervenant(e)	Téléphone
1. Traitement médical			
2. Adaptation, réadaptation			
3. Services éducatifs			
4. Intégration au travail			
5. Loisirs			
6. Maintien dans le milieu			
a. Ressources résidentielles			
b. Transport			
c. Maintien à domicile			
d. Soutien à la famille			

Plan d'intervention individualisé (PII)

<table>
<tr><td colspan="2">Nom de la personne ayant une déficience intellectuelle
___________</td><td colspan="2">Type de déficience ___________
____
Cause ___________</td><td colspan="2">But à long terme ___________
____
___________</td></tr>
<tr><td>Besoins</td><td>Objectifs globaux (inscrits au plan de services)</td><td>Objectifs à court terme</td><td>Moyen ou stratégie</td><td>Intervenant(e), ressources</td><td>Activités
début fin</td></tr>
<tr><td></td><td></td><td></td><td></td><td></td><td></td></tr>
<tr><td colspan="2">Barrières ou obstacles à la réalisation des objectifs à court terme
____
____
____
___________</td><td colspan="2">Attentes envers la personnes ayant une déficience intellectuelle
____
____
____
___________</td><td colspan="2">Attentes envers l'entourage de la personne ayant une déficience intellectuelle ___________
____
____
___________</td></tr>
<tr><td colspan="2">Date de révision du plan d'intervention
___________</td><td colspan="2">Signature de l'intervenant(e)
____
Date ___________</td><td colspan="2">Signature de la personne ayant une déficience intellectuelle ou de son représentant
____
Date ___________</td></tr>
</table>

Glossaire

A

Aberration chromosomique

Maladie congénitale due à l'anomalie du nombre ou de la structure (délétion ou translocation) des chromosomes.

Affectivité

Ensemble des phénomènes de la vie affective qui regroupent les impressions, les sentiments, les émotions et les passions.

Afférent

Se dit d'un nerf qui transporte de l'information de la périphérie extérieure du corps vers le centre nerveux.

Âge de développement

Niveau de développement psychologique et moteur.

Âge mental

Niveau de développement intellectuel mesuré à l'aide de tests psychométriques.

Agnosie

Perte, trouble de la reconnaissance des objets, par un déficit sensoriel dû à une lésion localisée dans le cortex cérébral (cerveau). On trouve l'agnosie visuelle ou auditive et l'agnosie sensitive (tactile).

Aires d'association

Aires corticales qui intègrent toute information sensorielle leur parvenant.

Analyseur

Récepteur sensoriel (oreille, œil, etc.) qui permet de percevoir et d'analyser le monde extérieur.

Anoxie

Réduction de l'oxygène parvenant aux tissus, notamment au cerveau, par suite de l'anoxémie (diminution de la quantité d'oxygène contenue dans le sang) ou du défaut d'irrigation sanguine (hypotension, etc.).

Aphasie

Trouble, perte ou altération de la compréhension du langage écrit ou verbal par lésion des centres nerveux. C'est une incapacité de recevoir ou de classifier les symboles linguistiques. L'aphasique peut parler, mais ses paroles sont, en général, inappropriées et dépourvues de sens. Impossibilité de traduire la pensée par des mots.

Approche écosystémique

Approche qui permet de mieux comprendre le mode interactif de la personne ayant une déficience intellectuelle avec son environnement.

Approche multisensorielle

Approche qui utilise tous les organes des sens : la vue, l'audition, l'odorat, le goût et le toucher.

Apraxie

Manque de coordination à cause d'un déficit neurologique, perte de la capacité d'effectuer des mouvements volontaires.

Assimilation

Intégration d'expériences nouvelles à des expériences anciennes et connues.

Ataxie

Incoordination dans la succession d'un mouvement ou de plusieurs mouvements (vitesse, direction du geste dans l'espace) résultant de lésions des centres nerveux. La personne n'a pas d'équilibre, il est instable, remuant.

Athétose

Mouvement lent, involontaire et incontrôlé des extrémités des membres (mains, doigts).

Atrophie

Diminution du volume d'une structure vivante. Atrophie musculaire, cérébrale.

Attention

Capacité de fixer son esprit sur quelque chose, de rester alerte (vigilant) et d'enregistrer l'information ; une attention soutenue est nécessaire à la concentration.

Autonomie communautaire

Comprend les éléments suivants :

- utilisation des services comme épicerie, restaurant, téléphone, etc. ;
- habiletés sociales comme demander un renseignement, prendre un repas dans un restaurant, la façon de parler aux personnes, etc. ;
- comportement dans les endroits publics ;
- sécurité routière ;
- orientation dans le quartier, etc.

Autonomie de base

Comprend les éléments suivants :

- alimentation ;
- habillage ;
- soins personnels ;
- entraînement à la toilette.

Autonomie résidentielle

Comprend les éléments suivants :

- mettre la table ;
- faire son lit ;
- faire le ménage ;
- faire la cuisine, etc.

Autosuggestion
Action de se suggestionner soi-même, de se persuader de quelque chose.

Axe (du corps)
Ligne imaginaire qui couperait le corps en deux verticalement.

B

Behaviorisme
Science du comportement.

C

Cérébral
Qui concerne le cerveau, la pensée et l'activité intellectuelle.

Chromosome
Bâtonnets apparaissant dans le noyau de la cellule en voie de division et résultant de la segmentation du réseau sur lequel s'était concentrée la chromatine. Leur nombre est fixe pour chaque espèce : chez l'être humain, 44 chromosomes somatiques et 2 chromosomes sexuels (formule XY chez l'homme et formule XX chez la femme).

Cognitif
Qui se rapporte aux processus mentaux de compréhension, de jugement, de mémoire et de raisonnement.

Cognition
Terme générique désignant tout processus qui entraîne la connaissance d'un objet. Inclut la perception, la conception, le jugement et le raisonnement.

Communication
Habileté à établir une relation avec une ou des personnes.

Compensation
Action de suppléer (contrebalancer) une déficience ou un handicap.

Comportement

Réaction d'une personne dans un milieu donné, façon de faire d'une personne devant les objets, les événements, autrui.

Concentration

Aptitude à fournir un effort intellectuel dans le but de fixer son attention vers un seul objet (but).

Concept

Idée abstraite et générale. Représentation intellectuelle (mentale) d'un mouvement, d'un objet, de façon symbolique, abstraite.

Conscience du corps

Connaissance de son corps, de ses parties et de leur relation les unes avec les autres.

Coordination motrice

Mouvements effectués selon des séquences précises, harmonieuses. Exemples : coordination des mains, des bras, de l'œil par rapport à la main.

Coordination oculo-manuelle

Aptitude à coordonner des activités visuelles et manuelles.

Cortex cérébral

Substance grise située à la surface externe des hémisphères cérébraux et formée par les neurones et leurs ramifications.

D

Décodage

Capacité d'attribuer un sens spécifique à une séquence donnée de sons ; cela demande la structuration du rythme sonore, la connaissance des sons et du langage parlé.

Déficience auditive moyenne

Perte de l'audition qui empêche la personne d'entendre les conversations à voix basse ou les paroles des personnes éloignées.

Déficience auditive sévère et profonde
Impossibilité d'entendre sans amplification (appareil auditif) et dans certains cas, impossibilité d'entendre même avec cet appareil.

Déficience neurologique
Atteinte du système nerveux.

Déficient
Sujet qui présente une insuffisance intellectuelle, motrice ou sensorielle.

Dégénérescence
Modification d'un tissu ou d'un organe dont les cellules se transforment en une substance inerte et perdent toute activité fonctionnelle.

Démence
Détérioration de l'intellect, de la mémoire et de la faculté de prendre des décisions et de poser des jugements rationnels. Altération progressive, acquise et irréversible des fonctions intellectuelles.

Développement
Hiérarchie (ordre, classement) des étapes à franchir en fonction de l'âge. Croissance du cerveau et du corps.

Discrimination auditive ou visuelle
Possibilité de différencier des bruits ou des sons perçus par l'oreille ou des stimuli visuels par l'œil.

Discrimination tactile
Habileté à percevoir, à reconnaître par le toucher les différences et les similitudes entre divers objets (la forme, la grandeur, etc.).

Dissociation
Activité qui consiste à faire des mouvements en même temps, mais qui ne sont pas en harmonie ; ils sont indépendants les uns par rapport aux autres.

Dominance cérébrale
Prédominance du côté droit ou du côté gauche du corps.

E

Éducation

Art de développer les qualités morales, intellectuelles et physiques que la personne possède à l'état potentiel.

Éducation psychomotrice

Action pédagogique et psychologique utilisant le mouvement dans le but de normaliser, d'améliorer le comportement de la personne, de lui permettre de mieux se situer dans l'espace et dans le temps, d'établir des relations normales avec les objets et d'harmoniser ses relations avec autrui.

EEG

Abréviation de « électroencéphalogramme » ; enregistrement graphique de l'activité électrique du cerveau par l'application d'électrodes sur le cuir chevelu (la tête).

Efférent

Se dit d'un nerf qui transporte de l'information du centre (intérieur) nerveux vers la périphérie du corps.

Égocentrisme

Disposition d'esprit de celui qui rapporte tout à soi.

Émotion

Réaction intense du corps humain à une situation inattendue, accompagnée d'un état affectif agréable ou désagréable.

Empathie

Communication affective avec une autre personne. Compréhension psychologique des autres.

Équilibre

Maintien de la posture corporelle ; l'équilibre est dynamique lorsque le corps se déplace et il est statique lorsque les mouvements ont lieu sans déplacement du corps.

Ergothérapie

Technique qui a pour but d'aider la personne à obtenir le maximum d'autonomie dans la vie quotidienne.

Étiologie

Étude des causes des maladies ou des dysfonctions chez l'être humain.

Extension

Redressement d'une partie du corps, d'un membre.

F

Figure-fond

Capacité de percevoir et de comprendre une forme symbolique au milieu d'un groupe de symboles et d'en isoler ceux qui sont importants.

Fonction symbolique

Habileté intellectuelle permettant de conserver et de créer des images ou de représenter les objets ou les choses par des symboles. Elle se manifeste dans le jeu symbolique, le langage, etc.

Fratrie

Ensemble des frères et des sœurs qui composent une famille. Exemple : Jean est le deuxième de la fratrie. Claire est la dernière de la fratrie, le bébé.

G

Gène

Unité élémentaire de transmission d'un message héréditaire. Les gènes sont localisés sur les chromosomes.

H

Habileté

Capacité d'effectuer un travail, une tâche.

Habitude de vie

Activité courante ou rôle social valorisé par la personne ou son contexte socioculturel selon ses caractéristiques (âge, sexe, identité socioculturelle, etc.). Elle assure la survie et l'épanouissement d'une personne dans la société tout au long de son existence (RIPPH, 1998).

Hippocampe

Circonvolution du cerveau (repli sinueux du cortex) qui joue un rôle important dans la mémoire dite « épisodique », laquelle a pour fonction de se remémorer un épisode et son contexte.

Hyperactivité

Activité excessive, instabilité motrice.

Hypertension

Augmentation de la pression artérielle. Elle se manifeste par des maux de tête, des crampes aux extrémités et des troubles sensoriels.

Hypertonie

État neurologique se caractérisant par une augmentation de la tension musculaire (contraction exagérée).

Hypotonie

État neurologique se caractérisant par une diminution de la tension musculaire (décontraction exagérée). Difficulté à faire un mouvement par perte de tonus musculaire.

I

Inadaptation

Problème d'intégration au milieu, impossibilité d'assumer dans la société son rôle normal, de satisfaire ses exigences et celles de son entourage.

Incapacité

Réduction des possibilités d'accomplir un acte considéré comme normal pour un être humain.

Infirmité motrice cérébrale (IMC)

Trouble moteur ou postural dû à une lésion cérébrale.

Influx nerveux

Phénomène par lequel on explique la propagation (vitesse) des effets de l'excitation dans les nerfs.

Inhibition

Diminution de l'activité psychomotrice. Diminution ou arrêt d'une fonction.

Instabilité

Agitation excessive de la personne, passe d'une activité à l'autre, bouge, se déplace sans cesse.

Instinct

Comportement spontané, héréditaire et inné. Mouvement psychomoteur exécuté sans expérience préalable.

Intelligence

Capacité globale permettant de comprendre, de connaître, d'avoir une pensée rationnelle et une interaction cohérente avec l'environnement.

K

Kinesthésie

Sensation interne (musculaire, ligamentaire) renseignant sur les déplacements dans l'espace des mouvements du corps. Ensemble des sensations que nous procure notre corps. Capacité de percevoir, par le système nerveux, la position des mouvements du corps dans l'espace grâce à des récepteurs nerveux situés aux tendons et aux articulations.

L

Langage

Moyen de communication entre les personnes ; il peut être verbal, écrit ou par signes spécifiques (par exemple, LSQ, morse ou braille). Il existe un langage de la pensée qui suit le développement mental, un langage réceptif qui fait partie de l'audition et de la lecture ainsi qu'un langage expressif qui est parlé ou moteur.

Langage intérieur

Langage de la pensée. Façon d'intérioriser et de structurer ses expériences sans utiliser la parole.

Langage réceptif

Langage parlé ou écrit par d'autres et reçu par la personne. Cela demande de l'attention auditive et une compréhension de la lecture. Exemple : celle qui comprend difficilement ce qu'elle lit ou ce qu'elle entend est une personne chez qui le langage réceptif est déficient.

Latence (temps de)

Intervalle entre le début de la formulation de la réponse et le début de la réponse verbale.

Latéralité

Conscience que l'on a des deux côtés de notre corps, la partie droite et la partie gauche, qui permet de les utiliser simultanément ou séparément.

Ludique

Relatif au jeu.

M

Maturation nerveuse

Myélinisation progressive des fibres nerveuses associée au développement fonctionnel. Série de transformations qui conduisent à la maturité du système nerveux.

Mémoire auditive

Capacité de se souvenir des bruits et des sons discriminés pour pouvoir les reproduire correctement. Habileté à distinguer et à discerner les fréquences, la tonalité et l'amplitude (longueur des sons).

Mémoire visuelle

Capacité de se souvenir des objets, des personnes ou des formes (symboles) vus antérieurement.

Milieu

Espace de vie où s'exercent les influences socioéconomiques et éducatives et dans lequel se réalisent les échanges psychoaffectifs entre les personnes.

Modification du comportement

Procédure découlant des principes d'apprentissage. La modification du comportement repose sur l'étude objective de tout comportement observable et mesurable. Son objectif est de faire augmenter ou de faire diminuer la fréquence d'apparition du comportement.

Moi

Constitue l'individualité, la personnalité. Le moi se développe sous l'influence de la maturation du système nerveux et des conditions socioculturelles et affectives.

Motricité

Ensemble des fonctions biologiques qui assurent le mouvement.

Motricité fine

Raffinement (délicat) moteur qui permet le contrôle de la main et des doigts en vue d'atteindre la précision et l'habileté.

Motricité globale

Développement du système neuromusculaire qui permet d'acquérir une coordination des mouvements, un tonus musculaire, un contrôle postural et respiratoire et de maîtriser un certain équilibre moteur.

Myxœdème

Affection due à l'insuffisance thyroïdienne. Elle peut entraîner une déficience intellectuelle.

N

Négativisme

Résistance à toute sollicitude. Le sujet négativiste peut être passif et inerte et refuser de parler et de s'alimenter ou être actif et réagir par la fuite ou par une attitude opposée à celle que l'on attend.

Neuroleptique
Substance chimique qui tend à supprimer ou à diminuer l'anxiété et les réactions émotionnelles graves.

Neuromotricité
Aspect de la motricité en relation avec le système nerveux, sa maturation et ses troubles.

Neurone
Cellule appartenant au système nerveux, comprenant un corps cellulaire et des prolongements (axone et dendrites).

Normalisation
Processus par lequel on essaie de rendre le style de vie d'une personne le plus proche possible de ce qui est considéré comme normal dans la culture (société).

O

Observation
Méthode ayant pour but de relever un certain nombre de faits naturels à partir desquels il est possible de former une hypothèse que l'on soumet à la vérification expérimentale.

Oculomoteur
Acte moteur guidé essentiellement par la vue.

Oligophrénie
Synonyme de déficience intellectuelle sévère.

Opposition
Attitude hostile se manifestant par de la résistance passive ou active contraire à celle que l'on souhaite.

Organisation perceptive
Éducation des sensations et des perceptions conduisant à la connaissance des objets et des relations entre ceux-ci.

Organisation spatiale

Exploration de l'espace par le mouvement ; perception des rapports spatiaux entre les objets et possibilité de s'y adapter.

Organisation temporelle

Capacité d'appréhension et d'utilisation des données du temps immédiat ; possibilité de se situer dans le temps, de l'évaluer et de percevoir l'ordre de succession des événements.

P

Paralysie

Diminution ou disparition de l'activité motrice, consécutive, généralement due à une lésion du système nerveux.

Paraplégie

Paralysie des deux membres inférieurs et de la partie basse du tronc. Abolition de la motricité.

Paratonie

Trouble fonctionnel lié à la maturation et à l'émotivité. C'est l'impossibilité de relâchement volontaire des muscles. Perturbation de la contraction musculaire.

Parole

Acte moteur entraînant la production de sons audibles et faisant intervenir les lèvres, la langue, la mâchoire, les cordes vocales, etc.

Pathologique

État de ce qui est anormal, qui provoque de la souffrance.

Pédagogie

Science de l'éducation ; méthode d'enseignement.

Perception

Processus d'organisation et d'intégration des sensations reçues de stimuli internes et externes.

Perception auditive

Action de saisir par le sens de l'ouïe tout bruit ou son et de l'interpréter ; la perception auditive permet de distinguer des ressemblances et des différences entre les sons ou les bruits.

Perception visuelle

Action de saisir par le sens de la vue tout objet et de l'interpréter ; la perception visuelle permet de distinguer des ressemblances et des différences entre les objets et les symboles.

Phénylcétonurie

Déficit enzymatique avec accumulation dans l'organisme de phénylalanine, ce qui compromet le développement du tissu cérébral.

Phonème

Le plus petit élément sonore du langage. Exemple : le son correspondant à la lettre **t** est un phonème.

Posture

Position à partir de laquelle la personne commence un mouvement.

Praxie

Système de mouvements coordonnés en vue d'un but à atteindre ; exécution motrice, représentation du geste à faire.

Préjugé

Attitude spécifique, négative ou positive, envers une personne qui est fondée sur une croyance imposée par le milieu et pouvant résister à l'information.

Prévention

Ensemble des mesures qui permettent d'éviter l'apparition, l'aggravation ou les conséquences des maladies et, d'une façon plus générale, d'améliorer la santé des personnes et des populations.

Pronation

Mouvement de l'avant-bras entraînant une rotation de la main de l'extérieur vers l'intérieur, comme lorsqu'on pose sa main sur une table.

Prothèse

Appareil servant à remplacer un membre, une partie de membre amputé ou un organe gravement atteint ou détruit.

Q

Quadriplégie

Paralysie des quatre membres. Abolition de la motricité. Infirmité motrice cérébrale (IMC).

Quotient intellectuel (QI)

Rapport de l'âge mental d'une personne (évalué par des tests) à son âge réel.

$$QI = \frac{AM \times 100}{AR}$$

Normalement, l'âge mental correspond à l'âge chronologique.

R

Raisonnement

Opération de la pensée consistant en un enchaînement logique de rapports (c'est-à-dire de jugements) aboutissant à une conclusion. On distingue deux sortes de jugements :

- la déduction, qui est le passage du général au particulier ;
- l'induction, qui est l'extrapolation d'un cas particulier à la généralité.

Récepteur

Partie d'un organe sensoriel (rétine, oreille, peau, etc.) assurant la communication entre la stimulation et le message, l'influx nerveux.

Réflexe

Réponse immédiate et involontaire du système nerveux à une excitation particulière.

Relation d'aide

Approche psychologique qui consiste à amener une personne à apprendre de nouveaux comportements, à poser d'autres gestes pour arriver à satisfaire ses besoins.

Relations spatiales

Conscience des distances existant entre les objets, les personnes dans l'espace.

Relaxation

Détente progressive et volontaire du tonus musculaire.

Renforcement

Processus consistant à ajouter ou à retrancher un stimulus comme conséquence d'un comportement dans le but d'en faire augmenter la fréquence d'apparition.

Résidu auditif

Reste d'audition, très petite capacité auditive ; l'individu entend parfois certains sons même s'il est considéré comme sourd.

Réversibilité

Capacité d'exécuter mentalement une opération et de la répéter dans le sens inverse.

Rigidité

Raideur, sensation de résistance à un mouvement.

Rythme

Cadence régulière, mouvement réglé, alternance régulière de certains événements. Activité se renouvelant à intervalles réguliers.

S

Savoir

Terme pour désigner l'intelligence abstraite et verbale.

Savoir-être

Terme pour désigner l'intelligence sociale, caractérisant la facilité à s'entendre avec les êtres humains.

Savoir-faire

Terme pour désigner l'intelligence pratique, la facilité à manipuler les objets.

Schéma corporel

Représentation ou idée que nous nous faisons de notre corps en mouvement ou à l'arrêt (immobile).

Sens

Canaux par lesquels une personne reçoit des informations. Exemples : la vue, l'odorat, l'ouïe, le toucher et le goût.

Sensibilité

Aptitude à réagir à des excitations externes ou internes. C'est la possibilité de percevoir des impressions en provenance du corps ou du monde extérieur.

Sensorimoteur

Action (mouvement) qui fait intervenir simultanément la sensation et la motricité. Exemple : le nez qui bouge en sentant une mauvaise odeur.

Spasme

Mouvement raide, lent et rigide résultant d'un excès du tonus musculaire.

Stades de développement

Étapes importantes du développement de la personne.

Stéréotype

Idée toute faite, non fondée. Opinion dépourvue d'originalité.

Stimulation sensorielle

Stimulation des organes des sens (ouïe, goût, odorat, vue et toucher).

Stimulus

Agent extérieur provoquant une action déterminée. Phénomène susceptible de provoquer une réaction sur certains récepteurs sensoriels d'une personne et d'avoir un effet sur son comportement.

Succession auditive

Capacité de se souvenir de ce que la personne a entendu en respectant l'ordre. Par exemple : un numéro de téléphone.

Symbole

Élément substitutif riche en signification et exprimant l'essence même de l'idée ou de la chose qu'il représente.

Synapse

Point de contact entre deux neurones.

Syncinésie

Geste involontaire, désordonné et incontrôlé qui perturbe et modifie l'exécution de l'activité motrice ; fréquente chez le jeune enfant.

Syndrome

Ensemble des signes et des symptômes qui caractérisent une maladie, une affection.

Système nerveux central (SNC)

Partie du système nerveux qui comprend l'encéphale et la moelle épinière. Endroit où l'information est traitée, emmagasinée et retrouvée.

T

Tempo

Rythme propre de la personne.

Tonus musculaire

État de tension active et involontaire du muscle. Contraction minimale d'un muscle au repos. C'est le tonus musculaire qui permet de maintenir la station debout.

Toxoplasmose

Maladie parasitaire dont les symptômes varient avec l'âge. Acquise, elle est généralement bénigne chez l'enfant, l'adolescent ou l'adulte jeune. Congénitale, par contamination précoce du fœtus, elle peut entraîner sa mort ou des malformations et des atteintes cérébrales.

Transmetteurs

Substances chimiques qui transmettent un message d'une cellule à l'autre.

Tronc

Partie du corps humain à laquelle se rattachent la tête et les membres.

V

Vieillissement

Processus normal que subit tout individu et qui mène à la vieillesse. Il est caractérisé par des changements physiologiques, psychologiques, cognitifs et sociaux.

Vieillissement pathologique

Vieillissement anormalement accentué ou précipité par une maladie.

Vocabulaire

Ensemble des mots dont dispose une personne. Niveau de connaissance des mots, de leur signification et de leur emploi. L'influence socioculturelle agit beaucoup sur la quantité de mots que la personne possède et maîtrise.

Bibliographie

AMERICAN ASSOCIATION ON MENTAL RETARDATION, *Retard mental. Définitions, classification et systèmes de soutien*, 10e éd., traduit de l'américain, sous la direction de Diane Morin, Eastman, Béhaviora, 2003.

ANGLIN, J. et R. GLOSSOP, « Le soutien professionnel et le soutien informel dans la "guerre" dont l'enjeu est la famille », *Apprentissage et socialisation*, Québec, vol. 8, 1985.

ARENSTEIN, G.H. et J. LESSARD, *La zoothérapie – Nouvelles avancées*, Canada, Éditions Option Santé, 2010.

ASSEMBLÉE NATIONALE, *Projet de loi n° 83, Loi sur les services de santé et les services sociaux et d'autres dispositions législatives*, sanctionné le 30 novembre 2005, Québec, 2005.

ASSOCIATION AMÉRICAINE SUR LE RETARD MENTAL, *Retard mental. Définition, classification et systèmes de soutien*, 9e éd., Edisem inc., 1994.

ASSOCIATION DE LA PARALYSIE CÉRÉBRALE, *Commun-I-mage*, Québec, Association de la paralysie cérébrale, 1984.

ASSOCIATION DES CENTRES D'ACCUEIL DU QUÉBEC, *Rôle et orientations des centres de services d'adaptation et de réadaptation pour personnes ayant une déficience intellectuelle*, Québec, 1987.

ASSOCIATION POUR DÉFICIENTS MENTAUX, « La prévention », *Liaison*, Québec, AQDM, 1983.

ASSOCIATION POUR DÉFICIENTS MENTAUX, « Ressources résidentielles », *Liaison*, Québec, AQDM, 1983.

ASSOCIATION POUR DÉFICIENTS MENTAUX, « La stérilisation », *Liaison*, Québec, AQDM, 1985.

ASSOCIATION POUR DÉFICIENTS MENTAUX, « Vivons ensemble », *Liaison*, Québec, 1986.

ASSOCIATION POUR L'INTÉGRATION SOCIALE, *Parents-Soutien*, Québec, AISQ, 1988.

ASSOCIATION POUR L'INTÉGRATION SOCIALE, *Mes amis à moi*, Québec, AISQ, 1989.

ASSOCIATION POUR L'INTÉGRATION SOCIALE, *L'école pour tous ?*, Québec, AISQ, 1989.

ASSOCIATION POUR L'INTÉGRATION SOCIALE, *L'abc des groupes d'amis*, Québec, AISQ, 1990.

BAELDE, P., B. COPPIN, J.-F. LE CERF et B. MOUREAU, *Comprendre et accompagner les parents avec une déficience intellectuelle*, Paris, Éditions Gaëtan Morin, 1999.

BAILLARGEON, D., S. MARTINEAU et S. PROULX, *Pas dans ma rue...*, Conseil québécois de la recherche sociale, 1991.

BAKER, B., *L'acquisition de l'autonomie par étapes*, Ontario, Institut national pour la déficience mentale, 1980.

BARTHÉLÉMY, C., *Conférence sur l'autisme*, Montréal, Congrès international sur l'autisme, 1986.

BARTHÉLÉMY, C. et G. LELOND, « Perspectives de la recherche », *Réadaptation*, 1987.

BEAUPRÉ, P., « La controverse sur les acquisitions et sur les conditions d'intégration scolaire des enfants présentant une déficience intellectuelle », *Revue francophone de la déficience intellectuelle*, vol. 1, 1990.

BENKIMOUN, P., « La thalidomide : un scandale qui a renforcé la pharmacovigilance », *Le Monde*, 10 avril 2010.

BHERER, M., *La collaboration parents-intervenants. Guide d'intervention en réadaptation*, Boucherville, Éditions Gaëtan Morin, 2002.

BINET, A., *Les enfants anormaux*, Paris, Privat, 1978.

BLACHER, J., « Sequential Stages of Parental Adjustment to the Birth of a Child with Handicaps ; Fact or Artifact ? », *Mental Retardation*, vol. 22, n° 2, 1984.

BLUMA, S. *et al.*, *Guide portage d'intervention précoce*, Toronto, Institut G. Allan Roeher, 1976.

BOISVERT, D., « La qualité de vie des personnes déficientes intellectuelles intégrées à la société », *Généalogies*, Québec, 1988.

BOLDUC, M., C. CHAMBERLAND et L. LAVOIE, *L'intégration sociale des personnes ayant une déficience intellectuelle*, Québec, MSSS, 1988.

BOOTH, T. et M. AINSCOW, *Guide de l'éducation inclusive. Développer les apprentissages et la participation à l'école*, IQDI, 2002.

BOREL-MAISONNY, S., *Langage oral et écrit*, I et II, Paris, Éditions Delachaux et Niestlé, 1966.

BOUCHARD, C. et M. DUMONT, *Où est Phil, comment se porte-t-il et pourquoi ? Une étude sur l'intégration sociale et sur le bien-être des personnes présentant une déficience intellectuelle*, Québec, MSSS, 1996.

BOULANGER-LEMIEUX, M., « Agressions sexuelles et déficience intellectuelle. Sont-ils/elles à l'abri ? », *L'Équité*, Association pour l'intégration sociale Québec, vol. 9, n° 6, novembre-décembre 1998.

BOURASSA, C. et D. TURCOTTE. « Les expériences familiales et sociales des enfants exposés à la violence conjugale : des observations tirées de leurs propos », *Intervention*, vol. 107, 1998.

BRAUNER, A. et F. BRAUNER, *Progressions éducatives pour handicapés mentaux*, Paris, PUF, 1983.

BREITENBACH, N., « Le placement tardif des adultes handicapés vieillissants : un dilemme pour les parents âgés », *Réadaptation*, n° 362, 1989.

BRESLAU, N., « Care of Disabled Children and Women's Time Use », *Medical Care*, vol. 21, 1983.

BROWN, L., *Le besoin urgent d'un apprentissage parascolaire dans les programmes d'enseignement destinés aux étudiants gravement handicapés*, Institut québécois de la déficience mentale, 1982.

BROWNRIDGE, D.A., J. RISTOCK et D. HIEBERT-MURPHY, « The High Risk for IPV against Canadian Women with Disabilities », *Medical Science Monitor*, vol. 14, n° 5, PH27-32, 2008.

BRUNET, F. et D. MAUTUIT, « Activités physiques adaptées aux personnes déficientes intellectuelles », *Revue E.P.S.*, 2003.

BURLEY, M.M., « A Parent's Perspective : You Are Right, I Have no Credentials, but... », dans J.A. Browne, B.A. Kirlin et S. Watt (dir.), *Rehabilitation Services and the Social Work Role : Challenge for Change*, Baltimore, Williams and Wikins, 1981.

CAISSE CENTRALE D'ACTIVITÉS SOCIALES, *La haye berou*, France, Éditions Ouvrières, 1984.

CARLIER, M. et C. AYOUN, *Déficiences intellectuelles et intégration sociale*, Éditions Mardaga, 2007.

CARRIER, S. et D. FORTIN, « Inventaire des compétences souhaitables pour travailler selon une approche communautaire », *Revue francophone de la déficience intellectuelle*, vol. 7, n° 1, 1996.

CASTETS, B., *L'enfant fou*, Paris, Fleurus, 1969.

CENTRE D'ACCUEIL NOR-VAL, *Politique en matière de relations interpersonnelles affectives, amicales, amoureuses, sexuelles*, Québec, 1990.

CENTRE DES SERVICES SOCIAUX DU MONTRÉAL MÉTROPOLITAIN, *Version unifiée PSI/CSS, Le concept et la mise en place du plan de services*, Québec, 1988.

CHARLEBOIS-MAROIS, C., *Communication non orale : répertoire d'aides techniques*, Association de la paralysie cérébrale du Québec, 1984.

CHARLENE, Y., *L'exploitation sexuelle et les personnes qui présentent une déficience mentale*, Ontario, Institut G. Allan Roeher, 1988.

CHIRIBOGA, C.A. « Fetal Alcohol and Drug Effects », *Neurologist*, vol. 9, n° 6, novembre 2003.

CLAUSEN, J., « Behavioral Characteristics of Down's Syndrome Subjects », *American Journal of Mental Deficiency*, 1968.

COBER, A., *The Forgotten Society*, Mineola, Dover Publications, 1975.

COLLIGNON, P., B. GUISIANO et J.C. COMBES, « La douleur chez l'enfant polyhandicapé », dans C. ECOFFEY et I. MURAT, *La douleur chez l'enfant*, Paris, Flammarion, Médecine-Sciences, 1999.

CONDORCET, A., *L'animal, compagnon de l'enfant*, Paris, Fleurus, 1973.

CONSEIL RÉGIONAL DE LA SANTÉ ET DES SERVICES SOCIAUX, *1er colloque de la région de Québec sur la normalisation*, Québec, 1976.

CONSEIL RÉGIONAL DE LA SANTÉ ET DES SERVICES SOCIAUX, *Plan régional d'organisation des services en déficience intellectuelle*, Québec, 1990.

CONSEIL RÉGIONAL DE LA SANTÉ ET DES SERVICES SOCIAUX, « L'intégration sociale des personnes présentant une déficience », *Bulletin d'information*, vol. 15, n° 1, 1990.

COOPERATIVE EDUCATIONAL, *Portage Guide to Early Education*, Wisconsin, Cooperative Educational Service Agency, 1976.

COPPIN, B., P. BAELDE, J.F. LE CERF, B. MOUREAU, *Comprendre et accompagner les parents avec une déficience intellectuelle*, Paris, Éditions Gaëtan Morin, 1999.

CROCKER, A.G., C. MERCIER, Y. LACHAPELLE, A. BRUNET, D. MORIN, M.-E. ROY, « Prevalence and Characteristics of Aggressive Behaviour among Adults with Intellectual Disabilities », *Journal of Intellectual Disability Research*, vol. 50, n° 9, 2006.

CUILLERET, M., *Les trisomiques parmi nous ou les mongoliens ne sont plus*, France, SIMEP, 1984.

DE LUBERSAC, R. et H. LALLERY, *La rééducation par l'équitation*, Paris, Éditions Crépin-Leblond, 1973.

DESAULNIERS, M.-P., C. BOUCHER, M. BOUTET, J. VOYER et N. SCHEURER, *Programme d'éducation à la vie affective, amoureuse et sexuelle pour des personnes présentant des incapacités intellectuelles modérées, âgés de 16 ans et plus*, 2e éd., Centre des services en déficience intellectuelle de la Mauricie et du Centre-du-Québec, 2007.

DESCHAMPS, J.-P. *et al.*, *L'enfant handicapé et l'école*, Paris, Flammarion, 1981.

DESROSIERS, F., *Polyhandicap et réadaptation : guide à l'intention des parents et des intervenants*, Eastman, Behaviora, 1998.

DIONNE, C., J. LANGEVIN, J.-L. PAOUR et S. ROCQUE, « Retard du développement intellectuel », dans E. Habimana, M. Tousignant et L. Éthier (dir.), *Psychopathologie de l'enfant et de l'adolescent : approche intégrée*, Boucherville, Éditions Gaëtan Morin, 1999.

DORÉ, L., *Des gens comme tout le monde*, Québec, Coopérative Albert Saint-Martin, 1982.

DORÉ, R., S. WAGNER et J.-P. BRUNET, *Réussir l'intégration scolaire, la déficience intellectuelle*, Montréal, Les Éditions Logiques, 1996.

DOYON, J., *Art dramatique et déficience intellectuelle. Guide théorique et pratique*, Québec, Les Presses de l'Université Laval, 2007.

DRÉANO, G., *Guide de l'aide médico-psychologique*, Paris, Éditions Dunod, 1997.

DSM-IV-TR, *Manuel diagnostique et statistique des troubles mentaux*, texte révisé, Paris, Éditions Masson, 2003.

DUPRAS, A., « Stérilisation et déficience mentale : le point de vue des parents », *Vie médicale*, n° 2, 1982.

DUSART, A., *Les personnes déficientes intellectuelles confrontées à la mort. Retentissement de la perte d'un proche, processus de deuil et attitudes de l'entourage*, France, CREAI Bourgogne, 1997.

DYKENS, E.M., H.M. HODAPP et B.M. FINUCANE, *Genetics and Mental Retardation : A New Look at Behavior and Interventions*, Baltimore, Paul H. Brooks, 2000.

DYSON, L., E. EDGAR et K. CRNIC, « Psychological Predictors of Adjustment by Siblings of Developmentally Disabled Children », *American Journal on Mental Retardation*, vol. 24, 1989.

EGG, M., *Mon enfant n'est pas commes les autres : guide pour les parents, les amis et les responsables d'enfants débiles mentaux*, Lausanne, Delachaux et Niestlé, 1973.

EL CHOURBAGUI, S. et J. LANGEVIN, « Identification d'habiletés alphabètes nécessaires à l'autonomie », *Revue francophone de la déficience intellectuelle*, vol. 16, 2005, p. 5-22.

ÉTHIER, L.S., C. BIRON, M. BOUTET et C. RIVEST, « Les compétences parentales chez les personnes présentant des incapacités intellectuelles : état de la question », *Revue francophone de la déficience intellectuelle*, vol. 10, 1999.

EVANS, E.C., « The Grief Reactions of Parents of the Retarded and the Counsellor's Role », *Australian Journal of Mental Retardation*, vol. 4, 1976.

FÉDÉRATION QUÉBÉCOISE DES CRDI, *Offre de services. Les centre de réadaptation en déficience intellectuelle et les troubles envahissants du développement... 40 ans de présence*, Montréal, 2005.

FELDMAN, M., « Parenting Education for Parents with Intellectual Disabilities : A Review of Outcome Studies », *Research in Developmental Disabilities*, vol. 15, n° 4, 1994.

FELDMAN, M.A., J. VARGHESE, J. RAMSAY et D. RAJSKA,, « Les relations entre le soutien, le stress social et les interactions mère-enfant chez les mères ayant une déficience intellectuelle », *Revue de recherche appliquée en déficience intellectuelle*, vol. 15, 2002.

FEUERSTEIN, R., Y. RAND, M.B. HOFFMAN et R. MILLER, *L'enrichissement instrumental. Un programme d'intervention pour modifiabilité cognitive*, Baltimore, 1980.

FLETCHER, R. et *al.*, *Diagnostic Manual : Intellectual disability (DM-ID) : A Clinical Guide for Diagnosis of Mental Disorders in Persons with Intellectual Disability*, Kingston, Nadd Press, 2007.

FLYNN, J.R. et S. ULIONI, *Conditions préalables à l'intégration scolaire des enfants en difficulté d'adaptation et d'apprentissage*, Toronto, Institut G. Allan Roeher, 1979.

FOREST, M., *Éducation intégration*, Toronto, Institut G. Allan Roeher, 1984.

FOUCAULT, P., *Aider malgré tout*, Association des centres d'accueil du Québec, 1984.

FOUGEYROLLAS, P., *La funambule, le fil et la toile. Transformations réciproques du sens du handicap*, Québec, Les Presses de l'Université Laval, 2010.

FRASER, D. et L. LABBÉ, *L'approche positive de la personne*, Laval, Agence d'Arc, 1993.

FROSTIG, M., *Education for Dignity*, New York, Grune and Stratton, 1976.

GABBAI, P., « Le vieillissement des personnes handicapées mentales », *Réadaptation*, 1993.

GAGNIER, J.-P. et R. LACHAPELLE, *Pratiques émergentes en déficience intellectuelle. Participations plurielle et nouveaux rapports*, Sainte-Foy, Presses de l'Université du Québec, 2003.

GARDNER, H., *Intelligences multiples : de nouveaux horizons*, New York, Basic Books, 2006.

GARON, M., *La déficience intellectuelle et le droit à l'intégration scolaire*, Québec, Éditions Yvon Blais inc., 1992.

GASCON, H., D. BOISVERT, M.-C. HAELEWYCK, J.-R. POULIN et J.-J. DETRAUX, *Déficience intellectuelle : savoirs et perspective d'action*, tome 1, *Représentations, diversité, partenariat et qualité*, Cap-Rouge, Presses interuniversitaires, 2006.

GASCON, H., J.-R. POULIN, J.-J. DETRAUX, D. BOISVERT et M.-C. HAELEWYCK, *Déficience intellectuelle : savoirs et perspective d'action*, tome 2, *Formation, Interventions, adaptation et soutien social*, Cap-Rouge, Presses interuniversitaires, 2006.

GENDREAU, F., « Au Vietnam, l'"agent orange" tue encore », *Le Monde diplomatique*, janvier 2006.

GIAMI, A., C. HUMBERT-VIVERET et D. LAVAL, *L'ange et la bête, représentations de la sexualité des handicapés mentaux par les parents et les éducateurs*, Paris, PUF, 1982.

GIGNAC, J., *L'intégration d'enfants handicapés*, CRP, Faculté d'éducation, Université de Sherbrooke, 1987.

GONZALES-PUELL, S., *Comprendre les déficiences intellectuelles sévères et profondes. Approche diagnostique et évolutive à l'âge adulte*, Paris, L'Harmattan, 2009.

GOUPIL, G. et G. BOUTIN, *L'intégration scolaire des enfants en difficulté*, Québec, Nouvelle optique, 1983.

GRAY, B. et G. ENGLAND, *Stuttering and the Conditioning Therapies*, Monterey Institute for Speech and Hearing, 1969.

GUNZBURG, H.C., *Inventaire des progrès du développement social*, Bruxelles, Association nationale d'aide aux handicapés mentaux, 1973.

HABIMANA, E., L. ÉTHIER, D. PETOT et M. TOUSIGNANT, *Psychopathologique de l'enfant et de l'adolescent. Approche intégrée*, Boucherville, Éditions Gaëtan Morin, 1999.

HAMONET, C., *Les personnes handicapées*, Paris, PUF, 1991.

HANUS, M. et I. HANUS, *La mort : j'en parle avec mon enfant*, Paris, Éditions Fernand Nathan, 2008.

HARAMEIN, A., *Perturbations scolaires : étude expérimentale de certains de leurs facteurs*, Paris, Delachaux et Niestlé, 1965.

HARVEY, M., *L'échelle de développement Harvey*, Eastman, Éditions Behaviora, 1984.

HARVEY, M., *Des technologies pour une éducation élargie*, Cap-Rouge, Presses interuniversitaires, 1995.

HAVEMAN, M., M.A. MASKANT et F. STURMANS, « Older Dutch Résidents of Institutions, with and without Down Syndrome : Comparisons of Mortality and Morbidity Trends and Motor/Social Functioning », *Australia and New Zeland Journal of Developmental Distabilities*, vol. 15, 1989.

HEINZ, L.C. et P.R. GRANT, *A Process Evaluation of a Parenting Group for Parents with Intellectual Disabilities*, Evaluation and Program Planning, 2003.

INIZAN, A., *Les enfants dits débiles. Approches psycho-pédagogiques*, Paris, ESF, 1978.

INSTITUT G. ALLAN ROEHER, *L'exploitation sexuelle et les personnes qui présentent une déficience intellectuelle*, Toronto, Éditions Allan Roeher, 1988.

INSTITUT QUÉBÉCOIS DE LA DÉFICIENCE MENTALE, *L'analyse des besoins de formation et de perfectionnement des intervenants œuvrant auprès d'une clientèle déficiente intellectuelle*, Québec, 1988.

IONESCU, S., *L'intervention en déficience mentale*, Bruxelles, Éditions Mardaga, 1987.

IONESCU, S. *et al.*, *L'intégration des personnes présentant une déficience intellectuelle*, Montréal, Éditions Nouvelles, 1995.

IONESCU, S., *La déficience intellectuelle : pratiques de l'intégration*, Montréal, Éditions Nouvelles, tome 2, 1995.

JACQUES, M., *L'hérédité et les maladies génétiques de l'enfant*, Paris, ESF, 1971.

JEGARD, S. *et al.*, *Programme d'éducation pour enfants multi-handicapés*, Toronto, Institut G. Allan Roeher, 1986.

JOHNSON, M. et R.A. WERNER, *Guide progressif des acquisitions chez l'enfant handicapé mental*, Paris, Delachaux et Niestlé, 1980.

JONCKHEERE, P., R. SALBREUX et G. MAGEROTTE, *Handicap mental : prévention et accueil*, Bruxelles, De Boeck, 2007.

JUHEL, J.-C., « La personne déficiente intellectuelle nous fait redécouvrir un nouveau mode de relation », *ATESQ*, vol. 6, n°s 4-5, 1991.

JUHEL, J.-C., « Autisme et équitation », *Le Goéland*, vol. 9, n° 4, 1992.

JUHEL, J.-C., *Favoriser le développement de l'enfant Psychomotricité et action éducative*, Québec, Les Presses de l'Université Laval, 1997.

JUHEL, J.-C., *La déficience intellectuelle. Comprendre, connaître, intervenir*, Québec, Les Presses de l'Université Laval, 1997.

JUHEL, J.-C. et G. HÉRAUD, *La personne autiste et le syndrome d'Asperger*, Québec, Les Presses de l'Université Laval, 2003.

JUZEAU, D., *Vivre et grandir polyhandicapé*, Paris, Dunod, 2010.

KASAK, A.E. et R.S. MARVIN, « Differences, Difficulties and Adaptation : Stress and Social Networks in Families with a Han-dicapped Child », *Family Relations*, vol. 33, 1984.

KELTNER, B.R., L.A. WISE et G. TAYLOR, « Mothers with Intellectual Limitations and Their 2-Year-Old Children's Developmental Outcomes », *Journal of Intellectual and Developmental Disabilities*, 1999.

KEMP, V.H. et D.D. HATMAKER, « Stress and Social Support in High-Risk Pregnancy », *Research in Nursing and Health*, vol. 12, 1989.

KOHLER, C., *Jeunes déficients mentaux de l'enfance à l'âge adulte*, Paris, Dessart, 1967.

LABBÉ, Y., R. LABINE, N. LEMIEUX et J. LESPINASSE, *Prévention du retard mental. Causes et conduites préventives à adopter*, vol. 1, Montréal, Sciences et Culture, 2004.

LABBÉ, Y. et A. MARCHAND, *Modification de comportement et retard mental*, Eastman, Behaviora, 1984.

LABBÉ, Y. et A. SOULIÈRES, *Comportements agressifs : gestion et soutien de l'intervention*, Eastman, Behaviora, 2001.

LACHANCE, L., L. RICHER, A. CÔTÉ et J.R. POULIN, *Conciliation travail-famille chez des parents d'enfants ou d'adolescents ayant une déficience intellectuelle*, Université du Québec à Chicoutimi, Sciences de l'éducation et de psychologie, 2004.

LAMARCHE, C., *L'enfant inattendu*, Montréal, Boréal Express, 1987.

LAMBERT, J.-L., *Enseignement spécial et handicap mental*, Paris, Éditions Mardaga, 1981.

LAMBERT, J.-L. et J. RONDAL, *Le mongolisme*, Paris, Éditions Mardaga, 1979.

LANGEVIN, J., « Ergonomie et éducation des personnes présentant des incapacités intellectuelles », *Revue francophone de la déficience intellectuelle*, vol. 7, n° 2, décembre 1996.

LANGEVIN, J., M.H. GOULET et C. GERMAIN, *Accessibilité à l'autonomie sociale*, Université de Montréal, Faculté des sciences de l'éducation, 1991.

LAVALLÉE, M., *Les conditions d'intégration*, Sainte-Foy, Presses de l'Université du Québec, 1986.

LEMAY, M., D. FRASER et J.-J. CAMÉRA, *La déficience et la sexualité*, Montréal, Association du Québec pour l'intégration sociale, Les éditions de la collectivité, 1990.

LEJEUNE, J., *Débilité mentale*, Paris, Éditions Masson, 1983.

LEJEUNE-PHÉLIPOT, F., *Comment vivre avec un enfant trisomique*, Paris, Éditions Josette Lyon, 1989.

LEROUX, V., « Ce que disent les personnes déficientes intellectuelles de leur parentalité », *Reliance*, n° 26, 2007.

LÉVY, J., *Le bébé avec un handicap*, Paris, Éditions du Seuil, 1991.

L'INTÉGRALE, *Avis du comité d'éthique sur les enjeux éthiques du dépistage prénatal de la trisomie 21 au Québec*, Services de réadaptation L'Intégrale Québec, 2010.

LOVAAS, I.O., *Teaching Individuals with Developmental Delays : Basic Intervention Techniques*, Austin, PRO-ED inc, 2003.

LUCKASSON, R. *et al.*, *Definition, Classification, and Systems of Supports*, Washington, American Association on Mental Retardation, 2002.

MANNONI, M., *L'enfant arriéré et sa mère*, Paris, Éditions du Seuil, 1970.

MARLETT, M.J., *Apprentissage fonctionnel à l'indépendance*, Association canadienne pour les déficients mentaux, 1977.

MARTIN, D., *Les liens entre l'environnement intrafamilial et l'adaptation au handicap chez les parents de jeunes enfants atteints d'une déficience intellectuelle moyenne ou profonde*, Montréal, Université du Québec à Montréal, mémoire de maîtrise, 1990.

MARTIN, D. et G. BOUTIN, « La famille du jeune enfant atteint d'un handicap intellectuel grave : un aperçu critique des modèles théoriques d'adaptation », *Apprentissage et socialisation*, vol. 16, n°s 1-2, hiver-été, 1993.

MARTIN, P. et J.-L. ADRIEN, « Un environnement sonezelen pour des adultes autistes, au retard mental associé », *Revue québécoise de psychologie*, Québec, vol. 26, n° 3, 2005.

McCUBBIN, M.A., « Family Stress and Family Strengths : A Comparison of Single and Two-Parent Families with Handicapped Children », *Research in Nursing and Health*, vol. 12, 1989.

McDONALD, A.D., « Severely Retarded Children in Québec : Prevalence, Cause and Care », *American Journal of Mental Deficiency*, vol. 78, 1973.

McEVOY, J., Y. REID et S. GUERIN, « Emotion Recognition and Concept of Death in People with Learning Disabilities », *The British Journal of Developmental Disabilities*, vol. 48, n° 95, juillet 2002.

McWICKER, R.W. *et al.*, « Prevalence and Associated Features of Epilepsy in Adults with Down Syndrome », *British Journal of Psychiatry*, n° 164, 1994.

MEHL, R., *La rencontre d'autrui : remarques sur le problème de la communication*, Lausanne, Delachaux et Niestlé, 1967.

MINISTÈRE DE LA SANTÉ ET DES SERVICES SOCIAUX, *L'intégration des personnes présentant une déficience intellectuelle*, Québec, 1987.

MINISTÈRE DE LA SANTÉ ET DES SERVICES SOCIAUX, *L'intégration des personnes présentant une déficience intellectuelle : un impératif humain et social*, Québec, 1988.

MINISTÈRE DE LA SANTÉ ET DES SERVICES SOCIAUX, *De l'intégration sociale à la participation sociale*, Québec, 2001.

MINISTÈRE DE L'ÉDUCATION, DU LOISIR ET DU SPORT, *Une école adaptée à tous ses élèves. Prendre le virage du succès. Politique de l'adaptation scolaire*, Québec, 2000.

MINISTÈRE DE L'ÉDUCATION, DU LOISIR ET DU SPORT, *Le plan d'intervention... au service de la réussite de l'élève*. Cadre de référence pour l'établissement des plans d'intervention, Québec, 2004.

MONTAGNER, H., *L'enfant et la communication*, Paris, Pernoud/Stock, 1978.

MONTAGNER, H., *L'enfant, l'animal et l'école*, Édition Bayard/afirac, 1995.

MONTAGU, A., *La peau et le toucher, un premier langage*, Paris, Seuil, 1979.

MONTREUIL, N. et G. MAGEROTTE, *Pratique de l'intervention individualisée*, Bruxelles, De Boeck, 1994.

NELSON, K.B., « Can We Prevent Cerebral Palsy ? », *N Engl J Med*, 2003.

NOSEK, M.A., C.C. FOLEY, R.B. HUGHES et C.A. HOWLAND, « Vulnerabilities for Abuse among Women with Disabilities », *Sexuality and Disability*, vol. 19, 2001.

NOT, L., *Perspectives nouvelles pour l'éducation des débiles mentaux*, Paris, Privat, 1986.

O'CONNOR, N. et B. HERMELIN, *Speech and Thought in Severe Subnormality*, New York, MacMillan, 1963.

OFFICE DES PERSONNES HANDICAPÉES DU QUÉBEC, *La famille de la personne handicapée*, Québec, dossier n° 6, 1981.

OFFICE DES PERSONNES HANDICAPÉES DU QUÉBEC, *La personne handicapée*, Québec, 1981.

OFFICE DES PERSONNES HANDICAPÉES DU QUÉBEC, *Préjugés, relations humaines, sexualité, intégration sociale*, Québec, 1981.

OFFICE DES PERSONNES HANDICAPÉES DU QUÉBEC, *À part... égale. L'intégration sociale des personnes handicapées*, Québec, 1984.

OFFICE DES PERSONNES HANDICAPÉES DU QUÉBEC, *À part... égale*, Québec, 1988.

OFFICE DES PERSONNES HANDICAPÉES DU QUÉBEC, *Le plan de services de la personne*, Québec, 1989.

OFFICE DES PERSONNES HANDICAPÉES DU QUÉBEC, *L'intervention précoce auprès de l'enfant ayant une déficience et de la famille*, Université de Sherbrooke et OPHQ, Groupe de recherche en intervention précoce, 1992.

OFFICE DES PERSONNES HANDICAPÉES DU QUÉBEC, *L'intervention précoce auprès de l'enfant ayant une déficience et de la famille*, Québec, 1992.

OFFICE DES PERSONNES HANDICAPÉES DU QUÉBEC, *La problématique du plan de services de la personne*. État de situation, Québec, 2003.

OFFICE DES PERSONNES HANDICAPÉES DU QUÉBEC, *À part entière : pour un véritable exercice du droit à l'égalité*, Québec, 2007.

OFFICE DES PERSONNES HANDICAPÉES DU QUÉBEC, *Évaluation des besoins d'adaptation des services offerts aux femmes handicapées victimes de violence*, Québec, 2010.

O'NEIL *et al.*, *Évaluation fonctionnelle et développement de programmes d'assistance pour les comportements problématiques*, Bruxelles, De Boeck, 2008.

PAISSE, J.-M., *L'Univers symbolique de l'enfant arriéré mental*, Bruxelles, Dessart et Mardaga, 1975.

PANNETIER, É., *La déficience intellectuelle. Comprendre et intervenir*, Québec, Éditions MultiMondes, 2009.

PIAGET, J., *Problèmes de psychologie génétique*, Paris, Denoël Gonthier, 1972.

PILON, W. *et al.*, « L'intégration au travail des personnes présentant une déficience intellectuelle : un aperçu de la situation au Québec », *Revue francophone de la déficience intellectuelle*, vol. 2, 1991.

POIRIER, N., « Le programme TEACCH : un peu plus que des paniers et des pictogrammes », *Journal des services de réadaptation L'Intégrale*, 2000.

REDEL, F. et D. WINEMAN, *L'enfant agressif. Méthodes de rééducation*, tome 2, Paris, Fleurus, 1964.

ROBITAILLE, M., *La peine des Sans-Voix. L'accompagnement des déficients intellectuels en deuil*, Lac-Beauport, Académie Impact, 2003.

RONDAL, J., *Troubles du langage, diagnostic et rééducation*, Paris, Éditions Mardaga, 1982.

RONDAL, J., *Langage et communication chez les handicapés mentaux*, Paris, Éditions Mardaga, 1985.

RONDAL, J., *Psychopédagogie de l'enseignement spécial*, Paris, Nathan, 1985.

ROUSSEAU, N. et S. BÉLANGER, *Pédagogie de l'inclusion scolaire*, Québec, Presses de l'Université du Québec, 2004.

SAINT-LAURENT, L., *L'éducation intégrée à la communauté en déficience intellectuelle*, Québec, Éditions Logiques, 1994.

SAUVAGE, D., *Autisme du nourrisson et du jeune enfant*, Paris, Éditions Masson, 1988.

SCHIEFELBUSCH, L., *Language ABD Mental Retardation*, Holt, Rinehart and Winston Inc., 1967.

SCHOPLER, E., *Profil psycho-éducatif* (PERP-R), Bruxelles, De Boeck, 1994.

SCHOPLER, E., R.J. REICHLER et M. LANSING, *Stratégies éducatives de l'autisme*, Paris, Éditions Masson, 1988.

SERVICE DE FORMATION AUX ADULTES DU CÉGEP DE SAINT-JÉRÔME et MINISTÈRE DE LA SANTÉ ET DES SERVICES SOCIAUX, *Plan de services individualisé*, Québec, Éditions MSSS, 2 volumes, 1991.

SHAPIRO, J., « Stress, Depression, and Support Group Participation in Mothers of Developpmentally Delaved Children », *Family Relations*, vol. 38, 1989.

SIMON, J., *L'intégration scolaire des enfants handicapés*, Paris, PUF, 1988.

SMITH, D., *L'enfant trisomique 21*, Paris, Centurion, 1976.

SMITH, R.W., « Physically Disabled Children and Parental Time Use », *Journal of Leisure Research*, vol. 18, 1986.

SOMMER, R., *La recherche en éthologie*, Paris, Seuil, coll. « Points-Sciences », 1987.

SOUCY, G., *Une retraite efficiente : le vieillissement de personnes ayant une déficience intellectuelle*, Québec, Fondation Les Ateliers Le CAP, 1991.

SOULE, M., *L'animal dans la vie de l'enfant*, Paris, ESF, 1980.

STRUYF, G., « Toucher l'enfant autiste », *L'enfant*, n° 4, 1987.

SUBHAS, C. MAHARAj, *PIC*, Montréal, Institut de réadaptation de Montréal, 1978.

SUTCLIFFE, J., *En finir avec vos problèmes de dos !*, Paris, Éditions Elcy, 2010.

TASSÉ, M.J. et D. MORIN, *La déficience intellectuelle*, Montréal Éditions Gaëtan Morin, 2003.

TOSQUELLES, F., *La rééducation des débiles mentaux*, Toulouse, Éditions Privat, 1975.

TREMBLAY, M., P. VOYER et G. AUBIN, « Les malformations congénitales dues à l'Accutane », *Canadian Medical Association Journal*, 1er août 1985.

UNIVERSITÉ DU QUÉBEC À MONTRÉAL, *Ma place dans la communauté de Lachute et sa région*, Québec, Centre de réadaptation du Contrefort et UQAM, 1986.

VAGINAY, D., *Découvrir les déficiences intellectuelles*, Toulouse, Éditions Érès, 2007.

VALLOTTON, M., *L'enfant et l'animal dans l'éducation*, Bruxelles, Casterman 1977.

VERLOES, A., M.L. MERRER, J.-P. FARRIAUX et P. MAROTEAUX, « Acroscyphodysplasia métaphysaire », *Clinical Genetics*, vol. 39, n° 5, 1991.

VYGOTSKY, L., *Pensée et langage* (1933), Paris, Éditions Sociales, Collection « Terrains », 1985.

WALKER, C., T. RYAN et A. WALKER, *Fair Shares for All ?*, Brighton, Pavilion Publishing, 1996.

WALKER, C. et A. WALKER, *People with Learning Difficulties and Their Ageing Family Carers*, Brighton, Pavillon Publishing / Joseph Rowntree Foundation, 1998.

WAYNBERG, J., *Handicap et sexualité*, Paris, Éditions Masson, 1981.

WIKLER, L., « Chronic Stresses of Families of Mentally Retarded Children », *Family Relations*, vol. 30, n° 2, 1981.

WOLFENSBERGER, W., *Normalization. The Principle of Normalization in Human Services*, Toronto, National Institute on Mental Retardation, 1972.

ZAZZO, R. et R. PERRON, « Étude de défectologie », *La Raison*, n° 16, 1956.

ZUCMAN, É., *Famille et handicap dans le monde*, Paris, Centre technique national d'études et de recherches sur les handicaps et les inadaptations, 1982.

ZUCMAN, É., « Les jeunes polyhandicapés ont les mêmes espoirs que tous les jeunes », *Lien social*, n° 562 (1-2), 2001.

Médiagraphie

AAMR-Québec (chapitre québécois de l'association américaine du retard mental : http://www.er.uqam.ca/nobel/r17630/aamr_qc.htm.

Association de Montréal pour la déficience intellectuelle : www.amdi.info.

Association du Québec pour l'intégration sociale et Institut québécois de la déficience intellectuelle : www.aqis-iqdi.qc.ca.

Association internationale de recherche scientifique en faveur des personnes handicapées mentales : www.airhm.org.

Association pour l'intégration sociale – Région de Québec : www.aisq.org.

Centre d'expertise de Montréal en troubles graves du comportement. CEMTGC DITED : www.cemtgc.org.

Centre technique national d'études et de recherches sur les handicaps et les inadaptations : www.ctnerhi.com.fr.

CRDI Montérégie-Est : www.crdime.qc.ca.

CRDI Pavillon du Parc : www.pavillonduparc.qc.ca.

CRDI Québec : www.crdiq.qc.ca.

DIPSCO (déficience intellectuelle profonde ressources en psychologie scolaire) : www.csdm.qc.ca/dipsco.

ÉCHELLE DE LA DOULEUR : www.pediadol.org/echelle-douleur-enfant-san-salvadour.html.

Emploi, Handicapemploi : http://handicapemploi.com.

Fédération québécoise des centres de réadaptation en déficience intellectuelle et en troubles envahissants du développement : www.fqcrdi.qc.ca.

GEORGES-JANET, L., *Le monde de la personne polyhandicapée* : http://www.cesap.asso.fr.

HARIM, El et MDOUAR, El, *Détresse respiratoire du nouveau-né*, 2004 : www.elharimelmdouar.net.

MIMETSON : *une méthode pour apprendre à lire de « façon différente »*, 2006 : www.mimetson.fr/frame.htm.

Ministère du Travail, des Relations sociales, de la Famille et de la Solidarité : http://www.travail-solidarite.gouv.fr.

National Association for the Dually Diagnosis (NADD) : www.thenadd.org.

Office des personnes handicapées du Québec (OPHQ) : www.ophq.gouv.qc.ca.

ORPHANET : Site de maladies rares : http://www.orpha.net/.

Regroupement des organismes spécialisés pour l'emploi des personnes handicapées (ROSEPH) : http://www.roseph.ca.

Réseau international sur le processus de production du handicap (RIPPH) : http://www.ripph.qc.ca.

Revue francophone de la déficience intellectuelle : www.rfdi.org.

SALBREUX, R., *L'évolution des concepts sur l'autisme et le polyhandicap*, 2007 : cnhandicap.org.

Secrétariat d'État aux personnes handicapées : www.handicap.gouv.fr.

Union nationale des associations de parents, de personnes handicapées mentales et de leurs amis : www.unapei.org.

RECYCLÉ
Papier fait à partir de matériaux recyclés
FSC® C103567
FSC www.fsc.org

MARQUIS
Marquis imprimeur inc.

Québec, Canada
2012

Imprimé sur du papier Silva Enviro 100% postconsommation traité sans chlore, accrédité ÉcoLogo et fait à partir de biogaz.

100%

PERMANENT

BIO GAZ ÉNERGIE